O renomeado especialista dos Estados Unidos mostra como milhões de pessoas podem viver melhor sem glúten

Dieta Sem GLÚTEN

UM GUIA ESSENCIAL PARA UMA VIDA SAUDÁVEL

Dr. Alessio Fasano
e Susie Flaherty

Dieta Sem GLÚTEN

UM GUIA ESSENCIAL PARA UMA VIDA SAUDÁVEL

Tradução:
Bianca Rocha

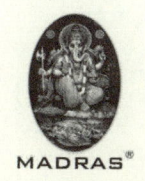

MADRAS®

Publicado originalmente em inglês sob o título *Gluten Freedom*, por Turner Publishing, LLC.
© 2014, Turner Publishing, LLC.
Direitos de edição e tradução para todos os países de língua portuguesa.
Tradução autorizada do inglês.
© 2015, Madras Editora Ltda.

Editor:
Wagner Veneziani Costa

Produção e Capa:
Equipe Técnica Madras

Tradução:
Bianca Rocha

Revisão da Tradução:
Larissa Ono

Revisão:
Silvia Massimini Felix
Maria Cristina Scomparini

Dados Internacionais de Catalogação na Publicação (CIP)
(Câmara Brasileira do Livro, SP, Brasil)

Fasano, Alessio
Dieta sem glúten: um guia essencial para uma vida saudável/Alessio Fasano e Susie Flaherty; tradução Bianca Rocha. – São Paulo: Madras, 2015.
Título original: Gluten freedom
Bibliografia.

ISBN 978-85-370-0963-5

    1. Autocuidados de saúde 2. Dieta sem glúten – Obras populares
    3. Dieta sem glúten – Receitas 4. Nutrição I. Flaherty, Susie. II. Título.

15-04319   CDD-641.5638

    1. Dietas: Promoção da saúde: Receitas sem
glúten: Culinária   641.5638

É proibida a reprodução total ou parcial desta obra, de qualquer forma ou por qualquer meio eletrônico, mecânico, inclusive por meio de processos xerográficos, incluindo ainda o uso da internet, sem a permissão expressa da Madras Editora, na pessoa de seu editor (Lei nº 9.610, de 19/2/1998).

Todos os direitos desta edição, em língua portuguesa, reservados pela

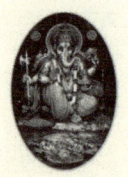

MADRAS EDITORA LTDA.
Rua Paulo Gonçalves, 88 – Santana
CEP: 02403-020 – São Paulo/SP
Caixa Postal: 12183 – CEP: 02013-970
Tel.: (11) 2281-5555 – Fax: (11) 2959-3090
www.madras.com.br

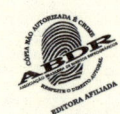

Para minha irmã Annamaria, que, com sua força transcendental, direcionou meu caminho na ciência para um destino simplesmente inimaginável quando iniciei essa incrível jornada.

AF

Para meu sobrinho, Martin.

SMF

Nota do editor internacional:
As informações contidas neste livro não devem servir como uma substituição do aconselhamento médico profissional. Qualquer utilização das informações presentes neste livro é de responsabilidade de escolha dos leitores. O autor e a editora especificamente não assumem responsabilidade pelas informações contidas neste livro. É preciso consultar um profissional da área da saúde de acordo com a sua condição específica.

Índice

Lista de Colaboradores do Livro *Dieta sem Glúten* 9
Prefácio (por Rich Gannon) 11
Apresentação 15
Agradecimentos 17
Introdução 19

PARTE I
O Glúten Entra em Cena

Capítulo 1
O Glúten no Intestino – e em Outras Partes do Corpo 27

Capítulo 2
Novas Perspectivas Clínicas sobre a Dieta sem Glúten 43

Capítulo 3
O Espectro dos Distúrbios Relacionados ao Glúten 49

Capítulo 4
Compreendendo o Glúten, o Intestino Permeável
e a Autoimunidade 71

Capítulo 5
Recebendo o Diagnóstico Correto 85

Capítulo 6
O Glúten e o Cérebro 109

PARTE II
Aprendendo a Viver Sem o Glúten

Capítulo 7
Vivendo Bem com Uma Dieta Sem Glúten 129

Capítulo 8
Culinária Sem Glúten 147

Capítulo 9
Cozinhando com o dr. Fasano 173

PARTE III
A Dieta Sem Glúten para Sempre

Capítulo 10
A Gravidez e a Dieta Sem Glúten 185

Capítulo 11
As Etapas Sem Glúten na Infância 203

Capítulo 12
Desenvolvendo Uma Vida Familiar Sem Glúten 221

Capítulo 13
Seguindo Uma Dieta Sem Glúten Durante a Faculdade 237

Capítulo 14
O Glúten na Terceira Idade 249

PARTE IV
Superando o Glúten

Capítulo 15
Prevenindo os Distúrbios Relacionados ao Glúten 271

Capítulo 16
Novos Tratamentos e Terapias 285

Epílogo – Fazendo os desejos se tornarem realidade 297

Apêndice: Aplicativos para Celular 303

Leituras Sugeridas 305

Fontes 315

Glossário 319

Índice Remissivo 329

Lista de Colaboradores do Livro *Dieta sem Glúten*

Dr. Carlo Catassi
Pam Cureton
Jules Dowler Shepard
Shelley e Danielle Gannon
Meghan Harrington-Patton
Tom Hopper
Barbara Hudson
Sharone Jelden
Andrea Levario
Bob Levy
Dra. Mary McKenna
John M. Mink
Dr. Brian Morris e Rebecca Morris
Dra. Anna Quigg

Prefácio

O Dilema de um Pai
por Rich Gannon

Quando você pegar este livro, poderá se perguntar por que um importante ex-jogador da Liga Nacional de Futebol Americano está escrevendo o prefácio para um livro sobre glúten, doença celíaca e quem deve evitar o trigo. Bem, a reposta é simples. Além de ser um jogador de futebol americano realizado e aposentado, eu também sou pai, a posição mais importante que assumi na vida. No começo da paternidade, minha esposa e eu tivemos de enfrentar uma situação que nenhum pai jamais quer vivenciar: minha esposa, Shelley, e eu estávamos lutando para salvar a vida de nossa pequena filha.

Isso aconteceu durante a época em que eu estava no Kansas City Chiefs, no fim da década de 1990. Shelley e eu tínhamos acabado de nos mudar para Kansas City, e Danielle tinha menos de 1 ano de idade. Ela era muito inquieta, e, não importava qual alimento lhe dávamos, não conseguia segurá-lo no estômago. Ela tinha ficado doente por muito tempo e estava perdendo peso sem nenhuma explicação sobre o que estava lhe causando esse sofrimento. Depois de muitas visitas frustradas ao médico e inúmeros exames médicos, estávamos desesperados por respostas, quando a levamos a um gastroenterologista pediátrico no Hospital Infantil de Minnesota, em agosto de 1998.

Naquela época nossa filha estava muito doente, e tínhamos medo de que ela não conseguisse sobreviver a essa provação. Shelley me ligou uma noite chorando durante meu treinamento e estava temendo por Danielle. Eu imediatamente deixei o campo de treinamento em Wisconsin e fui para casa, em Minneapolis.

De volta a Minneapolis, Danielle foi finalmente diagnosticada com a doença que a deixou tão mal de saúde; era a doença celíaca. Como você aprenderá em *Dieta sem Glúten*, a doença celíaca é uma infermidade autoimune que afeta o intestino delgado e impede a absorção adequada de nutrientes. O glúten, encontrado no trigo, no centeio e na cevada, provoca a doença celíaca, que atinge aproximadamente uma em 133 pessoas nos Estados Unidos.

Por fim, obtivemos algumas respostas sobre o que estava deixando Danielle tão doente. Retornei ao campo de treinamento em Wisconsin, e Shelley submeteu Danielle a uma dieta sem glúten, levando à jornada de nossa família descrita por Shelley no Capítulo 12. Danielle havia perdido uma quantidade significativa de peso. Ela estava tão doente nessa época em que foi finalmente diagnosticada, que levou um tempo para se recuperar e começar a agir como um bebê normal e saudável.

Nós descobrimos a respeito do trabalho do dr. Alessio Fasano e do Center for Celiac Research e levamos Danielle para uma consulta em sua clínica. Eu me lembro de nosso primeiro encontro com o dr. Fasano. Fiquei impressionado com seu jeito cordial e realista. Ainda mais importante era quão versado ele era sobre a doença celíaca. Era muito fácil conversar com ele, e sentimos que ele ouviu nossas preocupações e estava realmente interessado no que era melhor para nossa família.

Shelley e eu não queríamos que outras famílias passassem pelo pesadelo que vivenciamos antes do diagnóstico de Danielle. Eu me ofereci como porta-voz do centro. No ano 2000, Danielle e eu gravamos um anúncio de utilidade pública que foi transmitido na televisão norte-americana para promover a conscientização sobre a doença celíaca.

Se você viu o anúncio, saberá que nessa época Danielle havia ganhado peso e estava correndo por aí como uma criança normal de 3 anos. Nossos esforços na divulgação foram ampliados pela obra de muitos outros membros da comunidade celíaca. Por exemplo, o Gluten-Free Pantry, em Glastonbury, Connecticut, vendeu um saboroso bolo de chocolate sem glúten chamado "Bolo de Chocolate Delicioso de Danielle" e doou suas rendas para o centro. Nossa família ainda participa da caminhada/corrida celíaca anual que ajudamos a criar em Minneapolis, Minnesota, como parte da arrecadação de fundos nacional do centro em maio, a fim de marcar o Mês da Conscientização sobre a Doença Celíaca.

Espero que nosso trabalho, apoiado pelo Friends of Celiac Disease Research e por muitas outras pessoas e organizações, evite que as famílias passem pela angústia que Shelley e eu sentimos naqueles meses terríveis antes de Danielle ser diagnosticada. Sei que os esforços coletivos de muitos outros membros da comunidade celíaca deram início a um novo nível de conscientização que levou a uma maior identificação da doença celíaca e de outros distúrbios relacionados ao glúten.

Muitos anos depois, quando Shelley e nossa segunda filha, Alexis, foram ambas diagnosticadas com sensibilidade ao glúten, recorremos novamente ao dr. Fasano e ao Center for Celiac Research em busca de respostas para nossas perguntas. Ele nos tratou com compaixão e respeito enquanto aprendíamos sobre como lidar com essa nova condição chamada sensibilidade ao glúten. Novamente, aprendemos muito com o dr. Fasano e sua equipe do Center for Celiac Research.

Durante meus 18 anos na Liga Nacional de Futebol Americano, aprendi sobre paixão, comprometimento e excelência – essas qualidades adicionais intangíveis que fazem um time ou uma organização se destacar e superar a competição. Tanto para o melhor jogador de futebol americano, pai ou médico, essas qualidades fazem uma enorme diferença. O intenso comprometimento do dr. Fasano para melhorar a vida das pessoas com distúrbios relacionados ao glúten é o motivo de este livro ser diferente de qualquer outro livro sobre a doença celíaca e outros distúrbios relacionados ao glúten. Se você quiser conhecer os fatos sobre sua família e o glúten, irá descobri-los em *Dieta sem Glúten*.

Rich segurando Danielle quando ela era pequena, após ter sido diagnosticada

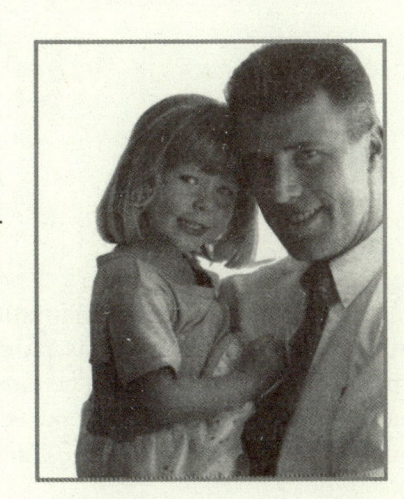

Apresentação

"Muitas vezes, o fracasso é o pioneiro em novas terras, novos empreendimentos e novas formas de expressão."
Eric Hoffer

Fazendo parte do dicionário

Eu cheguei aos Estados Unidos em 1993, como gastroenterologista pediátrico e cientista pesquisador, esperando encontrar uma cura para a diarreia infantil. Existe um antigo provérbio que diz: "Se você quer fazer com que Deus ria, conte a Ele seus planos". Isso certamente condisse com meu caso.

Não alcancei meu objetivo de desenvolver uma vacina para a cólera; a sorte me levou por um caminho diferente. Quando me recordo dos últimos 20 anos, observo os fracassos necessários e muitos momentos decisivos que me guiaram até o trabalho que realizo atualmente, o qual está melhorando a vida de pessoas com doença celíaca e outros distúrbios relacionados ao glúten e revelando os mecanismos complexos da resposta autoimune.

Enquanto observo meu consultório, vejo muitas lembranças dos pacientes e das pessoas que tornaram possível o espírito empreendedor e colaborativo do Center for Celiac Research. Realizamos pesquisas e fizemos descobertas que mudaram a trajetória e o tratamento da doença celíaca e da sensibilidade ao glúten nos Estados Unidos e ao redor do mundo.

Tenho um livro de 1994 em meu consultório que me lembra de quão longe chegamos em um período muito curto de tempo no tratamento de distúrbios relacionados ao glúten. Em maio do referido ano, o Departamento de Saúde e Serviços Humanos dos Estados Unidos e o

National Institute of Diabetes and Digestive and Kidney Diseases, do National Institutes of Health, publicaram um relatório de 800 páginas sobre a epidemiologia e o impacto das doenças digestivas nos Estados Unidos.

O livro descreve detalhadamente todas as doenças gastrointestinais consideradas importantes nos Estados Unidos, inclusive doenças raras e incomuns. As palavras "doença celíaca" não aparecem nesse livro. Em 1994, a principal organização de proteção à saúde da população norte-americana não tinha conhecimento de que a doença celíaca existia no país. A doença nem mesmo era digna de uma nota de rodapé.

Portanto, no começo dessa jornada, tive de explicar constantemente a meus colegas como escrever a palavra "celíaco". Quando comecei a escrever este livro, muitos anos atrás, estava usando uma versão mais antiga do Microsoft Word. Toda vez que escrevia a palavra "celíaco", ela ficava sublinhada em vermelho, que é o símbolo usado para representar uma palavra escrita errada ou não reconhecida.

Agora uso uma versão mais recente do Microsoft Word, que reconhece "celíaco" em seu dicionário ortográfico. A palavra "celíaco" foi finalmente incorporada ao léxico popular. E, embora isso possa parecer uma coisa pequena, para mim é um símbolo apropriado de como a conscientização sobre a doença celíaca e os distúrbios relacionados ao glúten aumentou muito em um curto período de tempo.

Como você aprenderá, a história do glúten e das doenças celíacas está intimamente ligada às descobertas de desenvolvimento e pesquisa do Center for Celiac Research. Trabalhando com um orçamento reduzido de doações de voluntários, nossa pequena equipe causou um impacto muito grande.

Nós mudamos a forma como o mundo vê a doença celíaca, que é agora identificada como uma doença autoimune, e as outras condições relacionadas ao glúten. As palavras glúten, doença celíaca e sensibilidade ao glúten (também conhecida como sensibilidade ao glúten sem doença celíaca) são agora familiares não apenas para muitas pessoas nos Estados Unidos, mas também ao redor do mundo. Os supermercados e restaurantes estão repletos de alternativas sem glúten. Em *Dieta sem Glúten*, separamos os fatos dos mitos para apresentar a verdadeira história da doença celíaca, da sensibilidade ao glúten e da dieta sem glúten.

Alessio Fasano, M.D.
Diretor do Center for Celiac Research,
Hospital Geral de Massachusetts para Crianças,
professor visitante da Escola de Medicina de Harvard,
Boston, Massachusetts

Agradecimentos

É preciso agradecer a muitas pessoas pela criação do Center for Celiac Research e pela elaboração deste livro. Para não nos esquecermos de incluir ninguém nos agradecimentos, estendemos nosso reconhecimento a todas as pessoas que colaboraram não apenas com *Dieta sem Glúten*, mas também com o sucesso de nosso centro (vocês sabem quem são!). Agradecemos especialmente a todos os nossos colaboradores (listados anteriormente) e a nossos colegas cujos nomes estão incluídos em *Dieta sem Glúten*.

Gostaríamos de agradecer a todas as pessoas que foram importantes para o estabelecimento e o crescimento do Center for Celiac Research e do Mucosal Biology Research Center na Escola de Medicina da Universidade de Maryland.

Por sua cordial recepção e apoio em nossa sede no Hospital Geral de Massachusetts, em Boston, gostaríamos de agradecer ao presidente Peter Slavin e aos drs. Ronald Kleinman e Allan Walker, além de Joanne O'Brien, Suzzette McCarron e Maureen Garron. Também agradecemos aos membros do Mucosal Immunology and Biology Research Center e ao Departamento de Gastroenterologia Pediátrica e Nutrição do Hospital Geral de Massachusetts para Crianças.

Agradecemos muito aos nossos parceiros no Programa Celíaco da Escola de Medicina de Harvard, especialmente aos drs. Ciarán Kelly, Alan Leichtner, Daniel Leffler e Dascha Weir, assim como às nutricionistas Melinda Dennis e Karen Warman.

Por seu papel ao ajudar com os detalhes administrativos e ler o manuscrito, gostaríamos de agradecer aos drs. Karen Lammers e Francesco Valitutti, Patricia Castillo, Pam King e Elizabeth Shea. Gostaríamos de agradecer à nossa obstinada agente, Marilyn Allen, e à nossa paciente editora na Turner Publishing, Christina Roth.

Agradecemos de todo o coração aos líderes e membros dos grupos de apoio celíacos internacionais, nacionais e locais, que concederam tão generosamente seu tempo e conhecimento para promover a conscientização sobre a doença celíaca e a missão de nosso centro para melhorar a qualidade de vida das pessoas com distúrbios relacionados ao glúten.

Por fim e principalmente – embora os tenhamos deixado por último –, gostaríamos de agradecer especialmente a todos os nossos pacientes e às suas famílias por seu apoio. Desejamos a vocês saúde e felicidade em todos os seus empreendimentos.

Introdução

Ouvindo nossos pacientes

Como especialista internacional sobre doença celíaca e distúrbios relacionados ao glúten, tratei milhares de crianças e adultos com doenças ligadas ao consumo de glúten. A condição mais conhecida entre elas é a doença celíaca, uma doença autoimune causada pela ingestão de produtos com glúten, que é encontrado principalmente no trigo.

Com a ênfase atual em alimentos sem glúten nos supermercados e restaurantes, assim como celebridades e atletas adotando a dieta sem glúten, é difícil imaginar quão difícil era para as pessoas com doença celíaca na década de 1990. Nessa época, existiam poucos alimentos sem glúten disponíveis comercialmente. A antiga piada era que você não tinha certeza se deveria comer o produto ou a embalagem, porque os dois tinham quase o mesmo gosto!

Antes de fundar o Center for Celiac Research, em 1996, aprendi muito com o pequeno grupo de pacientes que eu já estava tratando de doença celíaca em minha prática clínica. Durante uma reunião inicial com membros de grupos de apoio, decidi fazer um experimento que teria um efeito profundo em meu futuro profissional e nas prioridades das missões de nosso centro.

Distribuí papéis em branco para os membros da plateia e pedi que eles os considerassem como a "lâmpada de Aladim", escrevendo seus três desejos principais em relação à sua doença. Recolhi os papéis no fim da reunião e não fiquei surpreso com os resultados: Desejo Número 1: um tratamento alternativo para a dieta sem glúten; Desejo Número 2: melhorar a qualidade de vida com a instrução dos médicos sobre a doença celíaca e a oferta de alimentos sem glúten mais saborosos; Desejo Número 3: uma maneira de evitar biópsias intestinais incômodas como uma etapa necessária para diagnosticar a doença celíaca, especialmente em crianças.

Conduzi esse experimento com vários grupos ao redor do país, e as respostas foram sempre as mesmas. Desse ponto em diante, as atividades de nosso centro foram concentradas nessas três metas. Conforme recordo nossa história e o crescimento explosivo sobre a conscientização e o diagnóstico da doença celíaca, observo que atualmente esses três desejos quase se tornaram realidade.

Preparando o livro *Dieta sem Glúten*

É realmente possível acabar com a doença celíaca e os outros distúrbios relacionados ao glúten, como a sensibilidade ao glúten e a alergia ao trigo? Acredito que isso pode se tornar realidade na próxima geração. Porém, antes de olharmos para os próximos passos da comunidade global sem glúten, vamos observar de onde viemos e onde estamos no momento presente nessa jornada para uma vida sem glúten.

Dieta sem Glúten é apresentado em quatro partes. A Parte I começa com uma história sobre como os produtos com glúten percorreram o mundo com o crescimento da agricultura. Atualmente presentes em todos os continentes habitados pelos homens, a doença celíaca e os outros distúrbios relacionados ao glúten migraram com o trigo, o centeio e a cevada, contendo peptídeos indigeríveis.

Em seguida, revelo o mistério de como esses peptídeos do glúten representam um perigo para pessoas com propensão genética enquanto percorro o mundo para informar sobre a crescente epidemia global da doença celíaca. Com ênfase nas últimas descobertas sobre os distúrbios relacionados ao glúten, o Capítulo 1 descreve a história inusitada de como os pesquisadores de nosso centro descobriram a ponta do iceberg da doença celíaca nos Estados Unidos.

No Capítulo 2, desvendo a química que torna o glúten uma proteína incomum e causadora de complicações. Ao explorar o espectro das reações ao glúten no Capítulo 3, defino a doença celíaca e a alergia ao trigo, assim como uma nova condição: a sensibilidade ao glúten. Sabemos que a doença celíaca é uma doença autoimune, e revelo alguns dos mistérios sobre a autoimunidade no Capítulo 4. Quanto à sensibilidade ao glúten, não temos muita certeza sobre quais mecanismos genéticos ou imunológicos desencadeiam essa condição. Temos conhecimento de que o número de pessoas com sensibilidade ao glúten está aumentando demais. Atualmente os cientistas de nosso centro estão trabalhando em ferramentas para diagnosticar a sensibilidade ao glúten, que também abordo no Capítulo 4.

Como é possível identificar se você ou um membro de sua família tem um problema associado ao glúten? No Capítulo 5, concentro-me nos aspectos do diagnóstico da doença celíaca e dos distúrbios relacionados ao glúten, e incluo a "Dieta Fasano" como um método comprovado para eliminar totalmente o glúten. Os efeitos do glúten em nosso cérebro e o suposto papel da dieta sem glúten no transtorno do espectro autista e na esquizofrenia são destacados no Capítulo 6, assim como as mais recentes pesquisas sobre essa área controversa.

Certo, agora você já me viu falar sobre o glúten e a complicação que ele pode causar em certas pessoas. Na Parte II, você terá a perspectiva dos verdadeiros especialistas: os pacientes que recuperaram sua saúde vivendo sem glúten. Com o conhecimento deles, destaco histórias, dicas, receitas, alertas e muito mais para ajudá-lo a conseguir ter uma vida sem glúten.

Um tratamento bem-sucedido é a chave para viver sem glúten, e no Capítulo 7 você aprenderá os elementos básicos para uma dieta sem glúten, além de considerações essenciais sobre nutrição. O Capítulo 8 demonstra como você e sua família podem comer de maneira segura, seja em casa, em sua cozinha ou na escola, em ambientes sociais ou profissionais, ou em viagens ao exterior. Viajaremos para o sul da Itália no Capítulo 9, no qual ensino como preparar uma clássica refeição completa sem glúten, repleta de receitas deliciosas.

Conforme as pesquisas demonstram, a doença celíaca e os distúrbios relacionados ao glúten não são simplesmente doenças da infância, pois eles podem se desenvolver em qualquer idade. Na Parte III, são apresentadas estratégias sobre como viver bem sem glúten, com a ajuda da experiência própria de meus pacientes, amigos e colegas.

O Capítulo 10 aborda os desafios que o diagnóstico de um distúrbio relacionado ao glúten pode apresentar para uma gestante com doença celíaca. No Capítulo 11, aprendemos, com uma especialista, como cuidar de um filho em um ambiente escolar.

No Capítulo 12, aprendemos, com uma família famosa no futebol americano, como manter a família inteira feliz em uma dieta sem glúten. No Capítulo 13, é descrito como resolver bem os desafios de uma dieta sem glúten ao fazer a transição para a faculdade.

Nossa pesquisa demonstra que o índice de doença celíaca está aumentando entre as pessoas idosas. No Capítulo 14, dois "especialistas" idosos nos ensinam como é viver com a doença celíaca: uma idosa foi diagnosticada na infância durante a década de 1930, e o outro idoso, na faixa dos 60 anos.

A última seção, a Parte IV, propulsiona-nos para o futuro com as últimas estratégias para o tratamento, a prevenção e a possível cura. O último capítulo descreve os mais recentes e estimulantes desenvolvimentos do nosso centro na nova fase, em um dos principais hospitais do mundo. Situado no Mucosal Immunology and Biology Research Center do Hospital Geral de Massachusetts, em Boston, Massachusetts, o Center for Celiac Research também trabalha em parceria com o Celiac Center do Beth Israel Deaconess Medical Center e o Hospital Infantil de Boston para promover a pesquisa e melhorar a qualidade de vida das pessoas com distúrbios relacionados ao glúten. E, do outro lado do Atlântico, com o apoio do Hospital Geral de Massachusetts para Crianças em um novo instituto de pesquisa visionário em minha cidade natal, Salerno, na Itália, volto às minhas origens italianas a fim de criar novas sinergias com a colaboração internacional para buscar soluções para resolver o enigma da autoimunidade e de outros distúrbios.

Em *Dieta sem Glúten*, meu objetivo é conseguir fazer com que as pessoas que sofrem de distúrbios relacionados ao glúten voltem a vivenciar um dos eventos mais naturais e alegres que existem: comer com segurança e comer bem. Como a maioria das pessoas, faço isso naturalmente, mas as pessoas com distúrbios relacionados ao glúten não podem se permitir a esse luxo. Elas estão constantemente pensando: "Será que esta é uma refeição segura que eu possa comer? Estou sendo contaminado com glúten? Será que ficarei doente?".

Para as pessoas que sofrem de distúrbios relacionados ao glúten, este livro trará novamente a alegria de comer sem preocupação. Se você foi diagnosticado recentemente com um distúrbio relacionado ao glúten, deve acrescentar este livro a suas fontes de consulta sobre dieta sem glúten. Se você já convive com um distúrbio relacionado ao glúten há muito tempo, se algum membro de sua família possui um distúrbio relacionado ao glúten ou se você cuida de pacientes com um desses distúrbios em algum ambiente de saúde ou cuidado da comunidade, este livro se tornará uma importante ferramenta.

Por fim, para aqueles que possuem uma curiosidade intelectual e que simplesmente querem discernir o fato da ficção, este livro oferecerá um "alimento para a mente" preciso sobre o glúten e seu papel em nossa saúde. Minha esperança é a de que, como uma boa refeição que compartilhamos com os amigos próximos, você aproveite a leitura de *Dieta sem Glúten* tanto quanto apreciei escrevê-lo com meus colegas e amigos. Desejo muita saúde a você.

DIETA *sem* GLÚTEN

PARTE I

O Glúten Entra em Cena

Capítulo 1

O Glúten no Intestino – e em Outras Partes do Corpo

"Era um homem sábio aquele que inventou a cerveja."
Platão

O mundo antes do glúten

Antigamente, não existia o glúten. Essa proteína complexa e antiga, o principal componente do trigo, desenvolveu-se com os homens ao longo de muitos milhares de anos. Uma proteína muito rara e única, o glúten e suas semelhantes, secalina e hordeína, da cevada e do centeio, são as únicas proteínas que não conseguimos digerir.

Façamos um comparativo. Cada pessoa tem cerca de 25 mil genes; o trigo tem mais de cinco vezes essa quantidade. Com mais de 150 mil genes, o trigo apresenta um labirinto genético extremamente complicado para os cientistas resolverem. O trigo e seus componentes de proteína, inclusive o glúten, fazem-nos parecer muito menos complicados do que costumamos pensar que somos.

A história dos homens e da evolução da doença celíaca está associada à evolução do trigo e do glúten: como eles se desenvolveram, como continuaram a evoluir e como afetam a humanidade atualmente em todo o mundo, com uma variedade de sintomas e distúrbios relacionados ao glúten.

Na maior parte de nossa evolução humana, ingeríamos dietas sem glúten. Então, há aproximadamente 10 mil anos, surgiu a revolução da agricultura. Os homens permaneceram em um local para plantar, colher e reunir animais em rebanhos domésticos.

Evolução do grão

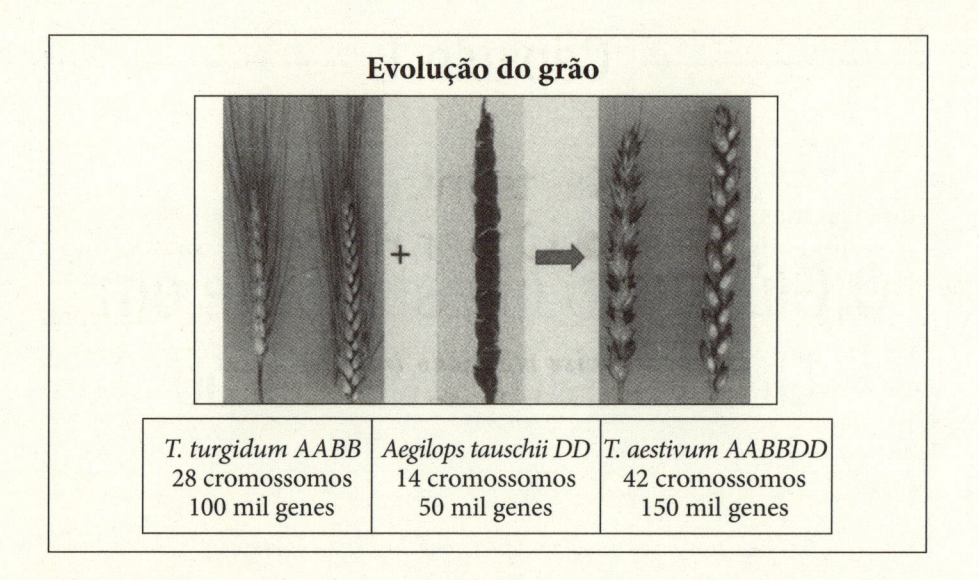

T. turgidum AABB	Aegilops tauschii DD	T. aestivum AABBDD
28 cromossomos	14 cromossomos	42 cromossomos
100 mil genes	50 mil genes	150 mil genes

O crescimento lento da agricultura deu origem a sociedades maiores e ao desenvolvimento de atividades criativas. Com a estabilidade e o tempo livre, nossos ancestrais deram início à lenta jornada de construção de estruturas parecidas com cavernas, até erguerem o Coliseu de Roma e a Grande Muralha da China.

Em sociedades agrícolas estáveis, o trigo se tornou uma das medidas de riqueza mais preciosas e prestigiadas. Os bens que definiam a riqueza e a segurança eram mercadorias de trocas viáveis e não perecíveis. O trigo era umas dessas mercadorias mais valiosas. Porém, para um número muito restrito de pessoas, o consumo de trigo custou um preço inesperado.

Os primeiros casos de doença celíaca

Há quase 2 mil anos, um dos antigos médicos gregos mais renomados, Areteu da Capadócia, descreveu o que é considerado o primeiro caso registrado de doença celíaca. Ele usou o termo grego *koiliakos* para se referir ao ventre que "sofre do intestino".

Depois de Areteu, a doença celíaca foi mencionada novamente na literatura médica após cerca de 1.800 anos. Quando eu era estudante de medicina na década de 1980, passei alguns meses no Hospital for Sick Children na Great Ormond Street, em Londres. Nesse mesmo local, um século antes, o médico britânico Samuel Gee fez uma apresentação descrevendo a doença celíaca como "um tipo de indigestão crônica que acomete pessoas de todas as idades, mas que é principalmente propensa a afetar crianças entre 1 e 5 anos de idade".

Seguindo sua intuição médica, o dr. Gee descreveu a doença celíaca como uma síndrome de má absorção causada por alguns gêneros alimentícios não identificados. Ele estava certo em sua descrição da doença, mas falhou quanto à sua intervenção nutricional subsequente. A recomendação do dr. Gee era dar aos pacientes pão "cortado fino e bem torrado dos dois lados".

Tirando sua recomendação nutricional, a obra do dr. Gee representou um grande progresso para o entendimento da doença celíaca. Infelizmente, demorou quase outro século para surgir um progresso semelhante.

O que é a doença celíaca?

A doença celíaca é um distúrbio genético que afeta crianças e adultos. Os portadores de doença celíaca não podem ingerir alimentos que contêm glúten, que é encontrado no trigo e em outros grãos. Em pessoas com doença celíaca, o glúten provoca uma reação autoimune que posteriormente pode levar à completa destruição das vilosidades, as pequenas saliências em formato de dedos que revestem o intestino delgado.

Vilosidades saudáveis são essenciais para a digestão e absorção adequada dos alimentos. As pessoas com doença celíaca produzem anticorpos que, em combinação com substâncias parecidas com hormônios chamadas citocinas e com o efeito direto das células imunológicas, atacam o intestino e achatam as vilosidades, causando má absorção e doença.

A doença celíaca é duas vezes mais comum do que a doença de Crohn, a colite ulcerativa e a fibrose cística juntas. Ela afeta uma em 133 pessoas nos Estados Unidos. Uma série de exames de sangue atualmente está disponível para analisar a presença de anticorpos específicos. Uma biópsia do intestino (antes de iniciar uma dieta sem glúten) é, muitas vezes, necessária para fazer um diagnóstico final.

As pessoas com doença celíaca são mais propensas a ser afetadas por problemas associados à má absorção, inclusive diarreia, inchaço, perda de peso, náusea, vômito, anemia, osteoporose e deficiências no esmalte dos dentes. A autoimunidade da doença celíaca também pode resultar em inflamação no sistema nervoso central e no sistema nervoso periférico, doenças no pâncreas e em outros órgãos, inclusive a vesícula biliar, o fígado e o baço, e distúrbios obstétricos e ginecológicos, como aborto e infertilidade.

A falta de tratamento da doença celíaca também tem sido relacionada (em casos extremamente raros) a um maior risco de certos tipos de câncer, em especial o linfoma no intestino. Atualmente, não existem medicamentos para tratar a doença celíaca, tampouco cura. No entanto, as pessoas que sofrem de doença celíaca podem levar uma vida normal e saudável seguindo uma dieta sem glúten. Isso significa eliminar todos os produtos que contêm trigo, centeio e cevada.

A doença celíaca não é uma alergia alimentar. As alergias alimentares, inclusive a alergia ao trigo, são condições que uma pessoa pode superar (ver Capítulo 3). A doença celíaca é uma doença autoimune provocada pelo funcionamento irregular do sistema imunológico, que causa um ataque contra seu próprio tecido. Se você tem doença celíaca, conviverá com essa doença por toda a vida.

O dr. Dicke identifica o trigo como o agente causador

O verdadeiro progresso que finalmente levou à dieta sem glúten como tratamento foi feito pelo pediatra holandês Willem-Karel Dicke em um lugar inusitado: os Países Baixos. Como sua pesquisa demonstra, por um tempo o dr. Dicke suspeitou que o trigo pudesse ser responsável pelos sintomas e sofrimentos que ele testemunhou em seus jovens pacientes.

Durante a Segunda Guerra Mundial, quando era difícil obter farinha de trigo, o índice de mortalidade das crianças holandesas com doença celíaca diminuiu radicalmente. O dr. Dicke seguiu sua intuição inicial de que essa grande oscilação no índice de mortalidade estava associada ao uso de fécula de batata. Quando as crianças voltaram a ingerir farinha de trigo em sua dieta após a Segunda Guerra Mundial, o índice de doença celíaca voltou aos níveis observados antes da Segunda Guerra Mundial. Isso reforçou a suspeita inicial do dr. Dicke de que a farinha de trigo era responsável pelos sintomas sofridos pelas crianças conhecidas como "celíacas".

Nas décadas anteriores às descobertas do dr. Dicke, muitas crianças que supostamente tinham doença celíaca foram alimentadas quase exclusivamente com bananas por três a seis meses. Um pediatra de Nova York chamado Sidney Haas desenvolveu a dieta na década de 1920. Essa continuou sendo a principal terapia até 1950, quando o dr. Dicke publicou sua tese com um estudo alimentar detalhado que documentou o glúten como o agente causador da doença celíaca.

O glúten pelo mundo

Após Samuel Gee ter definido a doença celíaca no século XIX e Willem-Karel Dicke ter explicado como tratá-la no século XX, começamos a observar mais de perto essa condição. Com base na pesquisa e no trabalho clínico do dr. Dicke na década de 1950, a doença celíaca era considerada um problema gastrointestinal que afetava apenas crianças, principalmente de origem caucasiana. As crianças normalmente afetadas pela doença celíaca eram descritas com tendo pele clara, olhos azuis e cabelos loiros, com descendência norte-europeia.

No início da década de 1970, foram desenvolvidas as primeiras ferramentas de diagnóstico e realizados estudos epidemiológicos. Esses estudos mostraram que a doença celíaca era uma condição restrita principalmente à Europa do Norte, e que não estava presente em outros continentes. Os cientistas estavam se perguntando por que a doença celíaca tinha essa distribuição tão peculiar.

Um famoso geneticista italiano chamado dr. Luigi Cavalli-Sforza propôs, uma década depois, uma teoria interessante, mas que acabou falhando. Ele sugeriu que as atividades agrícolas que surgiram no vale dos Rios Tigre e Eufrates (uma área que atualmente corresponde à Turquia) se dirigiram do sul ao norte e de leste a oeste na velocidade de aproximadamente um quilômetro por ano. De acordo com sua teoria, a agricultura e os grãos que contêm glúten chegaram à Europa do Norte muito tempo depois de chegar às outras partes do mundo desenvolvido.

Como as pessoas com doença celíaca tinham um alto índice de mortalidade no mundo antigo, o dr. Cavalli-Sforza considerou que, nas regiões onde a agricultura se desenvolveu primeiro, as pessoas com doença celíaca tinham sido eliminadas pela seleção natural. Ele argumentou que, embora a doença (e seus genes de predisposição) já tivesse desaparecido na maioria das regiões onde a agricultura tinha surgido, ela ainda estava presente em lugares como a Europa do Norte, onde grãos que contêm glúten foram introduzidos muito tempo depois. Essa explicação parecia ser plausível, mas uma pesquisa epidemiológica detalhada, realizada principalmente pelo Center for Celiac Research, provaria o contrário.

Rastreando a doença celíaca

Desde que a teoria do dr. Cavalli-Sforza foi apresentada em 1984, muitos pesquisadores realizaram estudos epidemiológicos sistemáticos e bem estruturados para avaliar com exatidão a prevalência da doença celíaca ao redor do mundo. O dr. Carlo Catassi, codiretor de nosso centro e um grande amigo meu, é um pioneiro e uma das principais autoridades no campo da epidemiologia da doença celíaca.

Seus estudos revolucionários, que tiveram início na Itália, ajudaram-nos a reconhecer que a doença celíaca afeta muito mais pessoas do que se acreditava anteriormente. Com amostras de sangue de 17.201 estudantes italianos saudáveis em 1996, ele demonstrou que a doença celíaca ocorria em uma em 184 pessoas. Os resultados do dr. Catassi também demonstraram que a maioria dos casos atípicos (pacientes sem os clássicos sintomas gastrointestinais associados à doença celíaca) continua sem diagnóstico, a menos que os médicos pesquisem realmente a doença celíaca como a causa desses sintomas extraintestinais.

Sob a liderança do dr. Catassi, e em colaboração com muitos outros colegas ao redor do mundo, nosso centro embarcou em estudos epidemiológicos em lugares onde o dr. Cavalli-Sforza questionou a existência da doença celíaca, inclusive o Oriente Médio, o Norte da África, a América do Sul e a Ásia. Esses estudos derrubaram a teoria do dr. Cavalli-Sforza e situaram a doença celíaca na Líbia, no Egito, no Norte da África, na Índia e, mais recentemente, na China.

Alto índice de mortalidade no deserto

O caso do povo saariano do Saara Ocidental oferece um exemplo bem dramático sobre o que o glúten pode fazer à parte suscetível de uma população. Vivendo no deserto do Saara, o povo saariano esteve confinado a campos de refugiados desde o fim da década de 1970, como resultado da guerra civil no Norte da África. Quando essa população nômade ficou desalojada, a fome e a mortalidade por desnutrição se tornaram uma grande preocupação para as organizações internacionais de direitos humanos.

> Para salvar os saarianos, foram realizadas intervenções que incluíam ajuda alimentar. As organizações internacionais de ajuda perguntaram: "Qual tipo de comida podemos enviar que seja multifuncional e não perecível?". O trigo foi a escolha óbvia.
>
> Uma população nômade que por milhares de anos baseou sua dieta em frutas, legumes, leite de camelo e carne de camelo foi exposta a grãos que contêm glúten pela primeira vez. O resultado foi o maior índice de doença celíaca descrito no mundo até o momento, afetando aproximadamente 6% da população geral. A maioria das crianças saarianas com essa doença ainda permanece não diagnosticada e corre o risco de morte prematura por causa da diarreia crônica e da desnutrição.
>
> A infeliz experiência do povo saariano nos oferece um vislumbre da interação inicial entre os homens e o glúten. Ela nos remonta a 10 mil anos atrás, quando todas as pessoas suscetíveis estavam vivas e a doença celíaca fez sua seleção mortal. Ao longo dos milênios, apenas aqueles com uma forma mais moderada da doença celíaca sobreviveram. Sem a intervenção, poderíamos prever que a prevalência da doença celíaca acabaria abaixando para 1% na população saariana. Por fim, ela refletiria o mesmo índice para a maior parte do mundo, após essa seleção negativa ter ocorrido.
>
> No Norte da África, o povo saariano é um caso excepcional. Embora a doença celíaca seja mais comum no Egito, na Líbia e em outras regiões do Norte da África, o dr. Catassi conta que a doença celíaca não é comum na África subsaariana. Os cereais básicos, inclusive o painço e o arroz, são em sua maioria sem glúten, e os genes associados à doença celíaca são muito menos frequentes do que nos países ocidentais.

A doença celíaca no mundo em desenvolvimento

Por meio dos estudos do dr. Catassi, temos conhecimento de que subestimamos o sofrimento causado pela doença celíaca nos países em desenvolvimento. Os médicos podem supor que a doença celíaca não existe nos países em desenvolvimento ou não perceber suas muitas manifestações clínicas. Associe isso a poucos recursos de diagnóstico e a uma ênfase em outras causas para a lesão no intestino delgado, e então o sofrimento das populações vulneráveis aumenta.

Nos países em desenvolvimento, uma criança com doença celíaca geralmente tem a barriga inchada e os membros magros, associados à desnutrição calórico-proteica crônica (por exemplo, a atrofia, o *kwashiorkor* e o marasmo). Muitas vezes ocorre diarreia crônica, distensão abdominal, atrofia e anemia. Essa atrofia severa aumenta o risco de morte, especialmente entre crianças com diarreia crônica. Os riscos de desenvolver diarreia severa e morrer de desidratação são maiores entre as crianças mais novas, especialmente durante os meses de verão.

Na maioria dos países desenvolvidos, é fácil repor os cereais que não contêm glúten (por exemplo, o arroz e o milho), e existem muitos produtos comercializados que são saborosos e sem glúten, feitos para pacientes com doença celíaca. Esse não é o caso na maioria dos países em desenvolvimento. Os fornecedores precisam levar em consideração os hábitos alimentares locais, usando produtos naturalmente sem glúten que estão disponíveis na região, como o painço, a mandioca e o arroz, além de utilizar um maquinário separado e exclusivo para moer.

Tanto nas nações industrializadas como nas nações menos desenvolvidas, médicos, enfermeiros, nutricionistas, funcionários de escolas, famílias afetadas e a população geral precisam aprender sobre o tratamento e a dieta sem glúten. Criar grupos de apoio para os pacientes e as famílias pode ajudar as pessoas afetadas a lidar com as dificuldades diárias do tratamento.

Seja para um menino de 10 anos com doença celíaca na Índia ou para uma mulher de 54 anos com sensibilidade ao glúten na Califórnia, a orientação e os grupos de apoio podem fazer uma enorme diferença ao se manter em uma dieta sem glúten.

Uma mudança do arroz para o trigo

A partir de estudos epidemiológicos, sabemos atualmente que nenhuma região no mundo está livre da epidemia da doença celíaca. Outra situação intrigante e preocupante está se tornando aparente na China, um país habitado por 1,3 bilhão de pessoas. A China sempre foi considerada imune à doença celíaca. A explicação mais óbvia para isso é a de que, com a exceção de algumas regiões ao norte, a dieta chinesa é principalmente baseada em arroz.

A economia na China continua a crescer rapidamente, com um aumento da influência ocidental sobre a alimentação e o estilo de vida. O Kentucky Fried Chicken (KFC) abriu seu primeiro restaurante na China em 1987 e foi seguido pelo primeiro McDonald's ao lado da Praça da Paz Celestial, em 1992. A economia crescente é acompanhada por um número cada vez maior de chineses que deixam o estilo de vida *tu* (campestre ou retrógrado) para ter um estilo de vida *yan* (estrangeiro ou progressivo).

No país, consumir alimentos do estilo ocidental – e, portanto, ingerir quantidades cada vez maiores de glúten – tornou-se um sinal de ascensão social na economia chinesa. O resultado indireto previsível tem sido cada vez mais relatos de doença celíaca na China. Minha previsão pessimista é a de que, além de expandir suas fronteiras econômicas, a China também expandirá suas fronteiras da doença celíaca e de outros distúrbios relacionados ao glúten.

América do Norte: uma nova fronteira da doença celíaca

Ao contrário do povo saariano realocado ou da classe média crescente na China, acreditávamos que as pessoas na América do Norte tinham uma relação diferente com o glúten e a doença celíaca. Até um passado muito recente, acreditávamos que a doença celíaca não existia na América do Norte. Era como se a natureza, ou alguma força indeterminada, estivesse repousada no meio do Oceano Atlântico, redirecionando toda a doença celíaca para o leste, em direção à Europa, e enviando todos os outros casos de doença gastrointestinal, como doença inflamatória intestinal, para o oeste, em direção à América do Norte.

É claro que isso não faz o menor sentido, nem a ideia de que a doença celíaca não existia na América do Norte. Para as poucas pessoas precisamente diagnosticadas com doença celíaca há 20 anos, a seleção de produtos sem glúten era muito deficiente em qualidade e quantidade.

Encontrando os "celíacos" norte-americanos

Essa era a situação quando cheguei aos Estados Unidos vindo de Nápoles, na Itália, em 1993, para me tornar o chefe da nova Divisão de Gastroenterologia Pediátrica da Escola de Medicina da Universidade de Maryland.

Do meu ponto de vista, a percepção sobre a doença celíaca na América do Norte não mudou muito nas quatro décadas desde as descobertas do dr. Dicke. Ela ainda era considerada extremamente rara pela maioria dos médicos – se é que eles já tivessem ouvido falar a respeito. Sua opinião comum era a de que a doença celíaca afetava somente crianças, e sua única indicação clínica era o distúrbio gastrointestinal.

As condições em Nápoles eram bem diferentes. Na Europa nos anos 1990, estimava-se que uma em 300 pessoas era afetada pela doença celíaca. Como gastroenterologista pediátrico na Itália, eu atendia de 15 a 20 crianças por semana com doença celíaca.

Era o resultado de uma campanha de conscientização entre profissionais italianos da área de saúde que levou a campanhas de detecção em crianças com idade escolar. Foram desenvolvidas políticas progressivas que incluíam um exame geral em todas as crianças que cursavam o ensino fundamental, mas atualmente foram dispensadas por não serem consideradas eficazes em termos de custo. No entanto, ainda estão em vigor os subsídios do governo aos produtos sem glúten para pessoas com doença celíaca na Itália.

Durante meus primeiros dias nos Estados Unidos, onde a doença era considerada extremamente rara, eu não esperava encontrar muitos casos clínicos. Porém, após semanas, meses e, por fim, um ano sem ver um único caso de doença celíaca, comecei a imaginar o que estava acontecendo. Naquela época, acreditávamos que a fórmula para a doença celíaca era composta por dois ingredientes: genes e ingestão de grãos que contêm glúten.

Se isso era verdade, então por que havia uma enorme discrepância entre o índice de doença celíaca na Europa e nos Estados Unidos? Afinal de contas, muitos imigrantes tinham descendência europeia. Nós compartilhávamos dos seus genes e estávamos comendo os mesmos grãos. Em 1996, minha curiosidade me levou a escrever a tese "Para onde foram todos os celíacos norte-americanos?", enquanto eu tentava descobrir a resposta para essa pergunta enigmática.

A oposição ao grão

Pareciam existir apenas duas explicações possíveis para justificar a diferença no índice de doença celíaca entre os dois continentes. Ou havia um terceiro fator nos Estados Unidos que impedia a interação dos fatores que causavam o desenvolvimento da doença celíaca, ou essa doença estava sendo ignorada.

O segundo cenário revelou ser o correto. Porém, passaram-se muitos anos de trabalho contra a oposição rígida em relação à nossa pesquisa antes de os pesquisadores do nosso centro conseguirem provar conclusivamente que a doença celíaca afeta a população geral nos Estados Unidos no mesmo nível que a população geral na Europa.

Fundamos o Center for Celiac Research em 1996, na Escola de Medicina da Universidade de Maryland, no mesmo ano em que organizamos o primeiro congresso científico na América do Norte sobre a doença celíaca. Então, começamos a examinar doadores de sangue como o método mais compensador e rápido de responder à nossa pergunta.

Isso se revelou uma batalha árdua, pois enfrentamos o que era uma missão quase impossível. Além do ceticismo predominante na comunidade científica, também tivemos de enfrentar o fato de que não havia laboratórios norte-americanos para realizar um grande número de testes que diagnosticassem a doença celíaca. Sob a liderança de nosso colega húngaro, o dr. Karoly Horvath, fundamos nosso laboratório certificado pelas Emendas para a Melhoria do Laboratório Clínico (CLIA), a fim de obter resultados de diagnósticos certificados para as amostras de sangue.

Sem laboratórios comerciais disponíveis, sem apoio econômico em razão de a doença celíaca não ser de interesse da indústria e das organizações federais, e com a premissa de que estávamos pesquisando uma condição extremamente rara, embarcamos naquilo que alguns de meus colegas definiram como "suicídio profissional".

Nosso primeiro método era examinar doadores de sangue como o procedimento mais compensador e rápido de responder à nossa pergunta. Estávamos procurando altos níveis de autoanticorpos nas amostras de sangue que indicavam a doença celíaca. Como estudos semelhantes já tinham sido realizados na Europa, decidi usar a mesma estratégia que utilizei em Nápoles. Fui ao escritório da Cruz Vermelha Americana em Baltimore e expliquei nosso objetivo, na esperança de obter sangue não utilizado para ser aplicado nos exames originais de doadores.

O responsável ouviu minha solicitação de maneira cortês. Ele me deu alguns papéis para preencher e uma fatura de seis dólares por amostra. Como as amostras de sangue da Cruz Vermelha em Nápoles tinham sido gratuitas, pedi a mesma consideração. Ele explicou que havia muitos custos: gastos associados ao processamento das amostras, à rotulagem das amostras e às entregas das amostras.

Minha natureza napolitana, que é a de "negociar sempre", tornou-se visível, e ofereci a ele uma fração do preço solicitado. O funcionário da Cruz Vermelha olhou para mim como se eu tivesse vindo de outro planeta, e eu tinha certeza de que logo seria convidado a me retirar de seu escritório. Mas, evidentemente, iniciamos uma discussão contratual digna de um mercado italiano antes de finalmente decidir pela metade do preço.

Apertamos as mãos, sorrimos e demos bastante risada por causa de toda essa situação. Nenhum de nós sabia que, com esse aperto de mão, iríamos começar um movimento de conscientização sobre os distúrbios relacionados ao glúten, que aumentariam exponencialmente nos Estados Unidos. Na verdade, o resultado direto dessa aquisição seria a prova de que a doença celíaca não era nem um pouco rara nos Estados Unidos.

A doença celíaca "chega" aos Estados Unidos

Adquirimos 2 mil amostras de sangue da Cruz Vermelha. E, em uma questão de semanas, a declaração geralmente aceita de que a doença celíaca era extremamente rara nos Estados Unidos (afetando aproximadamente uma em 10 mil pessoas) foi substituída por um índice de prevalência de uma em 250 pessoas entre nossos doadores de sangue.

A reação da comunidade médica e científica foi, na melhor das hipóteses, fria. Nossos amigos disseram que estávamos perdendo nosso tempo. As nossas críticas mais duras novamente apontavam que a doença celíaca não existia nos Estados Unidos. Eu sabia que a única maneira de provar conclusivamente nossa hipótese era por meio de um amplo estudo epidemiológico.

Ouvi falar que a epidemiologia, que é a incidência, a distribuição e o controle das doenças, era considerada a "grande divisão da ciência", pois possui muitos fatores – literalmente! Foram necessários mais de cinco anos, 2 milhões de dólares, trabalhos burocráticos exaustivos e centenas de voluntários e estudantes para completar o estudo epidemiológico. Com o exame de mais de 13 mil pessoas pelos Estados Unidos, definitivamente situamos a doença celíaca no mapa médico norte-americano em 2003. Naquele ano, o artigo "Prevalence of celiac disease in at-risk and not-at-risk groups in the United States" [Prevalência da doença celíaca em grupos de risco e sem risco nos Estados Unidos] foi publicado na revista *Archives of Internal Medicine*.

Os resultados do estudo epidemiológico mais amplo sobre a doença celíaca nos Estados Unidos abriram o primeiro capítulo sobre a história moderna da doença celíaca fora da Europa. Isso provou conclusivamente que a doença celíaca afeta uma em 133 pessoas na população geral dos Estados Unidos. Esse número era comparado às estatísticas divulgadas na Europa naquela época. Os resultados de nossos exames gerais demonstraram que a doença celíaca havia sido ignorada por muito tempo no país que eu tinha adotado recentemente.

O índice de prevalência em nosso estudo de 2003 realmente se compara aos números na Europa. No Canadá, na Austrália e na Nova Zelândia, que são nações industrializadas com muitas pessoas de descendência europeia, observamos índices semelhantes de doença celíaca. Na América do Sul, diversos países com muitas pessoas de origem europeia demonstram aproximadamente a mesma prevalência da doença celíaca na Europa e na América do Norte.

Na América do Norte, são necessários mais testes para estabelecer o índice de doença celíaca entre afro-americanos. Informações não publicadas de nosso centro sobre um número limitado de pessoas demonstram que o índice de prevalência da doença celíaca é de um em cada 200 afro-americanos. E, assim como em raça e gênero, a doença celíaca é encontrada em pessoas de todas as idades.

Além disso, observamos que, em muitos pacientes, os sintomas gastrointestinais não eram os sintomas predominantes, e as lesões intestinais eram geralmente mais moderadas do que nas décadas anteriores. Em outras palavras, esse era o começo de nossa compreensão de que os sintomas gastrointestinais clássicos e a doença celíaca eram apenas uma parte da variedade de possíveis reações no espectro dos distúrbios relacionados ao glúten.

Divulgando a doença celíaca

Quando outros estudos confirmaram nossas descobertas sobre a prevalência da doença celíaca, foi só uma questão de tempo até a comunidade médica começar a reconhecer que esse era realmente um retrato preciso da doença nos Estados Unidos. Em outras palavras, havia muitas pessoas com doença celíaca não diagnosticada. Elas não tinham "ido" para lugar algum!

O que é a sensibilidade ao glúten?

Como a palavra "sensibilidade" sugere, a sensibilidade ao glúten sem doença celíaca, ou apenas sensibilidade ao glúten, conforme me refiro a ela, é uma reação à ingestão de grãos que contêm glúten. Apesar de os sintomas (principalmente os gastrointestinais) serem muitas vezes semelhantes àqueles da doença celíaca, a condição clínica geral é menos severa. Assim como a doença celíaca, a sensibilidade ao glúten pode afetar todos os sistemas do organismo e causar uma ampla variedade de sintomas.

Os sintomas gastrointestinais podem incluir diarreia, inchaço, cólicas, dor abdominal e constipação. Os sintomas comportamentais podem incluir confusão mental, depressão e comportamentos como os do transtorno do déficit de atenção com hiperatividade (TDAH). Outros sintomas incluem anemia, eczema, dor nas articulações, osteoporose e adormecimento nas pernas.

Uma pesquisa recente do Center for Celiac Research mostra que a sensibilidade ao glúten é uma condição clínica diferente da doença celíaca. Ela não resulta na inflamação intestinal que leva ao achatamento das vilosidades do intestino delgado, característica da doença celíaca. O desenvolvimento de autoanticorpos antitransglutaminase tecidual (tTG), usados para diagnosticar a doença celíaca, não está presente na sensibilidade ao glúten. Dados preliminares de pesquisas do Center for Celiac Research indicam que ela afeta aproximadamente 18 milhões de pessoas, ou 6% da população norte-americana.

> Um mecanismo imunológico diferente, a resposta imunológica inata, é um fator importante nas reações da sensibilidade ao glúten, ao contrário da resposta imunológica adquirida a longo prazo que surge com a doença celíaca. Os pesquisadores acreditam que as reações da sensibilidade ao glúten não causam a mesma lesão a longo prazo ao intestino que a doença celíaca não tratada pode causar (ver Capítulo 3).

Iniciamos uma campanha de conscientização enérgica, que continuamos até hoje, para instruir os profissionais da área da saúde e a população geral sobre a doença celíaca e outros distúrbios relacionados ao glúten. Nós nos associamos a grupos de apoio e iniciativas apoiadas pelo governo para disseminar uma informação exata sobre os rótulos dos alimentos e os produtos sem glúten.

Quando nosso estudo epidemiológico fundamental foi publicado em 2003, o número estimado era de aproximadamente 45 mil pessoas diagnosticadas com a doença celíaca. Nosso estudo projetou que 2,5 a 3 milhões de pessoas sofrem dessa doença nos Estados Unidos, o que significa que, ao mesmo tempo, 2% das pessoas afetadas foram diagnosticadas. Essa estatística sugere que a doença celíaca é a doença genética mais predominante na humanidade. Ela ocorre com muito mais frequência do que o diabetes tipo 1, a fibrose cística ou a doença de Crohn.

Identificando os pacientes não diagnosticados

Incluir a doença celíaca no mapa norte-americano deu origem a muitas questões. Como podemos encontrar as outras pessoas afetadas pela doença celíaca? Devemos examinar a população norte-americana inteira, de mais de 300 milhões pessoas? Ou devemos nos direcionar às pessoas especificamente com risco de desenvolver a doença? Iniciamos outro grande projeto em nosso centro para colocar em prática a segunda opção.

Com uma rede de médicos de atenção primária nos Estados Unidos e no Canadá, começamos a examinar as pessoas em uma identificação de casos por meio de exames em parentes de portadores de doença celíaca ou outros fatores que as colocavam em risco. Em apenas um ano de exames em 2006, conseguimos diagnosticar 43 vezes mais casos de doença celíaca em comparação ao índice de diagnóstico antes de nosso estudo de identificação de caso.

Atingimos três metas com esse projeto para identificar e tratar os pacientes com doença celíaca não diagnosticada. A primeira era aliviar o desconforto das pessoas que sofriam com os sintomas por anos, às vezes por dez ou 12 anos antes de receber um diagnóstico preciso. A segunda era limitar as despesas com cuidados de saúde por meio de um diagnóstico imediato e retirar os pacientes de uma série de exames e procedimentos desnecessários. A terceira era instruir corretamente os profissionais da área de saúde sobre a doença celíaca.

Antes de os resultados do estudo serem publicados, alguns dos médicos participantes estavam convencidos de que a doença celíaca não existia na América do Norte. Após a publicação do estudo, eles se tornaram alguns dos maiores defensores da detecção precoce quando havia suspeita de doença celíaca.

Em 2004, o National Institutes of Health organizou uma conferência geral sobre a doença celíaca para analisar as muitas perspectivas da doença e suas condições relacionadas. Com uma conscientização maior e nosso estudo de detecção (ver Capítulo 5), o número de pacientes diagnosticados com doença celíaca cresceu constantemente, e hoje em dia é de cerca de 320 mil pessoas.

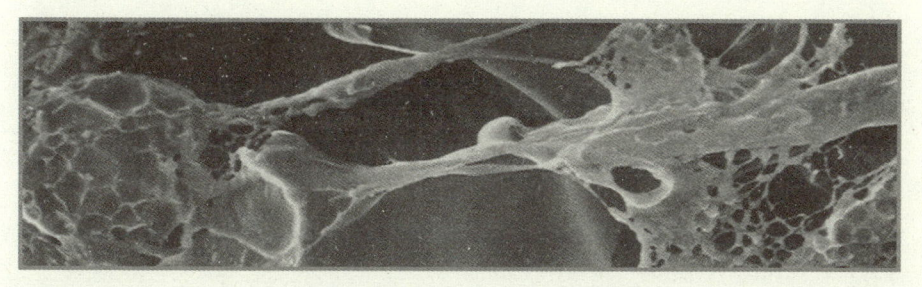

O glúten visto pelo microscópio

O restante da história sobre a doença celíaca

A história sobre a doença celíaca entrou em uma nova fase. Conforme aprendemos mais sobre como o glúten afeta diferentes pessoas, aprendemos que a doença celíaca é apenas uma parte da história. O espectro completo dos distúrbios relacionados ao glúten, inclusive a alergia ao trigo e a sensibilidade ao glúten, contém muitas peças que ainda precisam ser descobertas enquanto buscamos as partes que faltam sobre como os peptídeos do glúten afetam a humanidade.

Com nosso estudo pioneiro de 2003, somente abrimos um pouco mais a caixa de Pandora das reações ao glúten e as complicações que as acompanham. Uma pesquisa recente de nosso centro descobriu diferenças moleculares entre a doença celíaca e a sensibilidade ao glúten, abrindo uma porta para o desenvolvimento das ferramentas de diagnóstico da sensibilidade ao glúten. Com essa descoberta, mudamos o paradigma para criar novas definições da doença celíaca, da sensibilidade ao glúten e da alergia ao trigo em um novo espectro dos distúrbios relacionados ao glúten.

Capítulo 2

Novas Perspectivas Clínicas sobre a Dieta sem Glúten

"Todas as doenças começam no intestino."
Hipócrates

A vida começa com o intestino

Você se lembra daquela minhoca que você dissecou na aula de biologia no ensino médio? Basicamente um intestino gigante, aquela minhoca é um exemplo perfeito da evolução do intestino.

Mais de 2 bilhões de anos atrás, conforme o oxigênio se acumulou nos oceanos, a evolução das células únicas começou. Há aproximadamente 800 milhões de anos, alguns organismos unicelulares aprenderam que, ao juntarem suas forças, se tornariam mais eficientes na metabolização de nutrientes. Essa descoberta evolucionária resultou no desenvolvimento do primeiro organismo multicelular, que era basicamente um intestino.

Conforme as células se dividem e formam os órgãos no embrião humano, elas primeiro distinguem o intestino, seguido imediatamente pelo coração, pelo cérebro e pela medula espinhal. Isso dá crédito à afirmação de Hipócrates sobre o intestino como a origem da doença. Ele também é a origem da vida. No nível anatômico em geral, seja em uma minhoca ou em um ser humano, um intestino em bom funcionamento exibe uma simplicidade especial que esconde sua complexidade.

O aparelho digestivo é apenas uma das partes do corpo que produzem muco, o fluido viscoso que ajuda a proteger nossos tecidos. A imunologia das mucosas é o estudo do sistema imunológico nas membranas mucosas por todo o corpo humano.

No nível molecular, o intestino humano se torna um campo de batalha complexo com muitos "soldados" diferentes. Não há uma zona neutra, pois o sistema imunológico reconhece e diferencia invasores distintos como "amigos" ou "inimigos" e se esforça para encontrar a resposta correta de rendição ou ataque, tolerância ou resposta imunológica.

Quando o glúten chega ao campo de batalha da mucosa intestinal de uma pessoa predisposta a um distúrbio relacionado ao glúten, o que deveria ser reconhecido como um amigo fica codificado como um inimigo, por razões que estamos apenas começando a compreender.

O glúten é um amigo ou inimigo?

Na doença celíaca, a reação ao glúten é orquestrada por soldados especializados do sistema imunológico adaptativo muito específico, as chamadas "células T". Essas células imunológicas ficam armadas na frente do campo de batalha, onde o glúten invasor precisa ser atacado: a mucosa do intestino, nossa maior conexão com o mundo exterior (o Capítulo 4 detalha os mecanismos precisos de nossa resposta imunológica adquirida e inata). Nas reações da alergia ao trigo, a presença de peptídeos do glúten específicos ativa o recrutamento de outros soldados, chamados células B. Essas células se desenvolvem em plasmócitos que produzem armas especializadas (anticorpos) chamadas imunoglobulina E (IgE).

A IgE é uma categoria de anticorpos que miram e neutralizam os invasores, como as bactérias e os vírus. A produção de IgE provoca a liberação de mediadores químicos como a histamina de outras células imunológicas chamadas basófilos e mastócitos, ocasionando assim a variedade de sintomas que caracterizam a alergia ao trigo (ver Capítulo 3).

Em contraste, a doença celíaca, que afeta aproximadamente 1% da população geral, é uma doença autoimune na qual a resposta imunológica fica desordenada quando o sistema imunológico ataca suas próprias células. A doença celíaca é identificada por três fatores: 1) a presença de marcadores específicos no soro sanguíneo, mais notavelmente autoanticorpos antitransglutaminase tecidual (tTG) no soro; 2) a lesão autoimune no intestino, que caracteriza essa condição; 3) o princípio de sinais e/ou sintomas típicos da doença celíaca, inclusive comorbidades (a presença de dois ou mais distúrbios) com outras doenças autoimunes, entre elas o diabetes tipo 1 e a tireoidite de Hashimoto.

Além da doença celíaca e da alergia ao trigo, existem casos de reações ao glúten nos quais nem os mecanismos alérgicos nem os mecanismos autoimunes estão envolvidos. Conforme descrito anteriormente, esses casos são geralmente definidos como sensibilidade ao glúten (ou sensibilidade ao glúten sem doença celíaca). Algumas pessoas que sofrem de distúrbios quando ingerem produtos que contêm glúten e apresentam melhora quando seguem uma dieta sem glúten podem ter sensibilidade ao glúten em vez de doença celíaca. Pesquisas realizadas recentemente por nosso centro indicam que a sensibilidade ao glúten é controlada pela reação imunológica mais antiga, que é nossa resposta imunológica inata.

Sem tolerância ao glúten, os pacientes com sensibilidade ao glúten desenvolvem uma reação adversa, quando ingerem glúten, que nem sempre causa uma lesão no intestino delgado, uma diferença notável da doença celíaca. Embora os sintomas gastrointestinais da sensibilidade ao glúten possam se parecer com aqueles associados à doença celíaca, a condição clínica geral é normalmente menos severa e não é acompanhada pela concomitância de autoanticorpos anti-tTG ou de doença autoimune.

Geralmente o diagnóstico é feito por exclusão. Uma dieta de retirada e um "desafio aberto", a reintrodução monitorada de alimentos que contêm glúten, são muitas vezes utilizados para avaliar se a saúde melhora com a retirada ou a redução do glúten na dieta.

Decompondo o colar de pérolas do glúten

Embora a maioria das pessoas possa tolerar e eliminar com segurança o glúten, ninguém é capaz de digeri-lo completamente. Estudos sobre as funções fisiológicas desordenadas da doença celíaca mostram que as proteínas do glúten não são totalmente metabolizadas pelo intestino. Os principais componentes do glúten do trigo que são tóxicos para pessoas com distúrbios relacionados ao glúten são uma família de proteínas intimamente relacionadas, chamadas gliadinas, as quais são extremamente ricas em dois aminoácidos: a prolina e a glutamina. Para aproveitar o alimento que ingerimos, as moléculas complexas como as proteínas precisam ser quebradas em seus blocos constituintes básicos. Nas proteínas, esses blocos constituintes são chamados de aminoácidos.

Pense em um filamento de proteína semelhante a um colar de pérolas com uma única "pérola" como os aminoácidos componentes da proteína. Cada colar tem muitas pérolas de 20 "cores" diferentes, o número de aminoácidos presentes na natureza. A sequência das cores, ou aminoácidos, muda de colar para colar ou de proteína para proteína.

Nossa enzima digestiva quebra o colar em pedaços chamados peptídeos, que são então retirados do filamento um de cada vez. Eles podem assim ser absorvidos pelo intestino e transportados para várias partes de

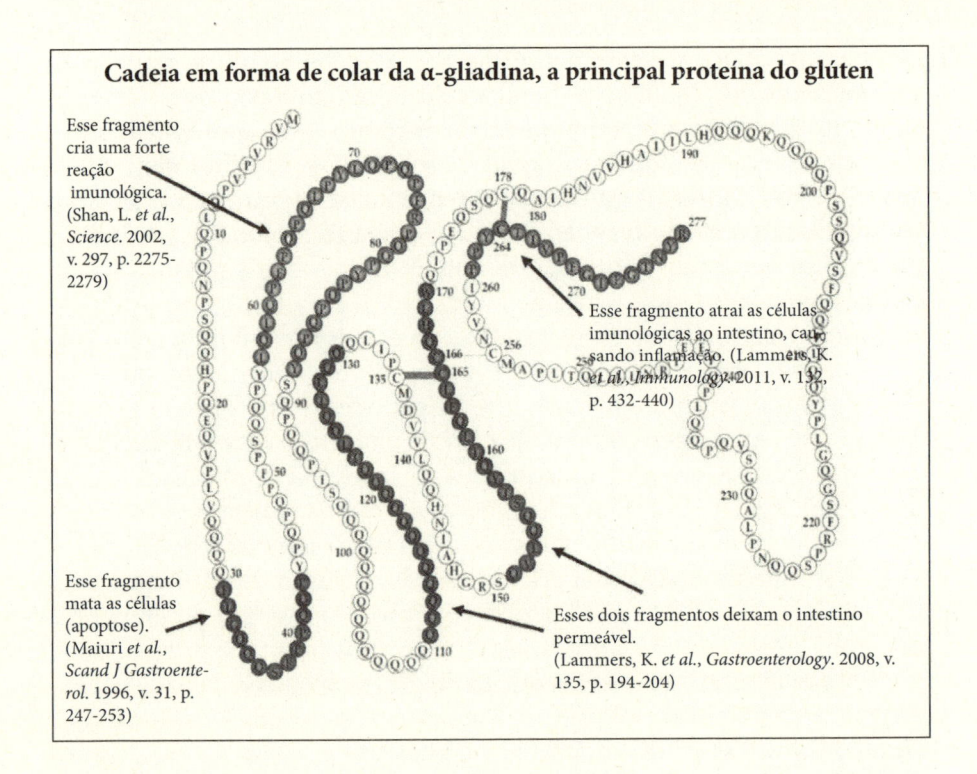

> **Cadeia em forma de colar da α-gliadina, a principal proteína do glúten**
>
> Esse fragmento cria uma forte reação imunológica. (Shan, L. *et al.*, *Science*. 2002, v. 297, p. 2275-2279)
>
> Esse fragmento atrai as células imunológicas ao intestino, causando inflamação. (Lammers, K. *et al.*, *Immunology*. 2011, v. 132, p. 432-440)
>
> Esse fragmento mata as células (apoptose). (Maiuri *et al.*, *Scand J Gastroenterol*. 1996, v. 31, p. 247-253)
>
> Esses dois fragmentos deixam o intestino permeável. (Lammers, K. *et al.*, *Gastroenterology*. 2008, v. 135, p. 194-204)

nosso corpo, a fim de ser usados como fonte de energia ou como blocos constituintes para formar nossas próprias proteínas. Todas as proteínas que ingerimos podem ser completamente decompostas, com exceção de uma proteína rara e incomum. Sim, você adivinhou. Essa proteína é o glúten, e mais especificamente seus componentes gliadinas e gluteninas.

Na realidade, o tratamento dessas proteínas com nossas enzimas digestivas em um béquer de laboratório deixa grandes fragmentos, ou peptídeos, não digeridos (um pedaço que não foi quebrado do colar). Enquanto um peptídeo comum de um alimento que não o glúten pode ser decomposto pelas enzimas do intestino em 60 minutos, aqueles derivados do glúten podem resistir à digestão por até 20 horas!

Infelizmente, ainda estamos bem longe de desvendar a complexidade dos peptídeos do glúten. Na realidade, o glúten contém uma grande variedade de peptídeos indigeríveis que podem estimular uma forte resposta imunológica, tanto de natureza adquirida quanto de natureza inata, em pessoas geneticamente suscetíveis. Mais de 50 peptídeos diferentes do glúten que podem causar uma reação específica da célula T foram identificados, embora apenas três deles pareçam ser os causadores dominantes.

Um desses três peptídeos, chamado 33-mer (um peptídeo com 33 aminoácidos), é considerado um grande causador da doença celíaca. Ele contém seis sequências parcialmente sobrepostas, que podem provocar a resposta ofensiva pelas células imunológicas especializadas (soldados do exército imunológico) chamadas células T. Outros peptídeos do glúten são capazes de produzir uma resposta imunológica em células apresentadoras de antígeno, células que reconhecem as proteínas. O antígeno é uma substância capaz de fazer com que o sistema imunológico crie anticorpos, que são armas produzidas pelas células B para combater os inimigos.

A presença desses peptídeos do glúten não digeridos no intestino delgado superior é percebida pelo sistema de vigilância imunológica de nosso intestino como a de um inimigo em potencial. Baseado em estudos do Center for Celiac Research e em colegas no mundo todo, estou agora convencido de que nosso sistema imunológico interpreta incorretamente o glúten como um componente de uma ou mais bactérias perigosas. Quando isso acontece, ele libera uma resposta imunológica semelhante àquela causada pela bactéria para livrar-se dos agressores.

Essa resposta é produzida em todas as pessoas, não é exclusiva de pessoas afetadas por distúrbios relacionados ao glúten. Consequentemente, tenho colegas que apoiam a noção de que o glúten é tóxico para a humanidade e, portanto, todas as pessoas deveriam adotar uma dieta sem glúten.

Embora eu tenha contribuído com as descobertas de algumas dessas respostas imunológicas inapropriadas provocadas pelo glúten nos seres humanos, não compartilho da posição dos proponentes de um "mundo sem glúten", que frequentemente citam minha obra para apoiar sua posição. Enfrentamos diariamente uma guerra contra muitas bactérias perigosas, mas raramente perdemos essa batalha, que é um evento que leva à infecção. Também enfrentamos diariamente um confronto com o glúten, mas apenas uma minoria de nós perderá essa batalha. Essas são as pessoas geneticamente suscetíveis que irão desenvolver distúrbios relacionados ao glúten.

Como posso descobrir se meus sintomas estão relacionados ao glúten?

Se você acredita que tem problemas de saúde relacionados ao consumo de glúten, a primeira coisa a fazer é conversar com seu médico de família ou com outro profissional da área de saúde. Conte a ele sobre seus sintomas e não se esqueça de mencionar os sintomas gastrointestinais e os demais sintomas, como fadiga, enxaqueca, confusão mental, depressão, dor nas articulações, entre outros. Várias condições podem estar mascaradas como distúrbios relacionados ao glúten. É importante fazer uma avaliação completa, inclusive exames.

Se seus exames de sangue derem resultado positivo para anticorpos que são biomarcadores da doença celíaca (ver Capítulo 5), então o próximo passo é fazer uma endoscopia. Esse procedimento não cirúrgico é usado para examinar seu aparelho digestivo por meio da coleta de amostras de tecidos que demonstrarão se você possui a lesão às vilosidades intestinais que é característica da doença celíaca.

Se os resultados de todos os exames para detectar a doença celíaca derem negativo e mais uma vez outras condições forem rejeitadas, inclusive síndrome do intestino irritável (SII), doença de Crohn, artrite, problemas neurológicos e outros, converse com o profissional da área de saúde sobre adotar uma dieta sem glúten. Esse é o único tratamento atual para a doença celíaca e a sensibilidade ao glúten.

Atenção para não adotar uma dieta sem glúten como tratamento sem a supervisão de profissionais da área de saúde. Considerações nutricionais e sobre a saúde devem ser levadas em conta nesse tratamento.

A alergia ao trigo é mais direta em sua apresentação. Uma pessoa que é alérgica ao trigo tem reações comuns de alergia alimentar, que incluem reações respiratórias e cutâneas. As pessoas que são alérgicas ao trigo devem estar atentas para evitar a contaminação cruzada.

Capítulo 3

O Espectro dos Distúrbios Relacionados ao Glúten

"O homem vive para a ciência, assim como para o pão."
William James

O mundo é uma enorme cesta de pães

Quais alimentos as pessoas consomem mais? Ao redor do mundo, o trigo, o arroz e o milho são os grãos mais consumidos. Entre esses grãos, o trigo, uma plantação imensamente diversa, é o mais cultivado. Os plantadores em todo o mundo já produziram mais de 25 mil variedades de plantas desenvolvidas especificamente para certas propriedades, como um rendimento de colheita elevado.

Os seres humanos consomem a maior parte da produção mundial de trigo na forma de pães, outros alimentos assados, massas e macarrões, assim como triguilho e cuscuz no Oriente Médio e no Norte da África. A farinha de trigo e seu componente complexo, o glúten, são encontrados em todos os lugares. As propriedades funcionais do glúten, especialmente sua elasticidade e habilidade de absorver o ar, fazem dele um ingrediente muito popular no processamento de alimentos.

Na realidade, podemos praticamente supor com certeza que cada uma das quase 7 bilhões de pessoas na Terra, mais cedo ou mais tarde, irá ingerir grãos que contêm glúten. No entanto, conforme previsto pela pesquisa epidemiológica, apenas uma minúscula fração da população mundial (aproximadamente 70 milhões de pessoas) teria uma reação ao ingerir glúten, desenvolvendo a doença celíaca. Na verdade, uma suposição comum sobre as reações causadas pela exposição ao glúten é que a doença celíaca é seu único causador.

Espere um pouco – não tão rápido! No mundo complexo das proteínas do glúten, há muito de que se culpar. Como você já sabe, o espectro dos distúrbios relacionados ao glúten inclui a alergia ao trigo e a sensibilidade ao glúten, além da doença celíaca.

Então, para que serve o glúten?

Por que essa proteína alimentar é potencialmente prejudicial para tantas pessoas ao redor do mundo? Um motivo poderia ser o fato de os plantadores selecionarem variedades de trigo com maior conteúdo de glúten. Esse desenvolvimento gradual das variedades de trigo com maior conteúdo de glúten foi ditado pelos fatores tecnológicos no processamento de alimentos em vez dos fatores nutricionais.

Apesar disso, de acordo com as pesquisas mais recentes, a genética do trigo não mudou durante as últimas décadas. Portanto, o aumento recente de distúrbios relacionados ao glúten não pode ter ocorrido por causa da introdução da técnica de organismo geneticamente modificado, como alguns sites afirmam.

Por causa de seu baixo teor de lisina, um importante aminoácido para nossas atividades diárias, o glúten tem um valor nutricional limitado. Sua viscoelasticidade única em massas preparadas com farinha de trigo garante ao glúten uma função essencial na produção de pães, outros alimentos assados, massas e macarrões. A complexa proteína armazenada na planta tem um papel substancial em muitos pratos, como molhos, sopas e caldos, e é amplamente utilizada em muitos alimentos processados.

As propriedades funcionais do glúten, além de sua elasticidade, viscosidade e habilidade de absorver o ar, dependem de estruturas e interações das proteínas do glúten. Quando misturadas com água e fermento, as prolaminas do glúten (as gliadinas e gluteninas mencionadas anteriormente) interagem formando uma rede de proteínas que aprisiona o amido e os gases durante a fermentação da massa. Essas características tornam os grãos que contêm glúten únicos na qualidade e quantidade de alimentos que podem ser produzidos.

Pense no aroma emanando de uma pizza maravilhosa ou de um pedaço de pão crocante. Imagine a pizza crocante ou o miolo de um pão macio. Agora, tente fazer um pão ou uma pizza usando farinha de arroz em vez de farinha de trigo. Somente com farinha de arroz, não seria possível obter a maciez, a leveza ou a crocância. Em vez disso, seus esforços resultarão em alimentos insípidos, pouco inspiradores e nada saborosos.

Por sorte, para as pessoas que precisam seguir uma dieta sem glúten, têm sido desenvolvidas combinações alternativas de farinhas que se assemelham muito às propriedades do glúten. Porém, a maioria dos pacientes me diz que uma das coisas de que mais sentem falta é da textura leve que o glúten oferece aos alimentos assados.

Atualmente, o glúten é um dos componentes alimentares mais abundantes e difundidos, principalmente se você tiver descendência europeia. Na Europa, o consumo médio de glúten é de 10 a 20 gramas por dia, com segmentos da população geral consumindo até 50 gramas diárias de glúten ou mais. Nos Estados Unidos, o consumo médio é de dez a 40 gramas por dia. Observe que uma fatia de pão integral contém 4,8 gramas de glúten, e uma porção de massa, 6,4 gramas de glúten.

Associado às proteínas da carne e do leite, o glúten compõe o maior grupo de proteínas consumido pela maioria das pessoas em todo o mundo. Como o glúten é tão predominante, todos que possuem uma tendência potencial a um distúrbio relacionado ao glúten, até mesmo pessoas com um baixo nível de suscetibilidade, são propensos a ser afetados por alguma forma de reação ao glúten durante seu tempo de vida.

Quem está consumindo todos esses alimentos sem glúten?

Nos últimos cinco anos, o mercado de alimentos sem glúten cresceu exponencialmente. Até mesmo durante a elaboração deste livro, testemunhamos um importante crescimento no número de produtos sem glúten nos supermercados e restaurantes.

Quem são todas essas pessoas que estão consumindo alimentos sem glúten? Por que elas adotaram essa dieta cara e um tanto desafiadora? Algumas análises interessantes de uma fonte inusitada, o Google Trends, esclarece um pouco sobre quem está consumindo todos esses alimentos sem glúten.

No início dos anos 2000, a dieta com pouco carboidrato era muito popular, e a dieta com pouca gordura era menos, mas ainda era utilizada por um grande número de pessoas. De acordo com as estatísticas do Google Trends, a dieta sem glúten só apareceu na população norte-americana em 2005, dois anos após a publicação de nossas descobertas mostrando a prevalência da doença celíaca em uma em 133 pessoas nos Estados Unidos.

Desde então, de acordo com dados do Google Trends, houve um aumento estável no consumo de produtos sem glúten. Em 2008, a dieta sem glúten ultrapassou em popularidade tanto a dieta com pouca gordura quanto a dieta com pouco carboidrato. Para a população norte-americana em geral, adotar uma dieta sem glúten está se tornando uma escolha cada vez mais popular na alimentação. O mercado sem glúten passou de produtos especializados para produtos convencionais.

> Com os consumidores norte-americanos estimulando a demanda, o mercado de alimentos e bebidas sem glúten cresceu em um índice anual composto de 28% de 2008 a 2012, de acordo com a empresa de pesquisa de consumidores Packaged Facts. O mercado fechou com quase 4,2 bilhões em vendas a varejo em 2012 e espera-se que ele supere 6,6 bilhões em vendas por volta do ano 2017.
>
> Aproximadamente 3 milhões de norte-americanos sofrem de doença celíaca, e apenas uma fração desses pacientes foi diagnosticada. Isso implica que pessoas que sofrem de outras formas de reação ao glúten comprovadas, inclusive a sensibilidade ao glúten e a alergia ao trigo, estão contribuindo para o crescimento desse mercado.
>
> Dados de nosso centro propõem que aproximadamente 0,1% a 0,3% dos norte-americanos, ou 900 mil pessoas, sofrem de alergia ao trigo. Estimamos que 6%, ou quase 20 milhões de pessoas, sejam afetados pela sensibilidade ao glúten. Sem um exame específico para diagnosticar a sensibilidade ao glúten, atualmente podemos apenas estimar a magnitude do problema a partir de nossos dados clínicos.
>
> O restante dos consumidores de produtos sem glúten (aproximadamente 37 milhões) são pessoas que escolhem a dieta para perder peso. Essa é uma proposição difícil! Ou eles escolhem essa dieta por ser considerada saudável, ou por outras razões médicas ou pessoais. Algumas dessas pessoas acreditam que uma dieta sem glúten "purifica" o corpo, retomando a forma como nossos ancestrais se alimentavam antes da revolução da agricultura.

Uma nova condição

Por enquanto, pode ficar evidente que desvendar as várias reações humanas ao glúten representa um quebra-cabeça complicado para os médicos e cientistas. Após nosso estudo epidemiológico que colocou a bandeira da doença celíaca pela primeira vez na América do Norte, tornou-se óbvio que nossa principal prioridade era aumentar a conscientização entre os profissionais da área de saúde e a população.

Quando olho para trás, observo que nosso estudo de prevalência foi como uma onda impactante. Ele começou silenciosamente e veio sem aviso. Gerou consequências que nem mesmo eu fui capaz de reconhecer na época. Eu nunca teria previsto que, de um paciente por ano com doença celíaca no começo da década de 1990, passaria a tratar atualmente de mais de mil pacientes a cada ano em nossa clínica para diversas doenças relacionadas ao glúten.

Nos primeiros anos, nossa missão inicial era dizer às pessoas como pronunciar a palavra "celíaco", e a segunda missão era explicar o que é o glúten. Atualmente estamos enfrentando uma realidade totalmente diferente. O pêndulo oscilou do desconhecimento sobre a doença celíaca para um assunto que está constantemente em destaque na mídia, nos programas de televisão e nos congressos profissionais.

Eu tenho doença celíaca?

Consequentemente, não foi uma surpresa ver uma multidão de pessoas com diversas doenças irem até nossa clínica. Após muitos anos de sofrimento, essas pessoas vieram com a esperança de que um diagnóstico de doença celíaca explicaria a causa de seus sintomas.

Portanto, o número de pessoas que afirmaram ter problemas com o glúten cresceu exponencialmente durante os primeiros anos após a publicação de nosso estudo em 2003. Mas o problema é que elas não conheciam os critérios da doença celíaca.

Nossa reação característica em situações como essa é procurar outras causas. Quando descartávamos a possibilidade de doença celíaca, pensávamos que o glúten não estava relacionado aos seus problemas clínicos. Mandávamos os pacientes de volta para casa e dizíamos que eles podiam ingerir glúten. Apesar disso, um número crescente de pacientes retornava à nossa clínica afirmando ter seguido nossa recomendação. Seus sintomas não tinham melhorado, e eles não estavam mais aguentando. Eles decidiram adotar uma dieta sem glúten, contrariando nossa recomendação. E, então, magicamente, seus sintomas desapareceram.

Minha interpretação desse resultado era que essas pessoas estavam tendo um efeito característico de placebo. Eu achava que a eliminação do glúten era uma intervenção totalmente casual, sem nenhum mecanismo evidente que explicaria essa melhora. Coube à dra. Anna Sapone, uma antiga colega pós-doutorada em medicina, apontar que havia mais em relação a isso do que conseguíamos perceber.

O glúten cria uma resposta diferente

A dra. Sapone, que completou seu doutorado na Universidade de Maryland enquanto trabalhava em nosso centro, fez muitas viagens de ida e volta a Nápoles, sua cidade natal. Há aproximadamente cinco ou seis anos, a dra. Sapone me disse que estava observando um fenômeno semelhante nos pacientes que ela tratava em sua clínica em Nápoles.

Ela insistia que essa era uma reação ao glúten ainda não reconhecida, que já havia sido descrita pela comunidade de medicina alternativa como intolerância ou sensibilidade ao glúten. Expliquei à minha jovem colega que isso não existia. Eu disse a ela que não tínhamos nenhuma evidência de que essas pessoas realmente estavam reagindo ao glúten de uma maneira semelhante aos nossos pacientes com alergia ao trigo ou com doença celíaca.

No entanto, a persistente dra. Sapone insistiu para que estudássemos esses pacientes mais detalhadamente. Com outros colegas de nosso centro, ela conseguiu demonstrar que o glúten estava realmente causando outra resposta. Porém, dessa vez a reação envolvia a parte mais antiga do sistema imunológico, a resposta imunológica inata, como descrevemos anteriormente. Esses estudos em colaboração levaram à obra publicada em 2010 que afirmava, pela primeira vez, que a sensibilidade ao glúten era uma condição clínica diferente da doença celíaca.

Outros estudos foram feitos, tanto por nosso centro quanto por outros pesquisadores, confirmando essa informação. Isso criou um turbilhão de interesse e confusão que me faz recordar daquilo que passamos com a doença celíaca há 20 anos. Estamos novamente cercados por ceticismo e crítica de nossos colegas descrentes; um *déjà vu*, com certeza.

Quais tipos de sintomas um paciente com sensibilidade ao glúten tem? Como distinguir a sensibilidade ao glúten de outras condições, como a doença celíaca ou a alergia ao trigo? E, o mais importante, como diagnosticar essas pessoas?

Essas são, de fato, algumas das principais questões que os pesquisadores estão discutindo para compreender melhor do que se trata a sensibilidade ao glúten. Os cientistas pesquisadores de nosso centro estão perto de descobrir biomarcadores para a sensibilidade ao glúten. Um biomarcador é um composto no sangue ou no tecido que podemos usar como medida de diagnóstico.

Enquanto isso, as histórias de duas pacientes exemplificam os desafios no diagnóstico e os resultados recompensadores que podemos obter ao identificar e tratar as pessoas que satisfazem os critérios da sensibilidade ao glúten (por motivo de confidencialidade, as características identificadoras de todos os pacientes de *Dieta sem Glúten* foram alteradas).

Josephine e Jennifer

Josephine chegou à nossa clínica seis meses após começar a sentir azia e sintomas de refluxo ácido, por vezes acompanhados de dor de estômago. Com 40 anos e mãe de dois filhos, ela já havia sido tratada de refluxo ácido sem sentir alívio em seus sintomas. Sua situação se tornou muito mais alarmante com o princípio de tontura, dores de cabeça, adormecimento das pontas dos dedos e parestesia persistente (uma sensação de formigamento na pele ou de pontadas).

Seu médico especialista imediatamente considerou a possibilidade de esclerose múltipla e realizou os exames apropriados para descartar essa condição. Outras doenças que podem apresentar sintomas semelhantes incluem a doença de Lyme, o vírus Epstein-Barr e muitas outras. Mas os exames para detectar essas doenças também deram negativo.

Como seus sintomas gastrointestinais persistiram, ela foi encaminhada a um gastroenterologista. Ele fez exames para verificar se ela tinha doença celíaca e também realizou uma endoscopia. Seus resultados estavam normais. Após buscar uma resposta por seis meses, recomendaram que ela se consultasse com um psiquiatra para tratar o que foi definido como ansiedade e depressão como resultado de seus problemas gastrointestinais.

Apesar dessa recomendação, ela decidiu, em vez disso, adotar uma dieta sem glúten. Em uma semana, seus sintomas neurológicos melhoraram. Três semanas depois, sua azia e seu refluxo ácido desapareceram.

Ainda mais marcante foi o caso de Jennifer, uma jovem mulher em seus 30 anos de idade que foi até nossa clínica em uma cadeira de rodas. Ela tinha sido examinada por muitos especialistas. Nenhum deles conseguia explicar por que uma corredora anteriormente ativa estava limitada a usar uma cadeira de rodas. Ela não conseguia caminhar além de alguns passos, e sua situação estava piorando. Por ela apresentar alguns anticorpos contra gliadina, indicaram-lhe nossa clínica como o último local possível para descobrir uma resposta para o enigma de sua mobilidade reduzida.

Nós avaliamos a situação, concluímos que a sensibilidade ao glúten poderia realmente ser, ao menos, uma parte do problema e a colocamos em uma dieta sem glúten. Pedimos que ela retornasse em três meses. Na consulta de retorno, ela foi até a clínica com a ajuda de uma bengala. Em sua consulta após seis meses, ela caminhava sem precisar de ajuda.

Com sua melhora, parecia possível que a inflamação no nervo (o que definimos como neuropatia periférica causada pelo glúten) que provavelmente provocou a perda da força muscular em suas pernas era realmente ocasionada pela sensibilidade ao glúten. Quando a vimos depois de quase um ano de sua primeira consulta, ficamos impressionados, e também muito contentes, em saber que ela tinha corrido recentemente uma maratona.

Jennifer e Josephine são dois exemplos extremos que de forma alguma representam a experiência comum da maioria de nossos pacientes clínicos com sensibilidade ao glúten. No entanto, suas histórias exemplificam os desafios complexos que enfrentamos ao controlar aquilo que ainda permanece uma "caixa-preta" do espectro dos distúrbios relacionados ao glúten.

O consenso sobre os distúrbios relacionados ao glúten

Então, o que é sensibilidade ao glúten? Por causa da enorme confusão sobre esse distúrbio, convoquei uma conferência de consenso com outros 14 especialistas para discutir esse assunto. Em fevereiro de 2011, reunimo-nos em Londres na primeira conferência internacional de consenso sobre os distúrbios relacionados ao glúten. Eu presidi a conferência ao lado do dr. Carlo Catassi e da dra. Anna Sapone.

Passamos dois dias tendo ideias em volta de uma mesa em uma pequena sala perto do Aeroporto de Heathrow, em Londres. No fim, surgimos com uma nova classificação sobre os distúrbios relacionados ao glúten, uma nova forma de nomear esses distúrbios e uma definição sobre a sensibilidade ao glúten. Porém, sem biomarcadores para identificar esse distúrbio, tivemos de concordar com um diagnóstico de exclusão. Os procedimentos dessa reunião foram publicados no ano seguinte no jornal *BMC Medicine*. O artigo, que ainda é uma das publicações mais vistas no jornal, causou um tumulto na comunidade científica dividida em "adeptos" e "não adeptos".

Ainda mais interessante é que alguns dos céticos atualmente aceitaram a existência dessa nova condição clínica (novamente, um *déjà vu* semelhante à nossa experiência com a doença celíaca anos antes). Por essa razão, depois de apenas um ano, reunimos novamente uma equipe muito maior de especialistas em Munique, na Alemanha, que deu origem a outro manuscrito publicado no jornal *Nutrients*. Esse artigo explicava o grande progresso feito em um período de tempo muito curto sobre nosso conhecimento a respeito da sensibilidade ao glúten.

Até descobrirmos e validarmos biomarcadores específicos, a sensibilidade ao glúten permanece definida como uma condição clínica na qual a alergia ao trigo foi descartada usando exames específicos, e a doença celíaca foi descartada pela ausência de autoanticorpos específicos e também por uma endoscopia apresentando mucosa intestinal normal. Diferentemente da doença celíaca, essa condição não está associada aos componentes genéticos que indicam a doença celíaca, o antígeno leucocitário humano (HLA) DQ2 e DQ8. Em outras palavras, se você possui os genes para a doença celíaca, eles não estão necessariamente associados à sensibilidade ao glúten.

E, por fim, se os sintomas são causados pela exposição ao glúten e aliviados pela eliminação de grãos que contêm glúten na dieta, então essa condição é a sensibilidade ao glúten. Mas existe uma armadilha: os desafios do glúten devem ser estudos duplos-cegos. O paciente e o médico desconhecem o conteúdo de glúten na dieta. Esse método descarta o possível efeito placebo na dieta.

Com base nessa definição, analisamos o histórico clínico de quase 6 mil pacientes de nosso centro, de 2004 a 2010. Nossa análise revelou que a dor abdominal está no topo da lista dos sintomas e ocorre em quase 70% dos pacientes com sensibilidade ao glúten. Ela é seguida por eczema (40%) e/ou erupção cutânea, enxaqueca (35%), confusão mental (34%), fadiga crônica (33%), diarreia (33%), depressão (22%), anemia (20%), formigamento nas pontas dos dedos (20%) e dor nas articulações (11%).

Baseados na mesma análise, estimamos que aproximadamente 6% da população norte-americana pode ser afetada pela sensibilidade ao glúten. É claro que essas são apenas estimativas em vez da identificação de biomarcadores para um diagnóstico direto de sensibilidade ao glúten.

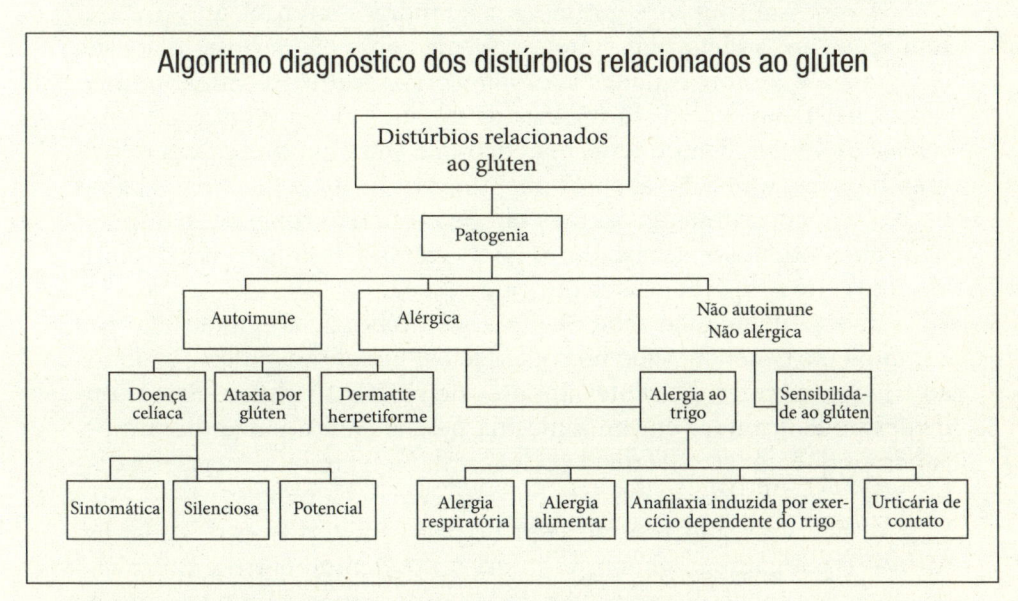

Algoritmo diagnóstico dos distúrbios relacionados ao glúten

```
                    Distúrbios relacionados
                         ao glúten
                              │
                          Patogenia
          ┌───────────────────┼───────────────────┐
       Autoimune           Alérgica          Não autoimune
                                              Não alérgica
    ┌──────┬──────┬──────┐                ┌──────────┬──────────┐
  Doença  Ataxia por  Dermatite       Alergia ao   Sensibilida-
  celíaca  glúten   herpetiforme        trigo      de ao glúten
    │
┌───┼───┬────────┐
Sintomática Silenciosa Potencial

Alergia  Alergia  Anafilaxia induzida por exer-  Urticária de
respiratória alimentar cício dependente do trigo    contato
```

Por que simplesmente parar de ingerir glúten pode ser má ideia

Não tenho dúvidas de que existem pessoas adversamente afetadas pelo glúten. O tipo de sua reação depende da predisposição genética específica que dita o tipo de resposta imunológica, que pode ser alérgica (alergia ao trigo), autoimune (doença celíaca) ou ainda de outro tipo, provavelmente uma resposta imunológica inata, como descrita na sensibilidade ao glúten.

Muitas pessoas que vão até nossa clínica, em especial aquelas que já adotaram uma dieta sem glúten, simplesmente querem obter uma resposta que resolva seus sintomas. Muitas vezes, elas perguntam por que é tão importante identificar a que parte desse espectro dos distúrbios relacionados ao glúten elas pertencem.

Elas querem saber por que precisam passar por um desafio de glúten, que pode ser muito desconfortável. Isso significa que elas têm de ingerir novamente alimentos que contêm glúten por várias semanas a fim de criar os anticorpos usados para determinar o diagnóstico da doença celíaca. Esses pacientes argumentam que, independentemente da parte desse espectro a que pertencem, eles ainda precisam seguir uma dieta sem glúten. Portanto, que diferença isso irá fazer? Por que é importante estabelecer a que forma de distúrbio relacionado ao glúten eles pertencem?

A resposta simples é que, apesar de todos esses pacientes precisarem seguir uma dieta sem glúten, a forma como ela deve ser colocada em prática e as consequências a longo prazo são extremamente diferentes, a depender do distúrbio que os afetam. Sabemos que na doença celíaca existe um componente genético que aumenta o risco em outros membros da família. E sabemos que um erro na dieta pode não apenas ter consequências imediatas, mas também causar problemas acumulativos que podem ser devastadores com o tempo. E, o mais importante, sabemos que a doença celíaca nunca irá passar.

Inversamente, não sabemos se a sensibilidade ao glúten tem um componente genético. Sabemos que a sensibilidade ao glúten e a alergia ao trigo podem ter diferentes limiares de reação ao glúten. Essas condições podem mudar em uma mesma pessoa com o passar do tempo. Sabemos que um erro na dieta pode resultar em consequências imediatas, mas não sabemos se existem consequências a longo prazo.

A tabela a seguir resume as principais características de cada distúrbio relacionado ao glúten. O intervalo de tempo entre a exposição ao glúten e o início dos sintomas pode ser de alguns minutos, como na alergia ao trigo; de dias, como na sensibilidade ao glúten; a até de muitos anos, como na doença celíaca.

Características dos distúrbios relacionados ao glúten publicadas no *BMC Medicine*

	Doença celíaca (DC)	Sensibilidade ao glúten (SG)	Alergia ao trigo (AT)
Intervalo de tempo entre a exposição ao glúten e o início dos sintomas	Semanas a anos	Horas a dias	Minutos a horas
Patogenia	Autoimunidade (imunidade inata e imunidade adquirida)	Imunidade? (Imunidade inata?)	Reação alérgica imunológica
HLA	HLA-DQ2/8 restrito (97% dos casos positivos)	Sem HLA-DQ2/8 restrito (50% dos casos positivos de DQ2/8)	Sem HLA-DQ2/8 restrito (35% a 40% dos casos positivos na população geral)
Anticorpos	Quase sempre presentes	Sempre ausentes	Sempre ausentes
Enteropatia	Quase sempre presente	Sempre ausente (aumento moderado de linfócitos intraepiteliais)	Sempre ausente (eosinófilos na lâmina própria)
Sintomas	Intestinais e extraintestinais (indistinguíveis da SG e da AT com sintomas gastrointestinais)	Intestinais e extraintestinais (indistinguíveis da DC e da AT com sintomas gastrointestinais)	Intestinais e extraintestinais (indistinguíveis da DC e da SG com sintomas gastrointestinais)

A origem e o desenvolvimento dessas três condições são muito diferentes. Sabemos que os marcadores de predisposição genética, HLA-DQ2 ou HLA-DQ8, devem quase sempre estar presentes nas pessoas com doença celíaca. Esse não é o caso da alergia ao trigo e da sensibilidade ao glúten.

Por definição, os anticorpos como a tTG estão presentes apenas na doença celíaca como a reação autoimunológica ao glúten, mas estão sempre ausentes nas outras duas condições. E, de maneira semelhante, o mecanismo autoimunológico que provoca a lesão intestinal está quase sempre presente na doença celíaca, mas ausente na sensibilidade ao glúten e na alergia ao trigo.

Mas a parte mais complicada são os sintomas. Nas reações ao glúten, os sintomas se sobrepõem e não podem ser facilmente distinguidos. Isso torna impossível estabelecer a que parte do espectro dos distúrbios relacionados ao glúten o paciente pertence, baseado apenas no julgamento clínico.

Por fim, estamos bem cientes das comorbidades e complicações associadas à doença celíaca. Por enquanto, ainda não identificamos essas comorbidades nas outras duas formas de distúrbios relacionados ao glúten. A história de uma família do Oregon ilustra o que pode acontecer quando um distúrbio relacionado ao glúten existe com outras condições.

Seletividade alimentar, sensibilidade ao glúten e distúrbios da tireoide

Muitos pais sabem como é tentar fazer uma criança com seletividade alimentar ingerir alimentos novos. Quem nunca ficou ao lado de uma criança tentando fazer com que ela experimentasse uma fruta ou um legume novo? Mas, para os pais de Hope, os hábitos alimentares de sua filha eram especialmente preocupantes. Demorou anos para eles descobrirem que os problemas de saúde de Hope, inclusive seu apetite limitado, estavam relacionados a um distúrbio autoimune da tireoide que parecia afetar seu consumo de glúten.

Sempre pequena para sua idade, Hope teve complicações do trato urinário nos primeiros anos de vida e passou por uma cirurgia na bexiga quando tinha 3 anos. Seus pais acreditaram que seus hábitos alimentares poderiam melhorar após a cirurgia, mas ela continuou com uma forte seleção alimentar, aderindo a porções limitadas de escolhas de alimentos básicos, principalmente bolacha salgada, cachorro-quente, maçã, banana, queijo e leite.

"Ela só começou a comer massa após os 3 anos e meio e experimentou *nuggets* de frango só após os 5 anos", disse a mãe de Hope. "Ela sempre foi bem menor do que as outras crianças", disse seu pai, "e não conseguia ficar parada sentada para comer. Mesmo quando ela ainda era bebê, tínhamos de enganá-la para fazer com que abrisse a boca para comer".

Hope tinha 7 anos de idade quando foi levada a um endocrinologista pediátrico muito respeitado em busca de algumas respostas para sua baixa estatura e seu apetite limitado. O endocrinologista pediátrico prescreveu a Hope "uma bateria de exames de sangue", disse o pai dela, "mas não conseguiu descobrir nada de errado. Muitas vezes nos recomendaram que déssemos hormônios do crescimento a ela, mas, como a maioria dos pais, tínhamos algumas reservas quanto a esse tratamento".

"Decidimos não dar a ela hormônios do crescimento e deixar a natureza seguir seu curso", disse seu pai. "Mas, em nossa última consulta com o endocrinologista, pediram mais uma série de exames de sangue só para verificar se algo incomum aparecia", relembrou o pai dela.

"Hope tinha níveis elevados de hormônio estimulante da tireoide (TSH), um hormônio produzido no cérebro que estimula a tireoide a produzir seus hormônios. Isso era algo que não tínhamos observado anteriormente."

O endocrinologista inicialmente pensou que se tratava de um erro de laboratório, mas os resultados dos exames repetidos três dias depois foram ainda mais preocupantes: os níveis de TSH de Hope estavam quatro vezes mais altos que o normal. Ela foi diagnosticada com a doença de Hashimoto.

Na doença de Hashimoto, também conhecida como tireoidite linfocítica crônica ou tireoidite de Hashimoto, o sistema imunológico ataca a glândula tireoide. A inflamação causada pode, por fim, levar a uma insuficiência na tireoide, ou hipotireoidismo.

A doença de Hashimoto é a causa mais comum de hipotireoidismo nos Estados Unidos. Pesquisas associaram a doença celíaca a um maior risco de distúrbios autoimunes da tireoide, como a doença de Hashimoto.

O endocrinologista disse aos pais de Hope que não podiam fazer nada por ela, exceto esperar até que a tireoide dela ficasse debilitada, o que poderia "levar até 20 ou 30 anos", disse seu pai, e "então tratá-la com remédios para a tireoide".

"Acreditávamos que poderíamos fazer mais por nossa filha. Queríamos continuar procurando respostas, então comecei a ver o que poderia descobrir sobre a doença de Hashimoto", disse o pai dela.

Após aprender sobre a possível conexão entre um distúrbio autoimune da tireoide como a doença de Hashimoto e os distúrbios relacionados ao glúten, o pai de Hope ligou para o endocrinologista para verificar se o glúten ou o trigo poderiam estar causando um problema para Hope.

O endocrinologista disse à família que não havia associação, mas a pesquisa de seu pai indicava o contrário. O especialista disse à família que provavelmente não valeria a pena retirar o glúten da dieta de Hope, conforme o pai dela se recorda.

"Eu estava lendo o tempo todo, a cada oportunidade que tinha, sobre os distúrbios da tireoide", disse seu pai. "Eu li muitos dos artigos do dr. Fasano e imaginei se Hope poderia ter doença celíaca ou se o glúten estava afetando seu problema de tireoide.

Acessei o site do dr. Fasano e, por fim, entrei em contato com ele para aprender mais a respeito de suas ideias sobre a autoimunidade", disse o pai de Hope. "O dr. Fasano me contou que, apesar de não sabermos com certeza se o glúten e o trigo podem causar distúrbios autoimunes da tireoide, ele suspeitava que esse pudesse ser o caso com alguns pacientes."

Embora o resultado do exame de Hope tenha dado negativo para a detecção da doença celíaca, sua família estava tão convencida de que ela era sensível ao glúten que a colocaram em uma dieta sem glúten. Em apenas algumas semanas, seus níveis de TSH diminuíram radicalmente. Eles voltaram ao normal após muitas semanas sob uma rigorosa dieta sem glúten.

"O mais incrível era que, pela primeira vez em sua vida, Hope começou a ter um apetite normal pela comida. Ela não apenas passou a comer toda a comida em seu prato, mas também começou a pedir para repetir de duas a três vezes", disse seu pai. "Ela passou a comer como nunca tinha comido antes. Era como se ela tivesse acabado de ser resgatada de uma ilha."

Hope também sofria há meses de uma coceira forte nos braços e no pescoço. A família ficou surpresa ao observar que as erupções cutâneas haviam passado completamente em duas semanas após Hope adotar uma dieta sem glúten. A pesquisa da família indicou que retirar laticínios poderia ser vantajoso para algumas pessoas com intolerância ao glúten, porque a caseína, uma proteína encontrada nos laticínios, às vezes pode ter um efeito semelhante ao do glúten sobre a tireoide.

Consequentemente, toda a família adotou uma dieta sem glúten e sem laticínios, o que significava algumas mudanças grandes para a mãe de Hope sobre como cozinhar para a família. "No começo, eu não tinha ideia do que meu marido estava falando a respeito de retirar o glúten de nossa dieta", ela disse.

As mudanças alimentares chegaram bem depois de a família passar por outra mudança. Eles estavam mudando de domicílio para uma nova localização, o que contribuiu com alguns meses caóticos.

"Estávamos extremamente ocupados, então foi particularmente desafiador. Meus outros filhos também tinham algumas complicações de saúde, como problemas gastrointestinais e respiratórios, e nosso filho mais novo sofria de repetidas infecções no ouvido", disse a mãe de Hope. "Eu esperava que essas mudanças também pudessem ajudar meus outros filhos."

A mudança para uma nova dieta resultou não apenas no aumento do apetite de Hope, mas também em um crescimento de mais de 1,25 centímetro nos primeiros três meses. A família também percebeu uma impressionante melhora na saúde e no comportamento de seu filho de 5 anos de idade após adotarem a dieta. Ele parou de ter infecções no ouvido, e seus pais perceberam que sua habilidade em manter o foco e se concentrar na escola melhorou notavelmente com as mudanças alimentares.

Um benefício inesperado das mudanças alimentares da família foi que a mãe de Hope percebeu que sua dor crônica no joelho e no pé melhorou muito após aderir à dieta sem glúten. "Eu teria de fazer uma cirurgia no pé e estava tomando injeções de hidrocortisona e ibuprofeno havia anos", ela disse. "Mas não sinto mais dor. Comparada a ter de fazer uma cirurgia no pé, essa mudança muito simples no estilo de vida fez com que eu pudesse correr e brincar com meus filhos."

A família queria compartilhar sua história para que outras famílias pudessem buscar uma avaliação sobre distúrbios relacionados ao glúten quando as respostas para os problemas persistentes de saúde não estão surgindo. "Observar como a mudança na dieta transformou a vida de nossa filha tem sido incrível. Somos muito gratos ao dr. Fasano por nos ajudar a recuperar a saúde de nossa filha após tantos anos de problemas de saúde", disseram os pais de Hope.

Observação do dr. Fasano: Anos de trabalho e pesquisas proporcionaram uma compreensão mais clara sobre alguns dos mecanismos da doença celíaca e da alergia ao trigo. No entanto, ainda existem alguns fatos, muitos mitos e diversas preocupações que aguardam um esclarecimento sobre as implicações maiores na saúde decorrentes dos distúrbios relacionados ao glúten. Essas implicações incluem condições particularmente devastadoras, como o transtorno do espectro autista e a esquizofrenia, que serão analisados no Capítulo 6. Mas, por enquanto, vamos dar uma olhada na alergia ao trigo.

Buscando indícios da alergia ao trigo

Minha cidade natal, Salerno, na Itália, fica entre muitos locais bonitos do Mediterrâneo. Dirija por 24 quilômetros ao sul e você chegará a Pesto, um dos povoados mais imponentes da Magna Grécia, com templos que são mais bem preservados do que o Partenon ou a Acrópole de Atenas.

Dirija 32 quilômetros ao norte e você estará em Nápoles, uma mistura de culturas políticas, geográficas e culinárias. Dirija 24 quilômetros a oeste e você chegará a Capri, uma das pérolas do Mediterrâneo e um local favorito dos imperadores romanos com sua famosa "Gruta Azul". Ao sul de Nápoles, você pode dirigir pela Costa Amalfitana, de Positano a Salerno. A estrada sinuosa, na qual você fica suspenso entre montanhas íngremes e rochosas acima e o mar esmeralda abaixo, leva-o a lugares como Amalfi, Ravello e Vietri sul Mare.

No entanto, o local que mais me intrigou desde a infância é Pompeia. A 24 quilômetros ao norte de minha cidade natal, ela sempre foi um de meus destinos favoritos. Não é a beleza que me atrai para Pompeia; não é a paisagem ou a culinária que tornam esse lugar tão especial.

É o fato de que visitar Pompeia é como entrar em uma máquina do tempo que o projeta para quase 2 mil anos atrás. Você pode voltar no tempo enquanto captura a fotografia instantânea de um dia comum agora cristalizado para sempre. Em 79 d.C., o Vesúvio entrou em erupção, e tudo em seu caminho foi extinto. A rápida explosão de cinzas quentes, pedra-pomes e gás vulcânico que matou homens e animais também os preservou para que a história pudesse testemunhar a destruição traumática. Em Pompeia e Herculano, nas *pistrinas* ou padarias romanas ainda preservadas, encontramos indícios de um risco ocupacional que permanece até hoje.

Apenas uma forma de reação ao trigo

Na época da maior erupção do Vesúvio em 79 d.C., havia mais de 30 padarias no entorno de Pompeia. Os romanos gostavam de pães, doces e outras preparações, e o pão era o alimento básico das classes inferiores.

Os escravos, que representavam mais de um terço da população romana no século I d.C., trabalhavam nas padarias, puxando os moinhos com as mulas. Evidências arqueológicas indicam que os trabalhadores das padarias romanas usavam máscaras para se proteger da poeira da farinha.

Uma reação alérgica ao inalar a farinha de trigo é uma forma comum de asma ocupacional. Séculos após as padarias romanas ficarem nas ruínas, o médico italiano Bernardo Ramazzini descreveu os sintomas respiratórios compartilhados pelos padeiros expostos à poeira de farinha nos anos 1700. O pai da medicina ocupacional relatou que a insuficiência respiratória e a urticária, uma erupção cutânea que causa coceira e é caracterizada por placas salientes vermelho-claras, eram comuns entre os trabalhadores das padarias na Itália.

Se a alergia ao trigo é causada pela inalação da poeira da farinha ou pela ingestão de produtos com alguma forma de trigo nos ingredientes, essa é uma condição completamente diferente da doença celíaca ou da sensibilidade ao glúten.

Somente os fatos

Verdadeiro ou falso: A doença celíaca é uma reação alérgica ao trigo.

A essa altura, espero que a maioria dos leitores perceba que a declaração anterior é falsa. A doença celíaca é uma doença autoimune, não uma reação alérgica. Na doença celíaca, o sistema imunológico é incapaz de distinguir entre os componentes próprios e não próprios. O organismo cria uma resposta imunológica contra seu próprio tecido saudável, danificando as vilosidades do intestino delgado, levando à má absorção dos nutrientes.

Verdadeiro ou falso: A alergia ao trigo é uma alergia alimentar causada pelo glúten.

A declaração anterior é verdadeira: a alergia ao trigo é definida como uma alergia alimentar causada pela proteína do glúten. As alergias alimentares provocam uma resposta imunológica diferente, que é geralmente mais imediata do que a resposta resultante da doença celíaca ou da sensibilidade ao glúten. Essa reação alérgica irá variar com base no fato de o trigo ser inalado ou ingerido. As pessoas com alergias ao trigo também podem ser alérgicas a grãos como a cevada, o centeio e a aveia, que contêm proteínas semelhantes.

Se você observar o espectro da reação do organismo ao glúten como uma via férrea com a doença celíaca e a sensibilidade ao glúten como os principais agravadores, a alergia ao trigo é um trilho lateral perto da via principal. A alergia ao trigo é mais rara do que a doença celíaca, ocorrendo em aproximadamente 0,1% a 0,3% da população norte-americana geral, ou dez vezes menos frequente do que a doença celíaca. A alergia ao trigo é definida como uma reação imunológica adversa ao trigo. Isso significa que ela pode causar muito mais do que apenas fazê-lo espirrar quando você inala a farinha ou ingere um pão de hambúrguer.

Dependendo de como o trigo entra em seu sistema e nos mecanismos imunológicos fundamentais, a reação alérgica pode afetar sua pele, seu intestino e/ou seus pulmões. Assim como a asma do padeiro, as reações alérgicas ao trigo variam de coceiras e urticárias irritantes na pele a anafilaxia fatal (ver adiante).

Nas reações alérgicas ao trigo, os causadores imunológicos são os anticorpos IgE, que desempenham um papel central na patogenia das doenças alérgicas. Os anticorpos IgE diferem dos autoanticorpos produzidos no intestino durante a doença celíaca ativa e seguem um mecanismo imunológico diferente. Os anticorpos da doença celíaca são principalmente da classe IgA.

Uma verdadeira alergia alimentar causa uma superprodução do anticorpo IgE em reação a uma proteína. No caso do trigo, são as proteínas complexas encontradas no glúten. Por outro lado, a sensibilidade alimentar (não a alergia alimentar) pode provocar sintomas semelhantes, mas não há um aumento de produção dos anticorpos IgE.

O impacto da alergia ao trigo

Qual é o predomínio da alergia ao trigo? Embora as pesquisas sejam limitadas, estudos recentes da Europa e da América do Norte oferecem alguns dados sobre a prevalência da alergia e da sensibilidade alimentar, inclusive a alergia ao trigo.

Um estudo de coorte de nascimento com base populacional segue uma amostra representativa de uma população selecionada a partir do nascimento. Em um estudo como esse em Estocolmo, 4% de um grupo de 2.336 crianças de 4 anos de idade apresentou uma sensibilidade ao trigo que diminuiu com o tempo. Outro estudo que analisou as amostras de sangue de 273 crianças de idades entre 2 e 10 anos obteve uma conclusão contrária. Esse estudo mostrou que a prevalência de IgE na reação ao trigo aumentou progressivamente de 2% a 9% conforme as crianças cresceram.

Os pesquisadores especularam que a sensibilidade de IgE ao trigo ocorre primeiramente no começo da infância, enquanto a sensibilidade ao pólen se torna a primeira reação alérgica quando a criança atinge a idade escolar. Em uma análise sistemática de Zuidmeer *et al.*, dois estudos com base populacional do Reino Unido e um da Alemanha relataram testes positivos de desafio de trigo em crianças, com um índice de prevalência de até 5%.

Parte de um estudo de coorte de alergia alimentar com base familiar em progresso nos Estados Unidos revelou que a hereditariedade estimada de IgE específico de alimentos era estatisticamente significante para nove alimentos alergênicos testados, inclusive o trigo. Isso significa que, se existe um membro da família afetado pela alergia ao trigo, a probabilidade de que outros membros da família possam desenvolver alergia ao trigo é maior quando comparada à população geral. Além disso, associações positivas significantes entre pais e filhos foram observadas para IgE específico ao trigo.

O resultado final é que existem informações conflitantes nas publicações sobre o verdadeiro impacto da alergia ao trigo e sobre como ela mudou ao longo do tempo. No entanto, a tendência geral é que a alergia ao trigo seja mais frequente nas crianças, com um índice de prevalência de 3% a 5%. Ela diminui na adolescência e na vida adulta, atingindo um índice de aproximadamente 0,3% a 0,4% da população geral.

Reações respiratórias na alergia ao trigo

Uma grande parte das pesquisas sobre as reações alérgicas adversas ao trigo se concentrou na alergia respiratória (a asma do padeiro descoberta nas padarias romanas), que é uma alergia ocupacional comum, presente em todo o mundo. Na Polônia, os sintomas respiratórios relacionados à asma ocupacional foram observados em 4,2% dos aprendizes de padeiro depois de apenas um ano; o índice dobrou para 8,6% após dois anos.

Uma alergia ao trigo na dieta é provavelmente menos predominante na população geral. As proteínas responsáveis pela alergia alimentar no trigo também são menos bem definidas do que aquelas que contribuem para a alergia alimentar. Estudos recentes indicam que existem semelhanças e diferenças intrigantes entre essas duas condições.

Os cientistas tinham pouco conhecimento sobre as proteínas responsáveis pela asma do padeiro até que estudos na década de 1970 mostraram que muitos alérgenos estavam presentes. Proteínas do trigo solúveis em água eram particularmente reagentes com os anticorpos IgE (armas especializadas que provocam a liberação da histamina responsável pela maioria dos sintomas ocorridos durante a alergia) encontrados nas amostras de sangue dos pacientes.

Estudos mais recentes identificaram proteínas individuais que são reconhecidas pela IgE do soro sanguíneo de um paciente. Um grupo de proteínas do trigo, os inibidores de α-amilase, foi identificado como contendo os principais alérgenos. No entanto, uma série de outros fatores encontrados no trigo foram reconhecidos pela IgE (o que significa que eles podem ocasionar a reação alérgica mediada pela IgE) de pacientes com asma do padeiro.

Em um desenvolvimento que merece pesquisas adicionais, muitos desses fatores também foram considerados ativos na alergia alimentar ao trigo, assim como na reação respiratória observada na asma do padeiro.

O que é AIEDA?

Em casos muito raros, pessoas que ingerem um determinado alimento e depois se exercitam energicamente podem ter uma anafilaxia induzida por exercício dependente de alimentos (AIEDA). Um estudo recente publicado no *Journal of Investigational Allergology and Clinical Immunology* descobriu que, de todos os casos de anafilaxia relatados em um departamento de emergência, a AIEDA foi identificada em 2,4% dos casos. A anafilaxia a um alérgeno alimentar ocorreu em 29% dos casos. Como muitas pessoas podem não perceber que seus sintomas estão relacionados à AIEDA, os índices reais de incidência podem ser maiores.

A AIEDA é provocada pela combinação do alimento causador com o exercício físico subsequente. Apesar de uma série de diferentes alimentos estar associada à AIEDA, o trigo é o alimento mais descrito como associado a essa condição.

Problemas alimentares relacionados ao trigo

As reações alérgicas ocasionadas pela ingestão de trigo podem ser divididas em dois tipos. A anafilaxia induzida por exercício dependente do trigo (AIEDT) é uma síndrome bem definida, associada ao subgrupo maior de proteínas chamadas gliadinas. Os pacientes com AIEDT apresentam uma série de sintomas clínicos, de erupções cutâneas e urticárias a reações alérgicas severas, inclusive dificuldades de respiração graves e possivelmente fatais.

O outro tipo de reação é mais geral e também inclui dermatite atópica (erupção cutânea), urticária e anafilaxia, o que pode resultar em uma parada respiratória (ver anteriormente). Essas reações parecem estar relacionadas a uma série de proteínas do trigo; elas podem variar entre as pessoas e podem estar relacionadas a idade e sintomas.

As reações e os mecanismos da alergia ao trigo foram menos estudados que outros fenômenos relacionados ao glúten. Consequentemente, a alergia ao trigo é a forma de reação à exposição ao glúten menos propensa a ser diagnosticada. Como muitas outras formas de alergias alimentares, as alergias ao trigo também podem estar aumentando, porém estudos mais sistemáticos são necessários para avaliar o verdadeiro impacto clínico dessa forma de reação ao glúten.

> ### Quando o alimento se torna perigoso: sinais de anafilaxia
>
> Além das reações características da alergia ao trigo, observe os seguintes sinais do choque anafilático, que pode ser fatal se não for tratado prontamente:
>
> - dor no peito;
> - inchaço na garganta;
> - aceleração dos batimentos cardíacos;
> - dificuldade de respiração grave;
> - pele de cor azul-clara;
> - tontura ou desmaio.
>
> Se esses sintomas ocorrerem, ligue para a emergência e procure ajuda imediatamente. Use uma pulseira médica que identifique sua alergia para os profissionais da emergência médica e outras pessoas.

Alergia ao trigo: sintomas e diagnóstico

Os sintomas nas crianças e nos adultos podem ocorrer em alguns minutos ou horas após a ingestão ou inalação de trigo. Eles incluem congestão nasal e inchaço das cavidades nasais; coceira ou irritação e inchaço da boca e/ou da garganta; vistas coçando e lacrimejando; dores de estômago, diarreia, náusea ou vômito; dificuldade de respiração; e urticárias com coceiras ou inchaço na pele.

Como a alergia ao trigo é diagnosticada?

Assim como ocorre com todas as alergias alimentares, o diagnóstico da alergia ao trigo pode confundir. Ele se torna ainda mais difícil porque muitos alimentos contêm alguma forma de trigo. Além dos sintomas, seu médico analisará o histórico clínico e familiar, bem como realizará exames físicos.

Os exames úteis incluem testes de picada na pele que avaliam as reações alérgicas a uma variedade de substâncias, exames de sangue para identificar anticorpos específicos e exames baseados no comportamento. Isso inclui manter um diário de alimentação e adotar uma dieta de eliminação e/ou um desafio alimentar para reintroduzir o alimento que está sendo testado.

Existem tratamentos para a alergia ao trigo?

Se você sofre de alergia ao trigo, deve evitar todos os alimentos que contêm trigo ou seus derivados. É nesse momento que a ajuda de um nutricionista é inestimável, principalmente para as crianças, a fim de garantir que as necessidades nutricionais adequadas sejam supridas em uma dieta sem trigo.

Você pode tomar medicamentos anti-histamínicos para ajudar a reduzir o desconforto do inchaço nos seios nasais e a coceira. Verifique com seu médico qual tipo você deve tomar.

As pessoas com alergias ao trigo e a outros alimentos que podem ser fatais devem carregar um kit de emergência contendo epinefrina para ser injetada quando necessário.

Capítulo 4

Compreendendo o Glúten, o Intestino Permeável e a Autoimunidade

"Um forno cuja porta não se fecha não assa seus pães."
Provérbio maltês

Abaixando a ponte levadiça

O intestino humano é um órgão que aparenta ser complexo. Revestido por uma camada única de células, ele é extremamente sensível a estímulos de inúmeras variedades. O intestino é povoado por uma comunidade complexa de parceiros microbianos que são muito mais numerosos do que as células do próprio intestino.

Podemos imaginar uma multidão de micro-organismos vivendo em nosso intestino como uma civilização paralela com suas próprias regras e organizações. Essa sociedade em miniatura inclui uma rede de comunicação com seu hospedeiro – ou seja, nosso corpo – por meio da mucosa intestinal.

Sob circunstâncias normais, as células intestinais formam uma barreira estreita e seletiva; elas têm de distinguir entre amigos e inimigos de um meio externo. Pense no seu corpo como uma cidade medieval cercada por um muro. Os micróbios e a maior parte das substâncias do meio são mantidos afastados fora do muro da cidade. Os nutrientes essenciais e comuns podem entrar porque são reconhecidos como benéficos. Eles são absorvidos de maneira eficiente.

Além disso, como em uma cidade medieval, a ponte levadiça pode ser abaixada para permitir a passagem de substâncias do meio em nosso corpo através de um espaço entre as células vizinhas. Essas pontes, tecnicamente chamadas de "junções de oclusão", regulam a passagem de substâncias para dentro e para fora do intestino, de uma maneira dinâmica, mas ainda pouco compreendida.

Cientistas do Center for Celiac Research estudam a regulagem da permeabilidade intestinal há anos. No ano 2000, nosso grupo descobriu a zonulina. O único modulador fisiológico da permeabilidade intestinal identificado pelos cientistas até o momento, ela detém muitos mistérios inexplorados.

No entanto, existe uma coisa que está se tornando cada vez mais clara sobre o "intestino permeável". Nessa condição em que a ponte levadiça está deficiente e não pode ser totalmente fechada, a passagem indiscriminada de moléculas do meio (por exemplo, o glúten) está associada a um grande número de distúrbios locais e sistemáticos, inclusive muitas doenças autoimunes.

Abrindo os portões do intestino

Estou muito confiante sobre uma realidade possível de um "comprimido para a doença celíaca" como uma rede de proteção contra a contaminação cruzada (ver Capítulo 16). Pesquisas de nosso centro têm sido importantes para o desenvolvimento pioneiro do acetato de larazotide, um composto que está sendo testado pela Alba Therapeutics. Conforme acontece muitas vezes na ciência, o desenvolvimento desse medicamento antizonulina foi consequência de um resultado descoberto por acaso.

De acordo com minha experiência pessoal, as descobertas científicas são feitas de uma série de fracassos alternados por sucessos raros. O que lemos nas publicações é a história de ficção científica que leva a resultados significantes. Isso não reflete necessariamente o papel que o serendipismo muitas vezes representa nas descobertas importantes.

Serendipismo é, sem dúvida, minha palavra favorita. É uma palavra que expressa a sabedoria, o inesperado, o imprevisto e o propósito da natureza que supera nossos planos. Essa é a verdadeira história sobre o papel que o serendipismo representou nas descobertas feitas em nosso centro, que nos levaram a formular um novo paradigma da patogenia da doença celíaca. Por sua vez, essas descobertas fizeram com que criássemos uma nova fronteira das alternativas de tratamento para a dieta sem glúten.

Serendipismo e a doença celíaca: uma história em cinco atos

Ato 1: Da falha na vacina a novas descobertas

Como gastroenterologista, sempre tive interesse em compreender os mecanismos que provocam as doenças diarreicas nas crianças. No fim da década de 1980, juntei-me ao Centro de Desenvolvimento de Vacinas da Escola de Medicina da Universidade de Maryland, em Baltimore, Maryland, para desenvolver uma vacina contra a cólera. Acreditávamos que a cólera causava a diarreia devastadora que afeta as crianças em muitos países em desenvolvimento por meio de uma arma muito poderosa chamada toxina colérica.

Pediram para que eu criasse uma vacina contra a cólera removendo o gene que codifica essa toxina poderosa. No papel, esse método parecia que iria definitivamente funcionar e proteger as crianças contra a cólera ao redor do mundo. Que feito esse seria para um cientista jovem e idealista!

Mas, quando administramos a vacina em voluntários, ela causou diarreia residual suficiente para torná-la clinicamente inaceitável. Anos de trabalho árduo literalmente desceram pela descarga. Quando isso acontece, você desiste e segue em frente, ou analisa suas informações e tenta compreender o que a natureza está tentando lhe dizer com esses resultados inesperados.

Ensino aos meus alunos que esse é o momento em que o avanço científico requer perseverança diante do fracasso experimental. E foi um ato de perseverança que nos levou a descobrir uma nova toxina, elaborada pelo vibrião colérico, que, por fim, daria início a um novo fluxo de pesquisas.

Ato 2: Novos paradigmas da patogenia bacteriana

No final da década de 1980, acreditava-se que a diarreia era induzida pelas toxinas bacterianas no aparelho digestivo que faziam as células intestinais verterem água e sal no intestino. Portanto, a descoberta de uma toxina que causava diarreia e afetava a permeabilidade intestinal ao abrir as passagens entre as células (junções de oclusão) era definitivamente fora do comum. Acreditava-se que esses espaços eram tão completamente fechados que a miríade de inimigos ameaçando o lúmen intestinal não poderia ter fácil acesso ao corpo humano.

No começo da década de 1990, uma série de descobertas produtivas esclareceu que esses portões são muito dinâmicos e podem ser abertos e fechados sob certas circunstâncias. O que ainda estava faltando era saber exatamente como essas estruturas eram moduladas. Em outras palavras, o que fazia com que se abrissem e fechassem?

Nesse ponto, sabíamos que deveria haver um sistema para comandar as ações de abaixar e levantar a ponte levadiça, mas não tínhamos ideia do que ele era. Isso viria depois. Mas, naquele momento, nossa descoberta sobre essa nova toxina, que chamamos de *"zot"*, toxina da *zonula occludens*, ofereceu uma ferramenta valiosa que esclareceu um pouco sobre como as junções de oclusão são moduladas.

Ato 3: Aprendendo com a civilização bacteriana

Enquanto estudávamos como a *zot* era capaz de abrir esses portões entre as células, percebemos que o sistema era muito complicado para ter se desenvolvido simplesmente para causar danos biológicos aos humanos. Em vez disso, ficou claro para mim que o vibrião da toxina era esperto o suficiente para aprender como regulamos a permeabilidade de nosso intestino e desenvolver sua própria ferramenta, ou seja, a *zot*, para tirar vantagem disso. Seguir o rastro da *zot* e de seus mecanismos para permear a barreira intestinal me levou a cogitar a hipótese de que a toxina estava imitando o mecanismo de uma molécula desconhecida que usamos pelo mesmo propósito, especialmente como uma chave que pode abrir os portões livremente.

Cinco anos após eu ter formulado essa hipótese, descobrimos a zonulina, a contraparte humana da *zot*. A *zot* é uma proteína da cólera que pode regular as junções de oclusão; a zonulina é a proteína humana responsável por modular a permeabilidade intestinal. Em outras palavras, a *zot* imita a zonulina em seu processo de abertura e fechamento das junções de oclusão. A zonulina é o que usamos no intestino para regular a abertura e o fechamento da barreira epitelial do intestino. Ela desempenha o papel principal no desenvolvimento do intestino permeável.

Ato 4: Doença celíaca – um novo paradigma da autoimunidade

Ao contar o número de pessoas com doença celíaca nos Estados Unidos no início dos anos 2000, percebi que uma grande porcentagem de pacientes celíacos tinha aumento da permeabilidade intestinal. A partir de então, foi simplesmente um ato de fé, associado a uma estratégia lógica de ligar os pontos, que nos fez perceber que o aumento da permeabilidade intestinal em pacientes celíacos se devia a uma produção exagerada de zonulina.

A partir desses resultados, expandimos nosso horizonte buscando publicações científicas sobre as condições clínicas nas quais ocorria o aumento da permeabilidade intestinal. Para minha grande surpresa, percebemos que muitas doenças autoimunes, inclusive o diabetes tipo 1, a esclerose múltipla, a artrite reumatoide e a doença inflamatória intestinal (DII), tinham o intestino permeável como um denominador comum. Então, expandimos nossa pesquisa sobre a zonulina para essas outras condições e percebemos que ela realmente está envolvida em muitas outras doenças autoimunes.

Ato 5: A "santíssima trindade" que causa a doença celíaca

Então, qual é o resultado dessa história sobre a descoberta da zonulina por acaso? Ao contrário de nossas crenças anteriores, aprendemos que, para desenvolver uma doença autoimune como a doença celíaca, é preciso não somente ter uma predisposição genética e estar exposto ao fator desencadeante (glúten), mas também ter uma deficiência na função da barreira intestinal que permite que uma proteína causadora tenha acesso ao corpo.

Essa nova teoria implica que cada um dos três elementos dessa "santíssima trindade" (genes, fatores causadores e intestino permeável) é necessário para desenvolver a autoimunidade. Percebi que remover algum desses três elementos necessários para desenvolver a autoimunidade seria uma opção terapêutica válida.

Certamente, não podemos eliminar os genes, porque eles são muito numerosos e importantes para simplesmente nos livramos deles. Remover o fator desencadeante somente é possível para a doença celíaca, pois não conhecemos os fatores que causam as outras doenças autoimunes. E, conforme discutimos em outras partes deste livro, evitar completamente o glúten apresenta desafios.

No entanto, talvez removendo o terceiro elemento, o defeito na barreira intestinal, possamos criar uma terapia alternativa possível para a autoimunidade. No Capítulo 6, abordarei esse cenário exato sobre as principais experiências clínicas atuais utilizando o inibidor de zonulina chamado acetato de larazotide. Porém, antes de aprendermos mais sobre o acetato de larazotide, nós nos aprofundaremos um pouco mais no mundo fantástico e complicado de nossa resposta imunológica.

Os princípios da resposta imunológica

Como um componente crucial e complexo no desenvolvimento dos distúrbios relacionados ao glúten, o sistema imunológico é projetado para nos proteger de doenças. A evolução do sistema imunológico, que luta contra um grupo de invasores, de vírus a parasitas, conta uma história fascinante. Conforme descrito no Capítulo 2, as células se desenvolvem em tecidos, órgãos ou sistemas específicos, inclusive o sistema imunológico.

Imagine a situação dessas células imunológicas se movimentando durante o período de nove meses quando o feto se desenvolve em um pequeno bebê. As células imunológicas estão estudando a composição do organismo do bebê para compreender como ele é formado e para armazenar essa informação no "banco de dados" do sistema imunológico do bebê. Do momento em que nascemos até o momento em que partimos, nosso sistema imunológico está constantemente em alerta. Ele verifica se as moléculas encontradas "pertencem" ao nosso corpo ou não. Em outras palavras: elas fazem parte do banco de dados?

Se, de fato, essas moléculas ou agentes fizerem parte de nosso corpo, o sistema imunológico é instruído a ficar em seu lugar, o que chamamos tecnicamente de tolerância. Se, por outro lado, não estiverem no banco de dados, são considerados inimigos que poderiam prejudicar nosso corpo. Nesse caso, o sistema imunológico é instruído a posicionar soldados da "unidade especial" como os primeiros reagentes a um ataque inimigo, o que chamamos tecnicamente de resposta imunológica.

Rápido ou sofisticado?

A parte mais antiga de nosso sistema imunológico, o sistema imunológico inato, organiza essa resposta. Ela estabelece uma cadeia rápida de eventos. Primeiro: observo a molécula. Segundo: verifico meu banco de dados, e ela não está lá. Terceiro: pelo padrão, deve ser um inimigo. Quarto: imediatamente posiciono meus soldados, ou seja, as células imunológicas, para me livrar dela.

O sistema imunológico inato tem a vantagem de ser um reagente rápido. Porém, sua grande limitação é não ser capaz de travar uma guerra por muito tempo. Se o inimigo é resiliente e sobrevive a essa primeira intervenção, o sistema imunológico inato precisa convocar reforços. Esses reforços vêm da parte mais recentemente desenvolvida e mais sofisticada do sistema imunológico, chamada sistema imunológico adaptativo.

O sistema imunológico adaptativo é muito mais eficiente em combater os inimigos porque ele pode adaptar as armas contra um inimigo específico. Chamamos essas armas de anticorpos. Para posicionar essas armas, o sistema imunológico adaptativo precisa de tempo para estudar as características do inimigo. Ele então cria anticorpos desenvolvidos especificamente para combater o invasor.

Apesar de o sistema imunológico adaptativo não ser efetivo para uma resposta imediata, ele é ideal para um combate prolongado. O sistema imunológico adaptativo desenvolve uma memória do inimigo e, se ele retorna, os anticorpos podem ser produzidos com mais rapidez e facilidade. A propósito, esse é o mecanismo por trás do desenvolvimento das vacinas.

Nas doenças autoimunes, inclusive a doença celíaca, tanto a parte adaptativa quanto a parte inata estão envolvidas. Mais especificamente, é uma falha na comunicação entre essas duas partes que leva ao ataque do sistema imunológico contra seu próprio organismo. Ao contrário, na sensibilidade ao glúten, aparentemente só o sistema imunológico inato está envolvido. Isso explica por que não há uma destruição intestinal característica da doença celíaca.

Redefinindo a doença celíaca

Quando Samuel Gee descreveu a doença celíaca há mais de um século, havia uma percepção geral de que ela representava uma reação alérgica ao glúten. Esse conceito aos poucos foi se desfazendo e foi substituído pelo conceito da doença celíaca como uma intolerância, sem uma compreensão evidente de quais mecanismos estavam envolvidos em seu início.

A cena mudou na década de 1960, com novos procedimentos de diagnóstico, como a cápsula de Watson e as técnicas de endoscopia aprimoradas (ver Capítulo 5). Os pesquisadores conseguiram observar com clareza a lesão no intestino delgado, que se tornou a marca do diagnóstico da doença celíaca.

Logo ficou claro que essa condição era muito mais do que uma reação alérgica. Aprendemos que a destruição dos mecanismos que nos permitem digerir e absorver os alimentos era mediada por um ataque do sistema imunológico. Portanto, a doença celíaca foi definida como uma enteropatia imune-mediata, ou doença do trato intestinal.

Como o intestino foi afetado após a exposição ao glúten, alguns pesquisadores, inclusive eu, concluíram que estavam lidando com uma doença autoimune na qual o sistema imunológico ataca e destrói seu próprio tecido. Ao iniciar e seguir uma dieta rigorosa sem glúten, na maioria das vezes essa lesão no tecido pode ser revertida.

No entanto, até mesmo os colegas e imunologistas mais receptivos e especializados tiveram relutância em apoiar a nova visão da doença celíaca como uma doença autoimune. Na realidade, até mesmo atualmente as doenças autoimunes são consideradas condições irreversíveis. Quando o sistema imunológico começa a lutar contra o próprio corpo, não há uma maneira de impedir isso. Muitos médicos e cientistas ainda acreditam que esse é um preceito definidor da autoimunidade.

Reconsiderando a autoimunidade

Duas teorias principais foram formuladas para explicar a autoimunidade. A primeira teoria afirma que componentes dos micro-organismos invasores, principalmente vírus ou agentes infecciosos, são muito semelhantes aos nossos próprios componentes. Um sistema imunológico que não está bem sintonizado nessa guerra contra os inimigos do meio pode criar uma resposta que tem como alvo o componente do corpo que é estruturalmente semelhante. Essa teoria é chamada de "mimetismo antigênico".

Uma segunda teoria afirma que ataques ao nosso corpo, inclusive infecções, podem causar destruição celular. Conforme as células se deterioram, componentes de dentro começam a escapar da célula. O sistema imunológico percebe esses vazamentos como um material estranho e cria uma defesa para se livrar deles. Essa teoria é chamada de "efeito espectador".

Ambas as teorias implicam que, quando essa reação é provocada, o sistema imunológico se torna automático, significando que a cadeia de eventos não pode ser impedida ou revertida. Porém, e se esse não for necessariamente o caso? Vamos estudar mais a fundo a doença celíaca, a única doença autoimune cujo causador nós conhecemos, e observar o que mais podemos descobrir.

Desafiando o sistema imunológico

Conforme os seres humanos evoluíram, o sistema imunológico se desenvolveu para combater um inimigo: os micro-organismos ameaçadores. Ou morremos de acidentes ou catástrofes naturais, como a erupção do Vesúvio, ou morremos por causa de agentes infecciosos. O sistema imunológico evoluiu para combater esses agentes infecciosos.

Até recentemente, esses eram os únicos alvos do sistema imunológico. Não existia nenhum produto químico feito pelo homem, nenhuma substância artificial, nenhuma coisa incomum que nem é realmente um alimento; tais coisas não existiam. Agora nosso sistema imunológico enfrenta inimigos muito mais complexos do que seu sistema evolucionário é capaz de encarar.

Surpreendentemente, ele se sai muito bem na maior parte do tempo. De forma não tão surpreendente, algumas vezes comete erros. O sistema imunológico tem de adaptar suas defesas contra esses inimigos diferentes. No caso de um erro, como ao identificar o glúten como um inimigo, os tecidos como a mucosa intestinal se tornam vítimas na batalha do sistema imunológico para se proteger contra os invasores. O dano colateral resultante é chamado de doença celíaca.

Três elementos principais – uma predisposição genética, um fator desencadeante e um "intestino permeável" – são necessários para causar uma resposta autoimune. O terceiro elemento, o intestino permeável, permite que o fator desencadeante (o glúten) interaja com o sistema imunológico, que tem uma tendência genética a atacar seu próprio corpo em vez de se livrar do inimigo glúten. Esse processo leva à destruição autoimunológica do intestino. Se esses três elementos são necessários para a autoimunidade, é possível reverter ou prevenir a autoimunidade ao remover um deles, ao menos teoricamente.

Uma mudança de paradigma no tratamento da autoimunidade?

Quanto à doença celíaca, sabemos que seu causador é o glúten. Quando você remove o causador ao adotar uma dieta sem glúten – surpresa! –, o intestino se restaura e a doença autoimune é revertida. Uma pessoa que tem doença celíaca e é tratada com êxito com a dieta sem glúten é indistinguível de uma pessoa sem esse distúrbio. Se o terceiro elemento na equação, o intestino permeável, for removido, será possível reverter a resposta autoimune em outras condições.

O progresso em qualquer disciplina, seja na biologia, na música, na sociologia ou na economia, vem de mudanças graduais em nossa perspectiva sobre o que foi aceito por muito tempo como um fato incontestável. Na alergia ao trigo, sabemos que a resposta do organismo é uma reação alérgica. Quanto à doença celíaca, nosso centro contribuiu com o conceito revolucionário de que a doença celíaca é uma verdadeira doença autoimune.

Ela se tornou a primeira doença autoimune a ser tratada por meio da remoção de sua causa. Quanto mais aprendemos sobre a composição molecular da doença celíaca, mais promissora se torna a possibilidade de tratar outras doenças autoimunes.

Um camaleão clínico

Atualmente, os cientistas aceitam, em geral, que a doença celíaca representa a resposta autoimune ao glúten que leva à autodestruição do intestino. Conforme descrito anteriormente, a doença celíaca foi por muito tempo considerada pelos médicos um distúrbio gastrointestinal da infância, caracterizado por uma síndrome de má absorção com diarreia crônica e perda de peso.

De fato, as características clássicas de uma criança com doença celíaca parecem muito as de uma criança desnutrida do terceiro mundo. Com a barriga inchada e o completo desaparecimento da gordura subcutânea, essas são realmente características de má nutrição extrema. Porém, uma criança que sofre de má nutrição na África tem uma aparência muito magra porque ela não tem comida suficiente.

Algumas crianças com doença celíaca têm uma aparência semelhante, mesmo se estiverem comendo. Seu corpo simplesmente não consegue utilizar o alimento ingerido, pois ele passa pelo intestino sem a absorção correta dos nutrientes.

Por razões parcialmente ainda desconhecidas, as características clínicas da doença celíaca mudaram nos últimos anos no mundo ocidental. Seu início ocorre em crianças mais velhas. Os sintomas se tornaram mais moderados e raramente caracterizados pela "crise celíaca" que era responsável pela alta mortalidade associada à doença celíaca em casos como o do povo saariano no Saara Ocidental.

O advento de ferramentas de diagnóstico mais específicas e sensíveis no final da década de 1980 revelou que a doença celíaca era muito mais do que má nutrição na infância. Na realidade, aprendemos que a doença celíaca, em vez de ser um distúrbio gastrointestinal, pode afetar todos os órgãos ou tecidos de nosso corpo. Em um editorial publicado em 2007 no *New England Journal of Medicine*, descrevi a doença celíaca como um camaleão clínico que "pode abranger a diarreia crônica, a perda de peso e a distensão abdominal, e até os sintomas e as condições que podem afetar qualquer sistema orgânico".

Além dos sintomas gastrointestinais clássicos descritos anteriormente, começamos a diagnosticar a doença celíaca em pacientes com outras queixas gastrointestinais, inclusive náusea, vômito, dor de estômago, inchaço e até mesmo constipação. O último sintoma é um conceito muito inesperado, pois a doença celíaca foi originalmente definida como uma síndrome de má absorção e geralmente associada à diarreia.

Ainda mais intrigante era a manifestação da doença celíaca como "extraintestinal" ou além do intestino. O que foi originalmente definido como uma doença celíaca atípica se tornou a forma mais frequente de manifestação da doença. Anemia, osteoporose, dor nas articulações, erupção cutânea chamada dermatite herpetiforme, sintomas neurológicos, mudanças comportamentais, aborto e infertilidade são alguns dos exemplos da expressão multifacetada da doença celíaca.

Uma nova classificação da doença celíaca

Com esses desenvolvimentos, a nova classificação da doença celíaca em sua forma clínica mudou em relação à sua forma antiga que definia a doença celíaca como típica, atípica e silenciosa. Atualmente, nós a definimos como 1) sintomática: em pessoas que sentem sintomas; 2) assintomática: em pessoas que possuem autoanticorpos e lesões intestinais diagnosticados, mas não sintomas clínicos; e 3) potencial: em pessoas com autoanticorpos diagnosticados, mas nenhuma lesão intestinal.

A maneira multiforme com que essa doença se manifesta é parcialmente responsável pela origem do conceito original equivocado da doença celíaca como rara nos Estados Unidos. Os primeiros epidemiologistas estavam olhando na direção errada. Eles estavam buscando crianças pequenas com barrigas inchadas, algo que os médicos descobriram na década de 1930 com os "bebês de banana" (ver Capítulo 14). Essa manifestação não é mais o marco clínico da doença celíaca pediátrica.

Essa vulnerabilidade clínica também é responsável por um fenômeno que é único entre todas as doenças autoimunes. A maioria dos pacientes afetados por outras doenças autoimunes, como a artrite reumatoide, a esclerose múltipla e o diabetes tipo 1, é diagnosticada, mas apenas uma pequena porcentagem das pessoas com doença celíaca tem sido corretamente identificada e tratada.

Outra consequência dessa manifestação complexa é o enorme atraso no diagnóstico da doença celíaca nos Estados Unidos. Muitos estudos indicam que o intervalo entre o início dos sintomas e o momento do diagnóstico é medido em anos (às vezes, mais de dez anos) nos Estados Unidos, com consequências óbvias na saúde pública, inclusive custos na saúde e qualidade de vida das pessoas afetadas.

Por que uma doença autoimune que destrói o intestino apresenta sintomas não relacionados ao trato gastrointestinal? A resposta está parcialmente associada à fisiologia do intestino. Porém, precisamos observar além do intestino, para uma visão mais ampla.

O intestino não é como Las Vegas: o que acontece no intestino não fica no intestino

Pegue o exemplo de uma anemia por falta de ferro, o sintoma mais comum observado atualmente em pacientes com doença celíaca. O ferro é absorvido exclusivamente dentro de alguns centímetros do intestino delgado, em uma área localizada abaixo do estômago.

Se essa região do intestino for destruída pelo ataque autoimune induzido pelo glúten, ficamos sem reserva de absorção de ferro. Desenvolvemos anemia, um distúrbio sanguíneo. O restante do intestino que foi poupado pode auxiliar na falta de digestão e absorção de alimentos e prevenir o início de sintomas gastrointestinais. Pelo mesmo motivo, a destruição de uma região próxima ao intestino que se restringe à absorção do cálcio e da vitamina D pode levar à osteopenia ou à osteoporose (doenças ósseas degenerativas), sem causar sintomas gastrointestinais.

Outros sintomas extraintestinais incluem infertilidade e aborto (sistema reprodutor), dores musculares e nas articulações (sistemas muscular e ortopédico) e sintomas neurológicos ou comportamentais. Os sintomas neurológicos abrangem desde a ataxia por glúten, que é a perda de coordenação e equilíbrio, até enxaquecas e formigamentos nas extremidades.

Os sintomas comportamentais podem incluir ansiedade e depressão. As células imunológicas armadas pela exposição ao glúten podem deixar o intestino e ter como alvo órgãos ou áreas específicos, como o cérebro ou as articulações, causando uma inflamação local. Esse mecanismo pode criar condições que explicam a disposição quase confusa de sintomas clínicos causados pelo glúten em pessoas com predisposição genética.

Diagnosticando a doença celíaca

Sabemos que a doença celíaca é uma doença autoimune causada pela ingestão de glúten que não se restringe a uma idade, raça ou gênero. Quando um médico tem o discernimento clínico de suspeitar da doença celíaca, ele possui algumas das melhores ferramentas de diagnóstico disponíveis na assistência clínica. Geralmente, o médico procura altos níveis de autoanticorpos no sangue de pacientes com suspeita de doença celíaca antes de confirmar o diagnóstico com uma biópsia intestinal.

O momento do diagnóstico representa uma das partes mais desafiadoras de minha responsabilidade profissional. A reação característica de um paciente recentemente diagnosticado com doença celíaca é raiva, frustração, ansiedade, depressão e negação, às vezes tudo de uma vez.

Como médico, sou muito compreensivo quanto a essa combinação complexa de emoções. Nunca desconsidero os sentimentos de alguém que acabou de perceber que sua vida mudará para sempre com essa restrição de uma das atividades mais prazerosas da humanidade: comer. Há mais de 10 mil anos, a dieta sem glúten era um estilo de vida. Atualmente, grãos que contêm glúten estão tão entrelaçados com nossa culinária que eliminá-los parece uma proposta desanimadora.

Mas, uma vez que dou tempo para meus pacientes expressarem seus sentimentos completamente, começo meu discurso estimulante. Na verdade, é mais uma fábula ou um conto de fadas. Eu digo que eles escolheram sabiamente o tipo de condição crônica que afetará a vida deles. E, embora eles possam enxergar o copo como metade vazio, quero que eles imaginem que eu tenho um poder especial.

Meu poder é fazer com que a doença celíaca desapareça. Porém, claro, há uma condição, como sempre acontece nos contos de fadas. Eles devem trocar sua doença celíaca por outra condição clínica. Eles podem escolher uma enfermidade de uma lista que inclui diabetes, doença de Crohn, artrite reumatoide, esclerose múltipla ou algum tipo de câncer.

Quando coloco a situação nesses termos, a maioria dos meus pacientes reconhece o fato de que, embora a doença celíaca seja uma condição crônica para o resto da vida, seu tratamento atual é, apesar de tudo, apenas uma dieta. É difícil no começo. É complicado colocar em prática, mas ainda assim é uma dieta sem efeitos colaterais e sem complicações. Eles não terão mudanças em sua aparência física, como queda de cabelo ou rosto inchado.

O mais importante é que, uma vez que eles estejam em uma dieta sem glúten, sua expectativa de vida se torna compatível com a de uma pessoa que não sofre de doença celíaca. O destino das pessoas afetadas pelas outras doenças e condições autoimunes que ofereci a eles é muito diferente, com um futuro que, ao menos por enquanto, não pode ser controlado como podemos fazer com a doença celíaca por meio da dieta sem glúten. Agora, vamos observar como uma pessoa recebe um diagnóstico de doença celíaca.

Capítulo 5

Recebendo o Diagnóstico Correto

"Minhas entranhas fervem e não se acalmam, dias de aflição me assaltam."
Jó 30:27

A cápsula de Watson

Nos primeiros anos de meu treinamento, diagnosticar a doença celíaca era uma jornada difícil tanto para o paciente quanto para o médico. Sem exames específicos e o reconhecimento de que esse era um diagnóstico para o resto da vida, usávamos um método de três passos recomendado pela Sociedade Europeia de Gastroenterologia e Nutrição Pediátrica.

O primeiro passo incluía a identificação de sintomas característicos da infância, entre eles a diarreia e a insuficiência de crescimento. Conforme discutido anteriormente, naquela época, a doença celíaca era estritamente considerada como tendo origem na infância. Outros sinais de má absorção eram a gordura nas fezes e a falta de absorção de um açúcar chamado xilose.

Se esses critérios estivessem presentes, a criança passaria então pela primeira biópsia, ou retirada de tecido intestinal para ser examinado. Naquela época, a endoscopia, o uso de um tubo longo e iluminado inserido pela boca, não era comumente realizada. A biópsia era obtida com um dispositivo especial chamado cápsula de Watson, que possibilitava somente uma amostra de tecido.

Era um procedimento desagradável, pois a criança ficava apenas levemente sedada e tinha de engolir uma cápsula do tamanho de um caroço de azeitona. A cápsula era presa a um tubo longo que o cirurgião tinha de manobrar para posicionar a cápsula primeiramente no estômago e, depois, nas proximidades do piloro, a válvula que separa o estômago do intestino.

Realizei centenas desses procedimentos. Toda vez era muito difícil ver uma criança contida enfrentar a introdução do tubo, que sempre causava engasgo e extremo desconforto. Após inserir o tubo, o cirurgião usava um monitor de raio X chamado fluoroscópio para posicionar a cápsula no ponto correto. Isso podia levar horas.

Quando a cápsula chegava ao duodeno (a primeira parte do intestino), o ar do tubo era aspirado por uma seringa para fechar uma pequena guilhotina na qual um pequeno pedaço do intestino ficava preso. Depois, o cirurgião recuperava a cápsula com a amostra de tecido intacta. Se a biópsia apresentasse lesões intestinais características da doença celíaca, então o próximo passo era colocado em prática.

Realizando repetidas biópsias

O segundo passo era colocar a criança em uma dieta sem glúten e monitorar sua condição para verificar se os sintomas desapareciam. Após um ano, a criança passava por uma segunda biópsia pelo mesmo processo incômodo com a cápsula de Watson para verificar se a lesão havia sido curada. Mas esse não era necessariamente o fim da história – ou o fim da cápsula de Watson.

A criança seria reexposta ao glúten e monitorada quanto ao reaparecimento dos sintomas. Se isso ocorresse, ela passaria por uma terceira biópsia para confirmar as descobertas das lesões intestinais.

É evidente que o processo todo era extremamente estressante para a criança, a família e o médico que realizava o procedimento. Portanto, não é surpreendente que um grande esforço tenha sido realizado para desenvolver exames benéficos a fim de simplificar essa jornada de diagnóstico complicada e dolorosa.

O advento dos anticorpos antigliadina (AAG) não específicos seguidos pelos anticorpos antiendomísio (AAE) bem específicos em meados de 1980 mudou o panorama do diagnóstico. Tínhamos novas recomendações para o diagnóstico.

Se a criança tivesse sinais ou sintomas compatíveis com a doença celíaca, se seus testes tivessem resultado positivo para a detecção de anticorpos em exames de sangue, se uma biópsia intestinal apresentasse lesões intestinais características e os sintomas fossem resolvidos com uma dieta sem glúten, então o diagnóstico de doença celíaca seria confirmado.

Só é possível encontrar se você procurar

Ao longo dos anos, o diagnóstico de doença celíaca se tornou ainda mais desafiador desde que aprendemos que a doença pode afetar pessoas de qualquer idade e apresentar uma série de sintomas. E, apesar da conscientização crescente de suas muitas faces clínicas, a doença celíaca ainda permanece não diagnosticada em muitos casos. Nos países desenvolvidos, para cada caso diagnosticado, uma média de cinco a dez casos permanecem não diagnosticados (a parte submersa do iceberg da doença celíaca), muitas vezes por causa de queixas incomuns, mínimas ou até mesmo ausentes.

Estudos de detecção no Reino Unido indicam que mais de 90% da doença celíaca em crianças em idade escolar não é diagnosticada. Nos Estados Unidos, o número projetado de pacientes com doença celíaca é de aproximadamente 3 milhões; no entanto, menos de 200 mil foram diagnosticados até o momento. O dr. Peter Green, diretor do Centro de Doença Celíaca da Universidade Columbia, relatou que na cidade de Nova York, entre 1981 e 2004, o atraso entre o início dos sintomas e o diagnóstico diminuiu de 11 anos, antes de 1981, a ainda quatro inaceitáveis anos, após o ano 2000.

Os médicos que examinam pacientes com diarreia, a marca clássica da doença celíaca, muitas vezes não consideram inicialmente a doença, como demonstram os exemplos de longos intervalos entre os primeiros sintomas e o diagnóstico. No Canadá, segundo a pesquisa The Canadian Celiac Health Survey, feita com 2.681 pacientes com doença celíaca comprovada com biópsia, diagnosticados entre 1998 e 2000, foi apresentado um atraso de 11,7 anos no diagnóstico após o início dos sintomas.

Em 2004, uma pesquisa realizada no sul da Califórnia revelou que apenas cerca de um terço dos médicos de atenção primária já diagnosticou um paciente com doença celíaca. Isso também mostrou que apenas 44% dos médicos estavam cientes de que exames de anticorpos específicos poderiam ser usados para o diagnóstico.

Um mundo cheio de migalhas

Por Sharone Jelden

Aos 19 anos de idade, percebi que algo estava errado comigo. Para me sentir mais saudável, adotei um estilo de vida natural. Isso significava frequentar a loja de alimentos saudáveis de minha faculdade e comprar sanduíches veganos de broto de cereal integral que tinham gosto de feno. Eu me tornei vegetariana e fiquei mais cansada, alérgica, doente e com coceiras. Coitados dos laticínios – culpei-os por muitos problemas e os retirei de minha dieta por um período. Adeus, doce manteiga.

Enquanto os outros jovens entornavam cerveja e devoravam pizza tarde da noite, eu fervia uma mistura de chá de ervas terapêutico chinês com um cheiro desagradável, feito de ramos, raízes e caules embrulhados em um papel marrom e em um cordão. Preparava-o em um fogão elétrico em meu dormitório. Minha pobre colega de quarto teve de se adaptar a esse cheiro delicioso de rato morto com toques de estrume. Para uma pessoa que estava tentando se alimentar de maneira saudável, exercitar-se com frequência, beber água e evitar muitas coisas ruins (ou seja, coisas divertidas), eu não me sentia do jeito que imaginava que iria me sentir – ou do jeito que as pessoas aparentavam se sentir.

No decorrer de um período de 23 anos, da época da faculdade até alguns anos atrás, passei pelas seguintes condições, algumas diariamente: dor nos seios nasais, sinusite, congestão nasal, alergias, dores de cabeça, enxaquecas, dores nas articulações, muitos problemas estomacais e digestivos, exaustão, dificuldades nas gestações, pleurisia, desidratação, anemia, dor nas vistas, episclerite, conjuntivite, bronquite e pneumonia, assim como problemas na pele, nos cabelos e na gengiva.

Olhando para trás, posso dizer que o meu "normal" era me sentir como se centenas de balões cheios de ar tivessem sido colocados em meu corpo, no estômago, nos órgãos internos, na cabeça e em todos os outros lugares. E o espaço que sobrou foi preenchido com chumbo; eu sentia tudo pesado e dolorido. Essa é a sensação de permanecer em estado de inflamação constante.

Minha médica de atenção primária me recomendava soluções ineficazes e desanimadoras, sem um planejamento geral, ou me encaminhava a um especialista. Dores de cabeça? Neurologista. Sinusite? Otorrinolaringologista. Falta de ferro? Comer fígado. Era muito difícil.

Sugeri que poderia ser lúpus, e todos esses sintomas estariam relacionados (provavelmente por conta de muito tempo que fiquei *on-line* tentando me diagnosticar). Meu exame de lúpus deu negativo; agora, minha médica tinha a confirmação de minha hipocondria.

Insisti e a procurei novamente reclamando de uma forte exaustão. Levar as crianças de carro dirigindo com os olhos entreabertos, com a mente perdida em uma névoa de apatia e confusão, não é apenas assustador, mas também muito irreal. A médica recomendou que eu criasse um quadro de recompensação com adesivos para minha filha mais nova, que não estava dormindo bem nessa época, pois isso faria com que todos nós dormíssemos mais. Assim eu não me sentiria cansada. Não interessava a falta de ferro, o colesterol baixo e a falta de vitamina D. Oi? Um *quadro de adesivos*?!

Minha médica não percebeu que eu tinha doença celíaca. Quando tive pneumonia, minha irmã me convenceu a procurar uma médica mais holística. A nova médica passou uma hora apenas conversando comigo enquanto analisava cuidadosamente minha saúde e o meu histórico. Ela tinha uma placa em seu consultório que dizia: "Nunca desista".

Nos primeiros cinco minutos, ela percebeu que eu não estava absorvendo os alimentos bem (aparentemente, um colesterol total de 108 não é apenas extremamente baixo, é evidentemente prejudicial à saúde). Naquele exato momento, ela me perguntou se eu já tinha feito uma exame para detecção de doença celíaca; como eu ainda não tinha feito, ela me disse que planejava fazer o exame de sangue naquele mesmo dia. Então, pediu que eu fosse para casa e ingerisse uma barrinha de manteiga. Esse foi o ponto alto.

Recebi a ligação pouco antes de me sentar para comer filé, legumes grelhados e massa. Minha nova médica me disse que meu exame para detectar a doença celíaca tinha dado positivo. Meus números estavam tão fora do normal que eram ilegíveis. Ela pediu que eu parasse totalmente de ingerir glúten a partir daquele momento e procurasse um gastroenterologista especializado em doença celíaca.

Fiz uma endoscopia, o método de referência, para confirmar o diagnóstico. O gastroenterologista que realizou o procedimento me disse que acreditava que eu tinha a doença desde a infância, por causa da irregularidade da mucosa e do achatamento das vilosidades intestinais.

Depois de uma semana de alimentação sem glúten, senti como se cada um daqueles balões tivesse estourado. Nada de dores, pressão ou inchaço. Aquela sensação pesada de ser preenchida com chumbo desapareceu. A minha cabeça parou de doer. Tudo melhorou muito. Até as alergias ambientais e as alergias a gatos, que me atormentaram desde a infância, desapareceram. Lembro-me de me sentar em torno de uma mesa cheia de pólen, impressionada com a falta de efeito que isso tinha sobre mim. De repente, eu podia apertar meu rosto no corpo de qualquer felino e me sentir bem! (a propósito, não façam isso, pois os gatos não gostam). Foi uma mudança física estimulante.

O grande lado negativo é que a dieta é extremamente restrita. A FDA concluiu que, para algumas pessoas com doença celíaca, a lesão intestinal pode começar após consumir apenas 1/200 de uma colher de chá de farinha de trigo. Isso é tão pouco. E, quando você tem de evitar até uma migalha, o trigo ou o glúten parecem estar em todos os lugares.

Mentalmente, sentia-me dentro de uma "prisão alimentar", no começo. Esse sentimento passou e apenas ressurge nas memórias saborosas, digamos, da Pizzeria Regina e das barras de Kit Kat. O tempo ajuda. Cozinhar de maneira digna também ajuda. Empenhei-me em aprender tudo o que eu podia sobre viver, cozinhar e preparar alimentos sem glúten.

Isso aconteceu há muito anos. Desde então, descobri que a minha filha mais nova também tem doença celíaca. É um desafio diário para uma criança de 6 anos de idade conseguir se conduzir com segurança em meio a todas essas migalhas. Por sorte, uma melhora na saúde foi sua rápida recompensa.

Minha filha se adaptou à nova dieta muito melhor do que eu. O único contratempo que tivemos envolveu ir a locais com um monte de alimentos assados que contêm glúten. Aprendemos a levar nossas próprias sobremesas. Às vezes, a aparência e o sabor dos *cupcakes* dela são melhores do que o das outras pessoas; os produtos sem glúten já chegaram nesse ponto. Os *cupcakes* de chocolate sem glúten com cobertura de creme de manteiga da Trader Joe's estão em uma competição acirrada com tudo o que existe.

Recentemente conheci o dr. Alessio Fasano no Dia de Visita do Center for Celiac Research, no Hospital Geral de Massachusetts para Crianças. Ele reuniu uma equipe de cientistas de alto nível, associados a outros centros de pesquisa, e está rapidamente descobrindo o que acontece dentro do intestino de uma pessoa celíaca. O dr. Fasano explicou que, uma vez que o "enigma" de uma doença autoimune é decifrado, isso pode ajudar a compreender as outras doenças, como o diabetes tipo 1 e a artrite reumatoide.

> Conforme o dr. Fasano nos levou para dar uma volta pelo seu laboratório claro e aberto, com vista para o porto de Charlestown, Massachusetts, uma sensação real de esperança parecia cobrir o lugar e todos que trabalham ali. As palavras "Nunca desista" estavam refletidas em cada béquer e tubo de ensaio.
>
> Do ponto de vista de uma paciente, era muito estimulante e inspirador. De todos os problemas que podemos enfrentar, um que cria um método mais ponderado e seletivo de alimentação não é a pior coisa que uma pessoa pode ter. Fico contente por termos de lidar com a doença celíaca; ela é controlável e parece que o futuro reserva uma solução. E eu ainda posso comer manteiga.

Especificidade ou sensibilidade?

Muitas pessoas acham o processo de fazer testes para a detecção de doença celíaca confuso. Vamos falar um pouco sobre ciência para facilitar a compreensão sobre esse assunto.

Dois termos – especificidade e sensibilidade – o ajudarão a entender quão precisos podem ser os exames de sangue para detecção da doença celíaca. A sensibilidade está relacionada aos resultados positivos: se todo mundo com a doença apresentar um resultado positivo, então esse teste tem 100% de sensibilidade.

A especificidade está relacionada aos resultados negativos: se todo mundo sem essa doença apresentar um resultado negativo, significa que o teste é 100% específico. Então, se um teste tem muita sensibilidade, ele diagnosticará a doença celíaca com precisão na maioria das vezes. Se ele tiver uma especificidade muito alta, descartará a doença corretamente na maioria das vezes. Nenhum dos exames de sangue tem 100% de sensibilidade ou especificidade, mas alguns testes são extremamente precisos.

A descoberta da transglutaminase tecidual

Um dos marcos da jornada para o diagnóstico da doença celíaca foi a descoberta, feita por um brilhante cientista alemão chamado dr. Detlef Schuppan, da transglutaminase tecidual (uma enzima presente nas células humanas que se tornou importante para a patogenia da doença celíaca), como o alvo dos anticorpos antiendomísio.

Sabíamos que isso significava que poderíamos abandonar o exame de anticorpos antiendomísio e desenvolver um ensaio imunoabsorvente de ligação de enzimas (ELISA) para detectar anticorpos contra a transglutaminase tecidual. Naquela época, a única transglutaminase tecidual comercialmente disponível era dos porquinhos-da-índia. Fomos um dos primeiros laboratórios de pesquisa a desenvolver um exame utilizando o subtrato de porquinhos-da-índia.

Porém, os resultados foram desencorajadores. Perdemos a especificidade e a sensibilidade excelentes que caracterizavam o exame de anticorpos antiendomísio. Quando retornamos ao ponto inicial para descobrir por que o exame não funcionou, percebemos que a transglutaminase tecidual humana seria a melhor direção a ser tomada no teste ELISA.

Por uma feliz coincidência, como ocorre muitas vezes na ciência, naquela época o pesquisador Daniele Sblattero, de Trieste, no nordeste da Itália, estava visitando nosso laboratório e conseguiu clonar e produzir a transglutaminase tecidual humana. Nós nos tornamos o primeiro laboratório no mundo a desenvolver e divulgar o método ELISA de detecção de antitransglutaminase tecidual (tTG) em humanos. Esse é o mesmo teste usado atualmente em todo o mundo para diagnosticar a doença celíaca.

Para validar o teste, recorremos às amostras dos doadores de sangue e repetimos os exames. Eles mostraram que a prevalência nesse estudo de coorte não era de uma em 250 pessoas, como informado anteriormente, mas de uma em 125 pessoas, o que era muito semelhante ao que descobrimos com nosso grande estudo epidemiológico publicado em 2003 (ver Capítulo 1). Esses resultados demonstraram que nosso método de detecção, ou seja, o exame de anticorpos antigliadina seguido pelo teste de anticorpos antiendomísio, pode ter deixado de diagnosticar metade dos pacientes!

O desenvolvimento do método ELISA de anticorpos anti-tTG foi um momento especial para nosso centro. Outro momento essencial foi quando nos tornamos a primeira equipe de pesquisa a publicar um material sobre o importante desenvolvimento do exame de anticorpos anti-tTG. Ele agora é reconhecido como um marco decisivo na história moderna da doença celíaca.

O papel dos genes no diagnóstico

Conforme a pesquisa avançou, a doença celíaca foi definida como uma doença autoimune, o que implica que existe um componente genético envolvido em seu desenvolvimento. Os cientistas começaram a observar mais atentamente o papel do HLA-DQ2 ou do HLA-DQ8, dois marcadores genéticos associados à doença celíaca.

Muitos estudos da Europa provaram que a presença de um ou dos dois genes era quase universal entre os pacientes com doença celíaca, enquanto estavam presentes em apenas um terço da população geral. O resultado final é que esses genes parecem ser absolutamente necessários para a predisposição genética da doença celíaca. Mas, além do componente genético, é preciso ter um fator desencadeante com o glúten, que inicia o processo de autoimunidade (ver Capítulo 4).

Com base nessa observação, ficamos extremamente interessados em utilizar esse método como uma ferramenta de diagnóstico. Mas, no final da década de 1990, ocorreram alguns grandes obstáculos quanto à aplicação geral dessa técnica. A busca pelo HLA-DQ2 e pelo HLA-DQ8 requeria algumas técnicas incômodas e extremamente caras, além de grandes quantidades de sangue que deveriam ser retiradas de cada paciente.

Novamente, foi a perspicácia de dois membros de nosso laboratório, Sandro Drago e Maria Rosaria di Pierro, que levou a uma nova técnica revolucionária que permitiu que realizássemos a pesquisa de HLA usando apenas algumas gotas de sangue de cada paciente. Esse novo protocolo é atualmente utilizado ao redor do mundo para determinar o componente genético da descrição de diagnóstico de uma pessoa com doença celíaca.

Novos critérios de diagnóstico para a doença celíaca

Agora que todas as peças do quebra-cabeça do diagnóstico foram juntadas, fica óbvio para os pacientes e os médicos que não existe uma única ferramenta, sejam exames de sangue, classificação de HLA ou biópsia intestinal, que possa levar ao diagnóstico de doença celíaca com absoluta certeza.

Ao contrário, é a análise combinada dos sintomas, o teste sorológico e de HLA positivo, uma biópsia intestinal apresentando a lesão na mucosa característica da doença celíaca e uma resposta clínica e sorológica à aplicação de uma dieta sem glúten que nos direcionam a um diagnóstico conclusivo.

Procurando os pacientes celíacos perdidos

No início do novo milênio, finalmente tínhamos todas as ferramentas apropriadas para realizar um diagnóstico preciso usando um método avançado para procurar pacientes celíacos. Portanto, estávamos finalmente em uma posição para enfrentar o iceberg do subdiagnóstico da doença celíaca. Como encarar essa tarefa ainda é um assunto de debate na comunidade científica.

Inicialmente, havia argumentos válidos em favor de exames feitos em massa:

1. A doença celíaca é um distúrbio comum que causa uma morbidade significativa na população geral.
2. Uma detecção no início é geralmente difícil, do ponto de vista clínico.
3. Se não for identificada, a doença celíaca pode se manifestar com graves complicações que são difíceis de tratar, inclusive a infertilidade, a osteoporose e, em casos raros, o linfoma.
4. Existe um tratamento eficiente: a dieta sem glúten.
5. Testes de sensibilidade e de detecção simples estão disponíveis, como o exame de anticorpos anti-tTG.

Os benefícios econômicos de exames em massa para detectar a doença celíaca usando testes sorológicos seguidos de biópsias intestinais para casos positivos mostram que eles rendem 44.491 dólares a cada ano de vida salva pelos exames em comparação a nenhum exame. Esse valor é uma estimativa de quanto isso custa para a sociedade em termos de testes laboratoriais realizados, procedimentos, utilização de assistência à saúde, perda de produtividade, diminuição de qualidade de vida e maior morbidade e mortalidade em cada caso de doença celíaca não diagnosticada a cada ano.

Direcionando a população aos testes

Apesar disso, precisamos observar mais atentamente o desempenho da produtividade em relação ao custo dos exames para detectar a doença celíaca. Embora tenhamos conhecimento de que os pacientes sem tratamento de doença celíaca possam desenvolver complicações, o histórico natural da doença celíaca não diagnosticada e não tratada, principalmente em sua forma chamada de "silenciosa", permanece incerto.

O tratamento com uma dieta sem glúten tende a interferir muito na qualidade de vida de uma pessoa, especialmente nos adultos, e sua aplicação deve ser cuidadosamente conduzida. Apesar da grande sensibilidade dos exames de sangue atuais, a habilidade de prever um diagnóstico celíaco confirmado pela biópsia intestinal diminui quando os exames de sangue são aplicados na população geral, na qual o risco de doença celíaca é baixo (aproximadamente 1%).

Ao contrário, em pacientes com o risco de doença celíaca (pessoas com sintomas ou membros da família de um paciente celíaco), nos quais o risco é maior (5% a 15%), o valor preditivo dos marcadores sorológicos de doença celíaca é muito mais alto.

Além disso, a idade apropriada para um exame em massa para detectar a doença celíaca ainda permanece indeterminada, já que sabemos que a doença celíaca pode se desenvolver em qualquer idade, até mesmo entre os mais velhos. Por todas essas razões, o melhor método para chegar ao iceberg da doença celíaca não diagnosticada parece ser o teste sorológico de grupos em risco, um procedimento definido como de "identificação de caso", que minimiza os custos e é eticamente adequado.

Uma prática de atenção primária oferece a melhor oportunidade para identificar inicialmente os indivíduos que têm risco de ter doença celíaca e precisam de um encaminhamento para um diagnóstico definitivo. Nosso centro empreendeu um estudo prospectivo multicêntrico de detecção utilizando um teste sorológico (determinação de anticorpos anti-tTG da classe IgA) de adultos buscando assistência médica de seu médico de atenção primária nos Estados Unidos e no Canadá. Estávamos procurando casos de doença celíaca em populações com um maior risco de ter a doença do que a população geral.

Ao aplicar critérios simples e bem estabelecidos para descobrir a doença celíaca em uma amostragem de adultos, chegamos a um aumento de 32 para 43 vezes no índice de diagnóstico dessa condição. Muitas pessoas que haviam sido recentemente diagnosticadas relataram um histórico de sintomas duradouros, que levantaram a suspeita de doença celíaca muito antes dos exames.

Nosso estudo publicado em 2007 foi a primeira demonstração de que uma estratégia de detecção produtiva no ambiente de atenção primária é uma forma efetiva de melhorar o índice de diagnóstico da doença celíaca na América do Norte. Posteriormente, outros estudos confirmaram a autenticidade do método, que recomendamos no lugar dos exames em massa na população geral.

Quando a doença celíaca é sobrediagnosticada

Embora tanto o número quanto a precisão dos testes de diagnóstico tenham aumentado desde 1996, o sobrediagnóstico de doença celíaca também pode ser um problema. Um diagnóstico positivo incorreto geralmente ocorre por causa da confusão sobre a definição da doença celíaca, pois algumas vezes os profissionais da área de saúde podem interpretar um AAG positivo como um sinal claro e suficiente da doença.

A substituição do método recomendado de três biópsias para um processo de diagnóstico de apenas uma biópsia que raramente inclui um desafio de glúten também aumenta a possibilidade de que o paciente seja colocado em uma dieta sem glúten para o resto da vida sem uma evidência conclusiva do diagnóstico. Porém, a razão mais comum do sobrediagnóstico da doença celíaca é a interpretação errada dos testes de diagnóstico.

Quão adequados são os testes atuais de detecção?

A especificidade dos marcadores sorológicos de doença celíaca não é de 100%. Conforme já mencionado, a especificidade é a probabilidade de que o teste dará negativo entre as pessoas que não possuem a doença. Apesar de os anticorpos anti-tTG da classe IgA e os anticorpos antiendomísio estarem perto de 100% em especificidade, outros marcadores sorológicos de doença celíaca exibem uma precisão de diagnóstico menor. Essa pode ser a fonte de alguns dos erros nos diagnósticos.

A especificidade de anticorpos antigliadina da classe IgG é de apenas 40% a 80% em adultos e entre 60% e 90% em crianças, o que sugere que o exame de anticorpos antigliadina para doença celíaca tem uma função limitada. Por razões que são apenas parcialmente compreendidas, uma falsa positividade de anticorpos antigliadina da classe IgG e da classe IgA pode ocorrer em pacientes com outros distúrbios relacionados ao glúten ou em doenças inflamatórias ou infecciosas.

No entanto, é possível que uma maior absorção do glúten e de seus fragmentos de peptídeos pode ser seguida por uma resposta imunológica humoral (produção de anticorpos) ao antígeno não próprio (glúten). No teste mais recente desenvolvido para o diagnóstico da doença celíaca, a precisão diagnóstica dos anticorpos séricos direcionados contra a gliadina deaminada (anti-DGP) parece ser maior. A determinação de anticorpos da classe IgG, de anticorpos anti-tTG da classe IgG e, mais recentemente, de anticorpos antigliadina deaminada (DGP) da classe IgG é útil em pacientes com deficiência seletiva de IgA.

Estudos preliminares de crianças que possuem risco genético de doença celíaca mostraram que até mesmo o melhor marcador sorológico da doença que está atualmente disponível, o anticorpo anti-tTG da classe IgA, pode oscilar, com o tempo, de um positivo limítrofe a um valor normal, e vice-versa. A avaliação quantitativa do nível de anticorpos antitransglutaminase tecidual da classe IgA é útil para ajudar a determinar quem deve realizar uma biópsia intestinal durante o processo de exames.

Os genes podem prever quem terá a doença celíaca?

O papel do HLA-DQ2 e do HLA-DQ8 é bem conhecido, pois quase todos os pacientes celíacos possuem os marcadores genéticos que codificam esses genes. A maioria das pessoas com doença celíaca (aproximadamente 95%) produz HLA-DQ2, e o restante delas tem resultado positivo para HLA-DQ8.

No entanto, o HLA-DQ2 é comum na população geral e está presente em aproximadamente 30% dos caucasianos. Mesmo assim, apenas cerca de 3% das pessoas com esse gene desenvolverão a doença celíaca. Portanto, o HLA-DQ2 ou o HLA-DQ8 são necessários para o desenvolvimento da doença, mas não suficientes, pois seu fator de risco estimado é de apenas 36% a 53%.

Graças à contribuição de nosso centro, o teste de HLA-DQ está atualmente muito mais acessível e é cada vez mais usado para o objetivo de diagnóstico. Essa aplicação ocorre em casos incertos ou em grupos de risco. A capacidade de descartar a doença celíaca pelo HLA-DQ é impressionante, e a proporção de falsos negativos (pacientes com doença celíaca que não possuem esses genes) é extremamente pequena. Portanto, o teste de HLA é útil para descartar a doença celíaca, mas não para confirmar o diagnóstico.

Entretanto, dados recentes de nosso centro indicam que, enquanto a ausência de HLA-DQ2 e HLA-DQ8 praticamente descarte a doença celíaca, a presença de duas cópias de HLA-DQ2 (uma herdada da mãe e a outra, do pai) aumenta muito o risco de desenvolvimento de doença celíaca em pessoas com um histórico familiar positivo.

Os testes genéticos também são particularmente eficazes para as pessoas que adotaram uma dieta sem glúten sem realizar anteriormente os testes adequados de detecção de anticorpos e a biópsia intestinal. De fato, um resultado negativo pode ajudá-las a evitar um desafio de glúten, já que esses pacientes quase certamente não são afetados pela doença celíaca. É mais provável que eles estejam sofrendo de sensibilidade ao glúten.

Em contraste, o valor preditivo positivo de um teste de HLA é fraco. A razão pela qual o teste de HLA quase não tem importância para prever a doença celíaca são as altas frequências de alelos de risco DQ entre pessoas não afetadas.

A biópsia intestinal ainda é o método de referência?

Apesar de o papel importante da biópsia no intestino delgado para o diagnóstico da doença celíaca ser indiscutível, existe uma série de problemas de interpretação que pode levar a erros de diagnóstico. Mudanças no

Vilosidades: de saudáveis a danificadas

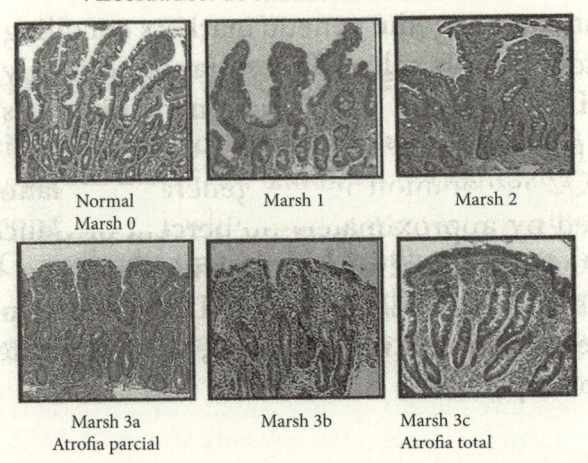

Normal
Marsh 0

Marsh 1

Marsh 2

Marsh 3a
Atrofia parcial

Marsh 3b

Marsh 3c
Atrofia total

revestimento dos tecidos intestinais que ocorrem na doença celíaca seguem um curso sequencial classificado pelo sistema desenvolvido pelo dr. Michael Marsh e modificado pelo dr. Georg Oberhuber em cinco estágios (tipos 1, 2, 3a, 3b e 3c). Conforme a doença avança, as vilosidades acabam ficando completamente desgastadas, deixando uma superfície plana.

Nos casos da lesão mais grave nas vilosidades intestinais, definida como lesão Marsh-Oberhuber 3, observamos muitas características típicas. Há um aprofundamento dos vales entre as vilosidades, mais linfócitos intraepiteliais (soldados de células imunológicas) e uma variedade de lesões, de vilosidades moderadamente enfraquecidas a vilosidades completamente desgastadas. No entanto, essas mudanças no tecido não são específicas da doença celíaca e podem ser causadas por muitas outras doenças do trato intestinal, como diarreia infecciosa, enteropatia autoimune, traumas por radiação e alergia alimentar.

Conforme é possível observar na ilustração anterior, a quantidade de lesão no tecido pode variar de extremamente mínima até a destruição total das vilosidades. Por exemplo, uma lesão de tipo 1 (o menor dano possível) é caracterizada pela estrutura normal das vilosidades e a presença de células imunológicas (os chamados linfócitos intraepiteliais) no "campo de batalha do intestino".

Voltando ao paralelo da cidade cercada por um muro, é como se a presença do inimigo (glúten) fosse detectada e os soldados (células imunológicas) fossem posicionados no muro da cidade, prontos para lutar. O campo de batalha está armado, os dois grupos estão prontos para travar a batalha, mas ainda não dispararam tiros, e, portanto, nenhum dano é detectado nesse estágio inicial.

Isso deve ser aceito como possivelmente indicativo da doença celíaca somente quando outras evidências de diagnóstico são muito fortes, como na positividade bem definida e persistente de anticorpos anti-tTG da classe IgA e na presença de HLA-DQ2 e/ou HLA-DQ8. A especificidade fraca de uma enteropatia mais moderada é um problema ainda maior em países menos industrializados, onde a prevalência da chamada "enteropatia ambiental", que pode surgir de infecções e má nutrição, é alta.

Além disso, a avaliação das amostras de biópsia do intestino delgado é influenciada por uma série de aspectos técnicos. O primeiro é a área de onde as amostras vêm. Em um estudo, a atrofia das vilosidades associada à doença celíaca foi ocasionalmente detectada apenas no bulbo duodenal, que é a primeira parte do intestino delgado. Essa área era geralmente evitada pelos gastroenterologistas no passado por causa das possíveis dificuldades na interpretação do tecido em razão da presença de um tipo de célula normalmente não observado no intestino delgado.

Uma segunda dificuldade pode ser a desigualdade da lesão na mucosa, que muitas vezes não é distribuída de maneira uniforme. Com o propósito de diagnóstico, precisamos retirar no mínimo três amostras de tecido em um procedimento de endoscopia, incorporando uma biópsia do bulbo duodenal, para ter certeza de detectarmos a atrofia nas vilosidades. No entanto, um método de cinco biópsias é recomendado para a identificação de até mesmo as menores lesões desiguais.

Uma terceira consideração é que a manipulação e o processamento corretos das amostras de biópsia são necessários para uma avaliação adequada das mudanças no tecido intestinal, principalmente quando o grau de dano é menos grave. Se as vilosidades não forem divididas ao longo de seu eixo longitudinal, os cortes feitos em um ângulo diferente podem resultar em amostras que simulam a imperfeição das vilosidades, levando a um diagnóstico incorreto de doença celíaca.

Avaliar qualquer dano ao tecido intestinal depende muito do julgamento e da experiência do observador, o quarto aspecto técnico. Apesar de não haver dúvidas de que a classificação de Marsh-Oberhuber para as lesões intestinais seja uma ferramenta de diagnóstico eficiente, esse sistema tem sido criticado por causa de suas muitas categorias de diagnóstico, que podem levar a um consenso menor entre os observadores e, por fim, a um diagnóstico equivocado.

Os cinco pilares do diagnóstico

Já progredimos muito desde que realizei meu primeiro procedimento usando a incômoda cápsula de Watson. Em 1989, a Sociedade Europeia de Gastroenterologia, Hepatologia e Nutrição publicou orientações baseadas em cinco critérios que precisavam estar presentes para diagnosticar a doença celíaca. São eles:

1. Sinais ou sintomas compatíveis com a doença celíaca.
2. Testes sorológicos de detecção positivos (na época, apenas os testes de anticorpos antiendomísio estavam disponíveis).
3. Presença de marcadores genéticos HLA-DQ2 ou HLA-DQ8.
4. Lesão intestinal característica da doença celíaca detectada pela endoscopia.
5. Solução dos sintomas após adotar a dieta sem glúten.

Com esses critérios presentes, o diagnóstico é decisivo; não são necessárias repetidas endoscopias.

Ao longo dos anos, seguimos estritamente essas orientações. No entanto, verificamos muitas exceções a essas regras, até o ponto em que recentemente o dr. Carlo Catassi e eu nos questionamos quanto à adequação desses métodos de diagnóstico inflexíveis.

Como sempre, foi nossa experiência clínica que realmente indicou que esse método inflexível poderia abranger a grande maioria dos casos de doença celíaca, mas não todos. Rever os cinco critérios demonstra quais tipos de exceções verificamos para cada um deles.

Os "casos silenciosos" de doença celíaca

O primeiro critério são os sinais e sintomas compatíveis com a doença celíaca. Abordamos detalhadamente quais tipos de sinais e sintomas as pessoas afetadas pela doença celíaca podem perceber. Existem também casos possíveis sem sintomas, que classificamos como a "forma silenciosa" da doença celíaca.

Portanto, como descobrimos inicialmente esses casos silenciosos? Quando aprendemos que a doença celíaca é uma doença autoimune e, dessa forma, possui um componente genético, procuramos ativamente os casos de doença celíaca entre os parentes de primeiro grau e, às vezes, de segundo grau. Nosso estudo epidemiológico de 2003 nos Estados Unidos é um exemplo característico desse método.

Como esperado, descobrimos que os parentes de pacientes com doença celíaca têm de duas a dez vezes mais chances de ser afetados por essa condição. Também aprendemos que muitos desses parentes que possuíam a doença não tinham nenhum sintoma, representando a definição dos casos silenciosos.

Muitos outros estudos realizados ao redor do mundo confirmaram a existência de um subgrupo de pacientes com doença celíaca que não apresentam sintomas de nenhum tipo. Ainda descobrimos esses casos em nosso centro quando examinamos os membros da família de pacientes recentemente diagnosticados com doença celíaca, como recomendado pelos protocolos atuais.

Como é possível que alguém com uma doença autoimune que está destruindo seu intestino possa não ter nenhum sintoma? Para responder a essa pergunta, tenha em mente que o intestino delgado é um tubo longo com aproximadamente 5,5 metros a 7 metros de comprimento.

Portanto, se o dano ocorre em uma região que não é especializada em alguma função específica, ou seja, absorção de ferro, cálcio e vitamina D, o restante do intestino auxilia a capacidade perdida na região local para digerir e absorver os nutrientes. Nesse caso, nenhum sintoma clínico aparece. Mas, com o tempo, o dano pode progredir até a parte crítica do intestino ser afetada, levando ao aparecimento dos sintomas. Então, não é surpresa que o primeiro pilar do diagnóstico – sinais e sintomas – nem sempre esteja presente.

Quando o exame de sangue e a biópsia não são compatíveis

O segundo critério são os testes sorológicos de detecção positivos. Se seguirmos o método de diagnóstico recomendado para a doença celíaca, primeiramente examinaremos o indivíduo em busca de anticorpos específicos para a doença celíaca. Se os resultados derem positivo, realizamos uma endoscopia a fim de procurar as lesões características. Esse também é o método que adotamos para estabelecer a sensibilidade do teste de transglutaminase tecidual. A sensibilidade, conforme é possível recordar, é a capacidade de o teste identificar todos os casos de doença celíaca.

No entanto, essa é uma profecia autorrealizável, já que as endoscopias são feitas apenas se os anticorpos derem resultado positivo. Novamente, nossa prática clínica nos ensinou o contrário. Especificamente, vimos casos em que os gastroenterologistas decidem realizar uma endoscopia apenas com base nos sintomas, e eles descobrem lesões intestinais características da doença celíaca.

Para validar a descoberta, eles pedem um exame de anticorpos, e os resultados podem ser negativos. Outro cenário que ocorre é quando o médico considera a doença celíaca um diagnóstico possível e realiza corretamente um exame de sangue, mas obtém resultados negativos. Apesar dos resultados negativos, ele pode decidir realizar uma endoscopia para procurar outras causas dos sintomas do paciente e detectar uma lesão intestinal característica da doença celíaca.

Com base em nossa experiência clínica e nos dados recentemente publicados, estimamos que aproximadamente 10% a 20% dos pacientes com doença celíaca obtêm resultado negativo no teste sorológico de detecção. Portanto, o pilar número dois do diagnóstico é desafiado pelos campos clínicos e de pesquisa.

O terceiro critério de diagnóstico são marcadores genéticos HLA-DQ2 ou HLA-DQ8. Mesmo sendo quase impossível desenvolver a doença celíaca sem ter o devido HLA-DQ2 e/ou HLA-DQ8, existem ainda 2% a 3% de pessoas com doença celíaca que não possuem esses genes. Isso acontece raramente, mas algumas vezes o pilar número três do diagnóstico também não é absoluto.

O quarto critério é a lesão estimada do intestino delgado. Sempre consideramos a presença de lesão intestinal como o método de referência para o diagnóstico da doença celíaca. No entanto, todos os médicos familiarizados com a doença celíaca sabem muito bem que a lesão pode ser desigual e, às vezes, não ser percebida quando as biópsias são feitas.

Existe também a possibilidade de que a lesão ocorra mais abaixo do trato gastrointestinal, em uma área que não pode ser alcançada pela endoscopia e não ser percebida. Portanto, até mesmo o pilar clínico número quatro, nosso estandarte de ouro, perdeu seu brilho característico. Atualmente, ele pode ser apenas de prata ou até mesmo de bronze em sua natureza.

O quinto pilar clínico é que os sintomas devem ser resolvidos após a adoção da dieta sem glúten. Existem muitas razões possíveis para uma pessoa não responder a uma dieta sem glúten rígida por muito tempo, apesar da boa aderência e adaptação. Esse cenário complicado pode confundir tanto o paciente quanto os profissionais da área de saúde.

Eliminando a biópsia intestinal

Embora a grande maioria das pessoas com doença celíaca satisfaça todos os cinco critérios de diagnóstico mencionados anteriormente, ainda existem exceções para cada um dos cinco pilares clínicos, a fim de justificar aquilo que o dr. Catassi e eu sugerimos como o método mais racional para diagnosticar a doença celíaca. Se, de fato, nossas sugestões forem seguidas, quatro dos cinco critérios satisfeitos devem ser suficientes para abranger todas as pessoas afetadas pela doença celíaca.

Por exemplo, se você tem sinais e sintomas claros da doença celíaca; se seu exame de detecção der definitivamente positivo (os níveis de anticorpos forem pelo menos dez vezes mais do que o normal); se você tem o devido HLA-DQ2 e/ou o HLA-DQ8, e seus sintomas desaparecem ao colocar em prática uma dieta sem glúten, uma biópsia intestinal pode ser evitada, especialmente na população infantil.

Nossa recomendação tem sido adotada pela Sociedade Europeia de Gastroenterologia, Hepatologia e Nutrição Pediátrica, que revisou recentemente suas orientações para seguir essa recomendação. Você se lembra da lâmpada de Aladim mencionada na Introdução? Nesse momento realizamos o desejo número três: eliminar a necessidade de repetidas biópsias intestinais, especialmente em crianças.

A doença celíaca não responsiva

Às vezes, observamos pacientes que continuam a ter sintomas e altos níveis de anticorpos anti-tTG em sua consulta de acompanhamento seis meses depois, apesar de terem aderido à dieta sem glúten. Nesses casos, nossa nutricionista, Pam Cureton, inicia uma missão de investigação para descobrir alguma possível contaminação cruzada ou observância insuficiente da dieta.

Às vezes, ela surge com algumas descobertas interessantes. Considere o caso de Betsy, que afirmou repetida e resolutamente sua aderência absoluta à dieta sem glúten. Um dia ela esclareceu que mantinha sua dieta rigorosa de segunda-feira a sábado, mas no domingo saboreava seu prato de macarronada! No entanto, na maioria das vezes, Pam não consegue identificar um motivo claro para o paciente não estar melhorando, apesar de estar seguindo uma dieta sem glúten correta.

A doença celíaca não responsiva, que ocorre em 10% a 15% dos pacientes, é uma das áreas mais desafiadoras que enfrento como médico no tratamento de distúrbios relacionados ao glúten. Normalmente, quando você segue uma dieta sem glúten, seu corpo e seu sistema imunológico relaxam porque eles finalmente se sentem "protegidos" dos glutens invasores. Seu corpo começa o processo de cura quando o sistema imunológico para de atacar o tecido do corpo. Mas, com a doença celíaca não responsiva, o sistema imunológico permanece em alerta máximo.

Se você seguir uma dieta sem glúten rígida por um ano e ainda assim seus exames de sangue apresentarem níveis elevados de anticorpos anti-tTG, ou se sua endoscopia apresentar dano contínuo às vilosidades de seu intestino delgado, você tem doença celíaca não responsiva. Para a maioria das pessoas com doença celíaca não responsiva, a ingestão de glúten inadvertida é a causa mais comum. No entanto, outros fatores podem estar envolvidos, o que algumas vezes se torna uma condição séria e difícil de ser tratada. Até para pacientes que seguem a dieta rigorosamente, há uma porcentagem elevada que apresenta uma lesão persistente nas vilosidades.

Os guardas do glúten ficam em alerta máximo

Vamos retornar à nossa representação de seu corpo como uma fortaleza contra invasores externos, com seu sistema imunológico como os soldados ou guardas no portão. A maioria das pessoas com doença celíaca pode ingerir com segurança até dez miligramas de glúten por dia antes de os "soldados do glúten" ficarem alertas e começarem a acarretar complicações em seu sistema imunológico (dez miligramas de glúten é igual a cerca de um oitavo de uma colher de chá de farinha).

Em outras palavras, o sistema imunológico da maioria dos pacientes com doença celíaca não fica em alerta máximo com algumas migalhas. Mas, se você tem doença celíaca não responsiva, possui guardas hiper-reativos ao glúten. E, para alguém recentemente diagnosticado com doença celíaca, às vezes demora um tempo para esses guardas do glúten relaxarem um pouco e abandonarem suas posições de defesa.

Nesse cenário, todo glúten é considerado uma ameaça, inclusive os dez miligramas que geralmente são enfrentados com facilidade por um sistema imunológico em bom funcionamento. No caso da doença celíaca não responsiva, absolutamente todos os traços de glúten devem ser retirados para que o sistema imunológico retorne ao normal. Se os testes mostrarem que o glúten ainda está presente, apesar da adesão total à dieta sem glúten, esse é o motivo mais provável de você ainda estar sofrendo com os sintomas.

Quando *não* é realmente só doença celíaca

Para os pacientes com doença celíaca não responsiva, o primeiro passo é analisar sua dieta cuidadosamente (ver "Elimine os Glutens Invasores", na página 106). A ingestão de glúten inadvertida é o motivo mais comum da doença celíaca não responsiva.

Porém, assim como a doença celíaca muitas vezes se disfarça como outra condição, enganando os melhores diagnosticadores, o contrário pode ocorrer, e a doença celíaca pode ser diagnosticada por engano. Ou a doença celíaca pode coexistir com outras condições. Algumas condições que simulam os sintomas da doença celíaca incluem insuficiência pancreática, síndrome do intestino irritável, crescimento excessivo das bactérias no intestino delgado, colite linfocítica, colite colagenosa, jejunite ulcerativa, linfoma de células T, câncer de pâncreas, intolerância à frutose, enteropatia perdedora de proteínas, linfadenopatia cavitária e espru tropical.

A Dieta Fasano

Quando nossos pacientes não respondem à dieta sem glúten, nosso primeiro passo é rever seus sintomas e hábitos alimentares. Se os sintomas não melhoram após muitos meses de adesão total à dieta, suspeitamos de um caso de doença celíaca não responsiva. Então, muitas vezes colocamos o paciente na "Dieta Fasano". Um nutricionista com especialidade em doença celíaca pode ajudá-lo a decidir se a Dieta Fasano é adequada a você e treinar corretamente esses guardas do glúten.

Desenvolvemos a Dieta Fasano para garantir a retirada completa de todo o glúten da dieta de um paciente e acalmar o sistema imunológico. A dieta de três meses permite que o tempo de seu corpo se ajuste, bem como tenha tempo de se curar e reeducar os guardas do glúten. Permanecer na Dieta Fasano por três meses permite que seu corpo se estabeleça em seu novo estado de recuperação não inflamado.

Com a eliminação de alimentos processados, a Dieta Fasano se concentra em frutas frescas, legumes, grãos bem tolerados, como o arroz, e carnes, como o peru e o frango. Semelhante a uma dieta de eliminação, a Dieta Fasano é desenvolvida para eliminar até mesmo traços de glúten de sua dieta, enquanto enfatiza escolhas saudáveis.

É preciso ter atenção aqui: antes de começar esta ou outra dieta de eliminação, um nutricionista especializado precisa analisar cuidadosamente sua dieta para descobrir e eliminar possíveis fontes de glúten presentes nela. Nunca comece uma dieta ou outro tratamento nutricional sem o auxílio de uma equipe de profissionais da área de saúde.

A doença celíaca refratária

Com base em dados coletados em nosso centro durante os últimos sete anos, aproximadamente 80% dos pacientes com doença celíaca não responsiva melhoram com a Dieta Fasano. Os outros 20% são afetados pela doença celíaca refratária, também conhecida como espru refratário.

Cerca de 1% a 5% dos pacientes diagnosticados com doença celíaca desenvolvem a doença celíaca refratária. Essa é uma condição muito rara, mas algumas vezes potencialmente fatal, em que há uma ausência de melhora a longo prazo na dieta sem glúten. Esse é o momento em que nossos pacientes com doença celíaca, quase exclusivamente adultos, encaram a situação mais complicada.

Os pacientes continuam a perder peso, e os sintomas tendem a piorar em vez de melhorar. Isso é definido como a persistência de vilosidades gravemente lesionadas em pacientes que estão sob uma dieta sem glúten rígida por pelo menos um ano, no qual outras causas específicas foram descartadas. A doença celíaca refratária geralmente causa sintomas de má absorção grave.

Existem dois tipos de doença celíaca refratária. O Tipo 1 é responsável por 25% dos casos, com os outros 75% classificados como Tipo 2. Com uma população de linfócitos intraepiteliais normais (você se lembra de nossos soldados imunológicos no campo de batalha?), o Tipo 1 apresenta um bom prognóstico e um índice de sobrevivência de cinco anos de mais de 95%. Ao contrário, o Tipo 2 tem uma população de linfócitos intraepiteliais anormais, e 50% a 60% dos pacientes com o Tipo 2 da doença celíaca refratária desenvolvem um linfoma em cinco anos.

Elimine os glutens invasores

- Verifique os rótulos de seus alimentos favoritos; todos os dias, os alimentos e os ingredientes podem mudar sem aviso.
- Entre em contato com os fabricantes dos produtos que você utiliza e que contêm a declaração "produzido ou utilizado em uma fábrica que também produz trigo ou usado em uma máquina que também produz trigo", a fim de perguntar sobre os procedimentos do fabricante para evitar a contaminação cruzada. Essa é uma declaração voluntária de alérgenos que pode refletir ou não a contaminação. Da mesma forma, produtos que não contêm essa declaração e não afirmam "sem glúten, feito em uma cozinha especializada" podem ser produzidos em uma fábrica que também produz trigo ou utilizados em uma máquina que também processa trigo. Quando tiver dúvidas, ligue para o fabricante.
- Verifique com os fabricantes todos os medicamentos, de venda livre e sob prescrição, para ter certeza de que eles não contêm glúten. Visite o site <www.glutenfreedrugs.com> para obter ajuda quanto aos seus medicamentos. Atenção: não interrompa o uso de medicamentos sem primeiro consultar seu médico.
- Verifique todos os produtos que são levados até sua boca, inclusive seu creme dental. Embora seja muito improvável que os produtos orais contenham glúten, é importante verificar tudo.

- Use hóstias para comunhão sem glúten ou as hóstias com pouco teor de glúten oferecidas pelas Irmãs Beneditinas. Essas hóstias, descritas como contendo pouco glúten, são rotuladas com 0,01% de glúten e são consideradas seguras. Visite o site <http://altarbreadsbspa.com/lowgluten.php>.
- Avalie a frequência e as estratégias que você utiliza para comer fora de casa. Para mais dicas sobre como comer em restaurantes, consulte o Capítulo 8.
- Procure fontes de contaminação cruzada em casa. Certifique-se de usar uma torradeira exclusiva sem glúten. Limpe totalmente as bancadas da cozinha. Use utensílios separados para cozinhar e servir. Use fôrmas separadas em caso de assadeiras com furos, como fôrmas para bolinhos. Sempre use uma faca limpa e a política de utilizar apenas uma vez o utensílio em potes de condimentos comuns.

Capítulo 6

O Glúten e o Cérebro

*"Uma migalha ingerida em paz é melhor
do que um banquete partilhado na ansiedade."*
Esopo

O glúten afeta mais que o intestino

Após eu ter me graduado na Universidade de Nápoles em 1986 como gastroenterologista pediátrico, estava entusiasmado para começar a tratar os pacientes. Na Itália, comecei a consultar meus pacientes com doença celíaca. Muitas das crianças tinham os sintomas típicos da doença celíaca: distúrbios gastrointestinais, diarreia, barriga inchada e deficiência no crescimento.

Era quase como se víssemos a doença celíaca por uma lente em preto e branco. Naquele tempo, se você não tivesse esses sintomas, então não era doença celíaca. E quase sempre ela era diagnosticada apenas em crianças. Muitos médicos acreditavam que as crianças podiam superar a doença, tanto quanto uma criança podia superar uma alergia.

Agora sabemos que a história é bem diferente. Sabemos que a doença celíaca pode atingir qualquer pessoa em qualquer fase da vida. Também sabemos que não se trata de algo que você superará, mas, sim, uma condição que deve ser controlada permanentemente pela adesão total à dieta sem glúten. Desde então, também aprendi a reconhecer as diversas maneiras como a doença celíaca se apresenta clinicamente.

Os profissionais da área de saúde por dentro da história da doença celíaca observaram uma mudança em sua apresentação clínica. Observamos a fotografia monocromática dos sintomas gastrointestinais ser transformada em uma doença cinematográfica e sistêmica que pode afetar todos os órgãos ou tecidos.

Em retrospecto, posso ver que o cérebro estava, de alguma forma, sistematicamente envolvido na apresentação clínica da doença celíaca desde o começo. Agora que também sabemos que as reações ao glúten vão além da doença celíaca, o direcionamento preferencial ao cérebro se tornou ainda mais evidente para mim.

Em nossa clínica, é extremamente raro encontrar um paciente com um possível distúrbio relacionado ao glúten que não tenha alguns sintomas que envolvam o cérebro ou o sistema nervoso em geral. Dores de cabeça, enxaqueca, ansiedade, depressão, formigamento nas pontas dos dedos e confusão mental estão entre os sintomas mais frequentes relatados por nossos pacientes. A ataxia por glúten, a falta de coordenação, é uma manifestação menos comum do efeito do glúten no cérebro.

Ainda existem muitos mistérios sobre o glúten e o cérebro, mas há uma coisa de que tenho certeza. Quando os pacientes com sintomas comportamentais e neurológicos resultantes de distúrbios relacionados ao glúten são colocados em uma dieta sem glúten, a maioria deles tem um alívio quase mágico dos sintomas que atormentaram sua vida por anos. Essa é uma das experiências mais recompensadoras que obtive no tratamento desses pacientes, como ilustrado pelo cenário a seguir.

Um diagnóstico difícil

Eleanor tinha 52 anos e era professora universitária associada a uma universidade estadual. Ela começou a ter sintomas gastrointestinais moderados e a sofrer de declínio cognitivo, inclusive perda de memória e desorientação. Por causa dos problemas gastrointestinais, ela passou por um exame para a detecção de doença celíaca. Embora o exame de autoanticorpos antitransglutaminase tecidual (tTG) tivesse dado positivo (indicando a doença celíaca), ela não fez uma endoscopia em seguida nem foi colocada em um dieta sem glúten. Parecia que seu estado mental estava piorando tão rapidamente que todo o foco tinha sido colocado em diagnosticar sua condição mental. O exame de anticorpos anti-tTG foi ignorado.

Nesse meio tempo, sua saúde mental declinou tanto que ela teve de ser admitida como paciente interna em uma ala psiquiátrica. A equipe de médicos não conseguia chegar a um diagnóstico definitivo, embora a doença de Alzheimer fosse a causa suspeita de sua condição.

Nessa época, sua família e seus amigos estavam desesperados com o declínio rápido e enigmático dessa mãe e colega. O filho dela se lembrou do exame de sangue positivo que apontava em direção à doença celíaca e começou a pesquisar qualquer possível conexão com o agravamento mental de sua mãe.

Foi nesse momento que nos envolvemos no caso. O filho de Eleanor e um amigo da família que estava ajudando a trouxeram para nossa clínica. Repetimos o exame de sangue e confirmamos um resultado positivo para anticorpos anti-tTG. Realizamos uma endoscopia, que apresentou lesão intestinal, e o diagnóstico de doença celíaca foi confirmado. Eleanor foi colocada em uma dieta sem glúten e começou a responder de maneira positiva. Meses depois, sua condição mental havia melhorado, e ela foi liberada da instituição psiquiátrica. Anos depois, voltou a trabalhar em seu emprego anterior, na mesma universidade estadual.

A história de Eleanor é um caso dramático e muito incomum de como a doença celíaca não tratada pode ter consequências trágicas. No entanto, o assunto completo sobre o glúten e seus efeitos no cérebro ainda é muito debatido. Os resultados conflitantes das pesquisas e o ceticismo da parte de muitos profissionais da área de saúde sobre o papel do glúten nas doenças neurológicas contribuem com a controvérsia.

Por que o glúten tem um efeito prejudicial na saúde mental de apenas algumas pessoas e não de outras? Existem muitas explicações, e eu as resumi em duas escolas de pensamento básicas.

O efeito da endorfina na inflamação

Conforme mencionado em outras partes do livro, existem fragmentos do glúten que não podem ser completamente digeridos. Alguns pesquisadores acreditam que alguns desses fragmentos possuem uma semelhança estrutural às substâncias químicas chamadas endorfinas, que são produzidas no cérebro. As endorfinas têm uma estrutura química semelhante à morfina e naturalmente aliviam a dor e reduzem o estresse.

As pessoas que apoiam essa teoria chamam esses fragmentos do glúten de "gliadorfinas". Elas cogitam a ideia de que as gliadorfinas cruzam, de alguma maneira, a barreira intestinal, entram na corrente sanguínea e cruzam a barreira hematoencefálica. Tendo atravessado a barreira hematoencefálica, as gliadorfinas interagem com os receptores de endorfina e causam as mudanças comportamentais descritas anteriormente.

Essa teoria pode explicar as mudanças comportamentais sentidas pelos pacientes com doença celíaca e sensibilidade ao glúten. No entanto, ela não explica adequadamente os sintomas como a neuropatia, um estado irregular e geralmente dolorido do sistema nervoso, ou o formigamento das mãos e dos pés, que muitas vezes detecto nesses pacientes.

Essa contradição evidente pode ser explicada pela segunda teoria, a qual propõe que o envolvimento do cérebro em distúrbios relacionados ao glúten é resultante de um processo inflamatório. Essa inflamação é uma sequência de respostas imunológicas que começam no intestino.

Os primeiros passos no processo se sobrepõem à primeira teoria: peptídeos de gliadina específicos são produzidos do glúten, e eles cruzam a barreira intestinal. Mas o cenário mudou depois disso. O transtorno de peptídeos de gliadina produz uma cadeia de eventos que levam a uma resposta respiratória.

Quando esses fragmentos "passam pelos muros da cidade" ao cruzar a barreira intestinal em lugares aos quais eles não pertencem, os soldados imunológicos criam uma resposta para se livrar do inimigo. A resposta imunológica imediata (ou a resposta imunológica inata) no intestino é o primeiro passo que leva ao que se poderiam tornar sintomas de distúrbios relacionados ao glúten (ver Capítulo 4).

Se ao menos o sistema imunológico inato (penso nele como unidades de resposta especiais posicionadas após um ataque do inimigo) estiver envolvido, o resultado tende a ser de sensibilidade ao glúten. Se o sistema imunológico adaptativo está envolvido (penso nesses elementos como uma infantaria se estabelecendo em um longo estado de sítio), então a resposta autoimune da doença celíaca provavelmente surgirá.

Porém, lembre-se, minha filosofia é a de que o intestino não é como Las Vegas: o que acontece no intestino não fica no intestino. Essas células imunológicas podem deixar o intestino e percorrer outras partes, inclusive os nervos periféricos ou o cérebro. Lá elas podem causar uma inflamação que leva aos sintomas comportamentais e/ou neurológicos descritos anteriormente. As experiências clínicas e os estudos de pesquisa que apoiam essa segunda teoria aumentaram nos últimos anos.

Por que o glúten ataca o cérebro?

Das duas teorias, a segunda faz mais sentido para mim. Ela está correlacionada ao que já sabemos em termos de desenvolvimento da inflamação na patogenia dos distúrbios ligados ao glúten.

Mas por que os médicos observam mais e mais pacientes sofrendo desses sintomas? E por que o cérebro é um dos alvos preferidos desse ataque inflamatório causado pelo glúten? Como mais pesquisas estão concentradas na área dos efeitos do glúten no cérebro, estou confiante de que nos próximos anos saberemos muito sobre esse aspecto surpreendente, e ainda assim preocupante, dos distúrbios relacionados ao glúten.

Como você pode imaginar, duas áreas que estão entre as mais controversas em relação ao glúten e o cérebro são o transtorno do espectro autista e a esquizofrenia. Vamos observar os fatos e os mitos em torno dessas duas condições devastadoras.

Diagnosticando o problema

No começo de minha carreira como gastroenterologista pediátrico no Centro Médico da Universidade de Maryland, testemunhei outra reviravolta dramática. Eu tinha acabado de chegar a Baltimore e estava conhecendo uma nova cidade, um novo país, um novo idioma e novos costumes. Entretanto, meu instinto básico como médico entrou em ação quando escutei uma criança gritando na sala de uma clínica pediátrica em 1993.

Pensei: "Oh, os enfermeiros devem estar tendo um problema para colocar um acesso intravenoso". Entrei na sala para ver se conseguia ajudar. Fiquei surpreso em ver apenas uma mãe e seu filho de cerca de 5 anos de idade. Ele estava simplesmente gritando por nenhum motivo aparente. Perguntei à mãe dele o que estava acontecendo de errado, e ela respondeu: "Ele faz isso a maior parte do tempo, e eu não sei qual é o problema. Não conseguimos descobrir o que acontece com ele".

O menino havia sido agendado para fazer um exame a fim de descartar o diagnóstico de fibrose cística, por causa de um episódio então recente de diarreia grave. Ele nem estava marcado para ver um médico naquele dia. Ele já havia perdido alguns de seus marcos de desenvolvimento, inclusive, principalmente, sua fala e suas habilidades de comunicação. Após conversar com a mãe dele sobre seus sintomas, percebi que a combinação de diarreia e mudanças comportamentais poderia realmente ser resultado da doença celíaca. Decidi fazer o exame para verificar se ele tinha a doença.

Como esperado, suas amostras de sangue deram resultado positivo para a doença celíaca. Agendamos uma endoscopia no intestino superior, o que nunca é um procedimento fácil em uma criança de 5 anos. Os resultados mostraram uma inflamação extensa e o enfraquecimento das vilosidades de seu intestino delgado característico da doença celíaca.

Imediatamente o colocamos em uma dieta sem glúten. Alguns meses depois, recebi uma carta interessante. Era da fonoaudióloga do menino. Ela estava surpresa com o progresso que ele havia feito em um período tão curto de tempo. Ela queria saber o que tínhamos feito para causar uma transformação tão surpreendente nele.

Em menos de seis meses, ele passou do estágio de saber poucas palavras a falar frases inteiras. Em vez de agir como uma criança de 2 ou 3 anos de idade, o ponto em que seu desenvolvimento ficou atrasado e seu comportamento piorou, ele começou a agir apropriadamente como uma criança de 5 anos.

Fiquei impressionado quando o vi alguns meses depois. Ele não apenas conseguia se comunicar adequadamente para sua idade como também tinha se transformado de uma criança que vivia no próprio mundo para um menino muito animado, com um brilho em seus olhos que eu nunca tinha visto antes. Um dos momentos mais gratificantes que tive como médico ocorreu naquele dia, quando a mãe dele disse: "Obrigada por trazer meu filho de volta".

Uma em 88 crianças

Os transtornos do espectro autista são distúrbios combinados do desenvolvimento neurológico que afetam aproximadamente 1% da população geral. Crianças e adultos com espectro autista apresentam comunicação deficiente, competências sociais fracas ou não existentes, comportamentos repetitivos e poucos interesses. Quando o autismo foi inicialmente reconhecido como uma condição clínica distinta em meados da década de 1940, acreditava-se que fosse causado por uma combinação de falhas biológicas congênitas e fatores psicológicos.

Em meados da década de 1960, Bruno Bettelheim publicou o livro *A Fortaleza Vazia*. Nesse tratado, Bettelheim identificou as "mães geladeiras" emocionalmente distantes como a causa primária do autismo.

A princípio, seu tratado influente foi bem recebido, mas depois foi submetido a um exame mais crítico, conforme apareceram outros fatores no desenvolvimento do autismo. Em 1977, os pesquisadores britânicos Susan Folstein e Martin Rutter publicaram o primeiro estudo semelhante que provava incontestavelmente a existência de um componente genético na origem do autismo. Independentemente das causas, cerca de uma em 88 crianças é diagnosticada atualmente com um transtorno do espectro autista, de acordo com os Centros de Controle e Prevenção de Doenças.

O distúrbio afeta um número estimado de 1,5 milhão de pessoas nos Estados Unidos e dezenas de milhões de crianças e adultos ao redor do mundo. Os meninos recebem esse diagnóstico com três a quatro vezes mais frequência do que as meninas. Estimativas mostram que um em 54 meninos nos Estados Unidos está no espectro dos transtornos autistas.

Muitas causas para o transtorno do espectro autista

Os pesquisadores em geral concordam que existem muitas causas para o transtorno do espectro autista, com componentes genéticos e ambientais que colocam as crianças e os adultos em algum ponto do espectro autista. Realmente, algumas evidências indicam que fatores ambientais desempenham um papel importante na patogenia do transtorno do espectro autista.

Esses fatores incluem preocupações maiores sobre a exposição ambiental e o desenvolvimento neurológico em geral. Aspectos mais específicos incluem alguns dados polêmicos sobre como a exposição ambiental pode causar autismo; dados epidemiológicos sobre a exposição ambiental e o autismo; e, o mais importante, diferenças regionais na prevalência do autismo e dados descritivos no crescimento recente do autismo.

Mas quais fatores ambientais estão envolvidos nessa epidemia do transtorno do espectro autista? Existem muitas teorias, mas há poucas certezas quanto aos causadores do transtorno do espectro autista em crianças geneticamente propensas. Entre essas teorias, mutações genéticas, estresse oxidativo, distúrbios metabólicos, disbiose intestinal (um desequilíbrio de micro-organismos saudáveis no intestino), exposição a metais pesados e sensibilidades alimentares já foram indicados como causadores do transtorno do espectro autista. Com algumas pesquisas baseadas em fatos ou evidências, muitos métodos terapêuticos surgiram para tratar o autismo e distúrbios relacionados.

Muitas crianças e adolescentes com transtorno do espectro autista sofrem de problemas gastrointestinais. Seus sintomas incluem constipação, refluxo gastroesofágico, gastrite, inflamação intestinal (enterocolite autista), má digestão, má absorção, flatulência, dor ou desconforto abdominal, intolerância à lactose, infecções entéricas, entre outros.

É difícil para nós avaliarmos o impacto desses sintomas gastrointestinais, pois crianças não verbais ou minimamente verbais não conseguem nos contar sobre alguns de seus sintomas. Conforme mencionado na literatura médica, as estimativas de crianças com transtorno do espectro autista que sofrem de sintomas gastrointestinais são de 9% a 90%. Os pesquisadores atualmente estão começando a examinar em mais detalhes a relação entre os distúrbios gastrointestinais e o transtorno do espectro autista.

Tratamentos alternativos em comparação a tratamentos tradicionais

Dos quase 50 tratamentos propostos para o transtorno do espectro autista, sete deles (terapia antifúngica; quelação – a remoção de metais pesados da corrente sanguínea; enzimas; tratamentos gastrointestinais; tratamento de parasitas intestinais; suplementos nutricionais; e opções de dieta) visam principalmente ao trato intestinal. Embora pessoas com o transtorno do espectro autista frequentemente tenham sintomas gastrointestinais, a prevalência e a natureza dos sintomas permanecem evasivas ao lado dos tratamentos mais eficientes.

As teorias diferentes, e não necessariamente mutuamente exclusivas, sobre o que causa o transtorno do espectro autista e a subsequente miríade de tratamentos propostos geraram uma enorme confusão e ceticismo. Os especialistas estão empenhados em um debate acalorado que os dividiu em dois grandes campos.

O campo da medicina alternativa afirma que cada um dos quase 50 tratamentos propostos é um método válido para tratar o transtorno do espectro autista. O campo da medicina tradicional considera ilegítima e não baseada em evidências a maioria dos tratamentos propostos (se não todos). Quando essas posições extremas surgem, minha opinião é a de que o método mais apropriado é um acordo entre esses dois campos.

A dieta sem glúten como tratamento

Para apresentar meu argumento, irei me concentrar em um dos 50 tratamentos propostos e naquele que é mais pertinente para o objetivo deste livro: a dieta sem glúten, sozinha ou combinada à dieta sem caseína. Em uma pesquisa recente envolvendo mais de 27 mil pais de crianças autistas, evitar o glúten (em aproximadamente 9 mil casos) e/ou a caseína (em aproximadamente 7 mil casos) foi o tratamento mais frequente que eles aplicaram a seus filhos.

Os resultados da pesquisa do Instituto de Pesquisas sobre Autismo apresentaram uma proporção de melhor a pior de 30 a 1 e de 32 a 1, respectivamente, com essas intervenções alimentares. Isso significa que, para cada criança cujo comportamento piorou com a dieta sem glúten, 30 crianças tiveram seu comportamento melhorado (de um total de 4.340 crianças); e, para cada criança cujo comportamento piorou com a dieta sem caseína, 32 crianças tiveram seu comportamento melhorado (de um total de 6.950 crianças).

Portanto, do ponto de vista dos cuidadores que lidam diretamente com a apreensão do transtorno do espectro autista, a dieta sem glúten é considerada uma das intervenções mais eficientes para tratar a condição. Para contestar essas conclusões, os cientistas realizaram diversos estudos duplos-cegos. Nesses estudos, tanto a família da criança com transtorno do espectro autista como o pesquisador não sabem se a criança está no grupo de tratamento (dieta sem glúten) ou no grupo de placebo.

Uma análise sistemática recente apresentada nas obras especializadas por pesquisadores para a Colaboração Cochrane identificou seis testes duplos-cegos aleatórios. Três estudos mostraram que uma dieta sem glúten era benéfica. Os outros três estudos não detectaram melhora no comportamento das crianças com transtorno do espectro autista após a aplicação da dieta. Os autores concluíram:

> *A pesquisa apresentou índices altos do uso de terapias complementares e alternativas para crianças com autismo, inclusive dietas que excluem o glúten e/ou a caseína. Uma evidência atual para a eficácia das dietas é fraca. Testes controlados aleatórios, de boa qualidade e em larga escala, são necessários.*

Essas são conclusões interessantes que, em minha humilde opinião, trarão mais resultados inconclusivos se mais testes forem conduzidos conforme sugerido. O que eu acho mais intrigante é que, mesmo os pesquisadores tendo concordado que o caminho para o destino final do transtorno do espectro autista pode diferir de criança para criança, alguns pesquisadores ainda estão buscando um único método de tratamento sagrado para resolver todos os casos de transtorno do espectro autista. Vamos tentar uma alternativa.

Adotando um método mais direcionado à pesquisa

Para continuar a apresentar meu argumento, suponhamos hipoteticamente que eu tenha inscrito cem crianças com transtorno do espectro autista em um estudo duplo-cego para verificar a eficácia da dieta sem glúten. Vamos supor, além disso, que 20 das cem crianças seguiram um "caminho do glúten" para chegar ao destino final do transtorno do espectro autista.

Em outras palavras, o glúten foi o fator desencadeante que, de alguma forma, levou essas 20 crianças a caminho de uma consequência autista. Mas, nesse teste, não sabemos quais das cem crianças podem ter sensibilidade ao glúten.

No fim desse teste da dieta sem glúten, identifiquei uma melhora do transtorno do espectro autista apenas nas 20 crianças com sensibilidade ao glúten. As outras 80 crianças não apresentaram diferença em seu comportamento.

Isso indica, para mim, que a dieta tem apenas 20% de eficácia (a dieta sem glúten melhorou o transtorno do espectro autista em apenas 20 entre cem crianças). Portanto, concluí que a dieta sem glúten falhou em ter um efeito significativo sobre o transtorno do espectro autista.

Agora, vamos repetir o teste com as mesmas cem crianças, mas com um método diferente. Suponhamos que eu tenha biomarcadores (alertas biológicos) para identificar as 20 entre as cem crianças que originalmente seguiram o caminho do glúten para chegar ao destino final do transtorno do espectro autista. Vamos nos direcionar a elas para meu teste clínico (esse método é chamado de estratificação populacional).

Agora, realizo meu teste duplo-cego de dieta sem glúten nessas 20 crianças e em 20 crianças compatíveis que não são sensíveis ao glúten como nosso grupo de controle. Meu resultado final será surpreendentemente diferente: todas as 20 crianças que são sensíveis ao glúten responderão à dieta, enquanto as crianças sem sensibilidade ao glúten não apresentarão diferença de comportamento. Nesse estudo, a dieta sem glúten tem 100% de eficácia.

É claro que, para realizar meu argumento, simplifiquei demais uma história que provavelmente é muito mais complicada. É possível que muitos caminhos que levam ao transtorno do espectro autista estejam inter-relacionados e influenciem uns aos outros. Uma teoria unificadora para ligar os pontos relacionaria a ingestão de glúten, a composição dos micro-organismos intestinais e o intestino permeável.

Procurando respostas para o transtorno do espectro autista

Como mencionado anteriormente, a disbiose intestinal é um desequilíbrio nos micro-organismos do intestino. Exponha esse meio intestinal a um pouco de fragmentos de gliadina, e isso pode causar a liberação de zonulina, que leva à permeabilidade do intestino. Isso é como uma rachadura no muro de nossa cidade medieval. Ela permite que os inimigos, inclusive os componentes dos alimentos, como glúten e caseína, cruzem a barreira intestinal e tenham acesso ao que está por trás dos muros da cidade. Nossas células imunológicas, os soldados que nos protegem contra os inimigos, podem então causar inflamação no intestino (enterocolite autista) e no cérebro (transtorno do espectro autista).

Uma alternativa à hipótese de inflamação em pacientes com transtorno do espectro autista é uma proposição de que a falha na barreira intestinal permite a passagem dos peptídeos do alimento, o peptídeo gliadorfina do glúten, na corrente sanguínea. O peptídeo tóxico poderia então percorrer até o fluido cerebrospinal para interferir diretamente na função do sistema nervoso central.

Independentemente de qual teoria esteja certa, uma dieta sem glúten pode mudar o microbioma intestinal: a comunidade de micróbios no intestino. Essa mudança poderia resultar na eliminação do inimigo provocador que arma nossas células imunológicas, causando inflamação. Isso poderia corrigir o intestino permeável e, portanto, prevenir a inflamação e os sintomas e danos resultantes. É possível que ao menos o subgrupo das crianças com transtorno do espectro autista possam se beneficiar desse método terapêutico.

Essa é a hipótese trabalhada que os cientistas em nosso centro, em colaboração com os colegas do Instituto de Tecnologia da Califórnia e a Universidade da Califórnia, em Davis, estão atualmente testando. Com o apoio do subsídio da Autism Speaks (uma importante organização de defesa para a conscientização e a pesquisa do transtorno do espectro autista), estamos comprometidos em trabalhar o máximo que pudermos para testar nossas hipóteses, e esperamos contribuir com soluções para essa doença devastadora.

O transtorno do espectro autista e o papel do intestino

Quais são alguns sintomas comuns que as crianças e os adolescentes com transtorno do espectro autista podem apresentar se estiverem sofrendo de problemas gastrointestinais?

Sinais e sintomas evidentes incluem constipação crônica, dores de estômago com ou sem diarreia e encoprese. Comportamentos que podem indicar problemas gastrointestinais incluem comportamentos verbais, como gritar, limpar a garganta com frequência, ter tiques, deglutir, suspirar, lamentar, reclamar, entre outros; comportamentos motores, como ficar em uma postura incomum, colocar a pressão na barriga, encolher-se, comer constantemente, ranger os dentes, entre outros; e/ou ter uma mudança no estado geral, como distúrbios do sono, não cumprimento de solicitações que normalmente causam uma reposta apropriada, aumento de irritabilidade, entre outros.

O que as famílias devem fazer se acharem que seu filho autista tem problemas gastrointestinais?

As famílias devem ser encaminhadas a um especialista gastrointestinal pediátrico familiarizado com distúrbios gastrointestinais relacionados ao transtorno do espectro autista. Uma coisa que deve ser evitada é tomar algum remédio, seja ele alternativo ou tradicional, para resolver problemas gastrointestinais antes de buscar aconselhamento médico. Isso pode complicar o diagnóstico e o tratamento correto necessário para ajudar a criança.

> *Eles devem insistir para que a criança seja submetida a exames de detecção de doença celíaca ou sensibilidade ao glúten?*
>
> Se uma criança com transtorno do espectro autista também estiver sofrendo de sintomas gastrointestinais, é válido levantar a possibilidade de doença celíaca ou sensibilidade ao glúten como a causa para os sintomas intestinais e comportamentais.
>
> *Para mais informações sobre o autismo, visite o site <www.autismspeaks.org>.*

O glúten e a esquizofrenia

A falta de capacidade para distinguir entre a realidade e a ilusão, retratada de maneira tão especial no filme semiautobiográfico *Uma Mente Brilhante*, sobre o cientista John Nash, vencedor do Prêmio Nobel, é o sintoma marcante da esquizofrenia. Uma pessoa que sofre dessa grave doença psiquiátrica pode ter alucinações (visuais ou, mais frequentemente, auditivas), delírios e pensamentos ou comportamentos desordenados.

As estatísticas mostram que cerca de 1,5 milhão de pessoas nos Estados Unidos, ou metade de 1%, são diagnosticadas com esquizofrenia. Essa doença começa no início da idade adulta, e pode ser crônica e incapacitante para o restante da vida de uma pessoa. A expectativa de vida de uma pessoa com esquizofrenia é de aproximadamente 25 anos a menos que a da população geral, e o tratamento típico, que inclui medicação psicotrópica, é apenas ligeiramente bem-sucedido.

De acordo com a Organização Mundial da Saúde, "o rumo crônico e os efeitos debilitantes da esquizofrenia combinados criam uma doença que impõe consequências clínicas, sociais e econômicas muito consideráveis nas sociedades por todo o mundo, tornando-se um dos principais contribuintes para os níveis mundiais e regionais de incapacitação e incidência de doenças por toda a parte".

Resultados de pesquisas variados

O papel do glúten na esquizofrenia já é debatido há muito tempo, remontando à década de 1940, na época da observação do dr. Dicke que relacionava o glúten à doença celíaca. Uma relação clínica foi feita durante a Segunda Guerra Mundial, quando os médicos observaram uma diminuição da esquizofrenia na Europa, comparada a um aumento da doença nos Estados Unidos.

Entre todos os fatores desencadeantes considerados, suspeitava-se que o glúten era um dos maiores causadores. Por causa da falta de trigo durante a Segunda Guerra Mundial, seu consumo diminuiu na Europa, mas aumentou nos Estados Unidos, onde o trigo estava se tornando cada vez mais importante na dieta.

Essa observação circunstancial foi seguida por muitos pequenos estudos com pacientes com esquizofrenia que passaram pela retirada de glúten em testes clínicos. Pesquisadores, alguns dos quais usavam métodos que desde então haviam sido desacreditados, obtiveram resultados variados. Alguns estudos sugeriam uma correlação, enquanto outros contestavam o papel do glúten na patogenia da esquizofrenia.

Assim como nos estudos sobre o glúten e o transtorno do espectro autista, os dois campos (o dos adeptos e dos não adeptos) se tornaram cada vez mais divididos em relação ao assunto. O raciocínio das duas escolas de pensamento foi baseado em uma suposição falsa que, em minha opinião, se desviou daquilo que seria o foco correto: explicar como o glúten pode ter um impacto sobre a condição da esquizofrenia ou do transtorno do espectro autista.

Alguns proponentes apoiam a noção de que o consumo do glúten pode explicar todos os casos de esquizofrenia, uma tese que é difícil de apoiar com fatos. Os não adeptos argumentam que, como a doença celíaca não é extremamente frequente entre pacientes com esquizofrenia, então, pelo padrão, o glúten não pode ser um participante, exceto em casos raros de doença celíaca e esquizofrenia.

Dadas essas suposições parciais, acredito que ambos os campos estejam incorretos. Agora sabemos que o glúten está associado a outros distúrbios, não apenas com a doença celíaca. Precisamos investigar o papel da sensibilidade ao glúten e a doença celíaca em pessoas com esquizofrenia. Sabemos também que os distúrbios multissistêmicos, assim como a esquizofrenia e o transtorno do espectro autista, são destinos finais que podem ser alcançados ao serem seguidas rotas diferentes, inclusive a "rota do glúten".

Procurando as reações ao glúten

Minha atenção clínica e de pesquisa nunca havia incluído um foco no glúten e na esquizofrenia até alguns anos atrás. Dois colegas de Baltimore, o dr. William Eaton, da Escola de Saúde Pública Johns Hopkins Bloomberg, e o dr. Nicola Cascella, da Escola de Medicina Johns Hopkins, entraram em contato comigo para conversar sobre a realização de um estudo colaborativo sobre o glúten e a esquizofrenia.

O dr. Eaton colabora com pesquisadores da Dinamarca. O trabalho deles, que propõe uma relação entre a esquizofrenia e a autoimunidade, resultou em descobertas que mostram que, entre todos os fatores desencadeadores considerados na patogenia da esquizofrenia, o glúten aflora como um forte candidato.

O dr. Eaton e o dr. Cascella têm acesso a uma grande coleção de amostras de sangue de pessoas diagnosticadas com esquizofrenia. Foi perfeitamente óbvio me juntar a eles no que parecia ser um exercício científico muito simples. Nós procuraríamos sinais de reação ao glúten nas amostras de sangue desses pacientes.

Conforme esperado, descobrimos apenas um número reduzido de pessoas com doença celíaca. O índice de prevalência era de aproximadamente 2%, ou duas vezes o índice na população geral. Esses resultados apoiam o grupo de não adeptos, pois aparentemente 98% dos pacientes com esquizofrenia não se beneficiariam da aplicação da dieta sem glúten.

No entanto, o que não se esperava era que descobríssemos que aproximadamente um quinto dos pacientes criou uma resposta imunológica contra o glúten, sugerindo um possível mecanismo inflamatório causado pelo glúten. Esses resultados poderiam apoiar a outra escola de pensamento sobre o glúten e a esquizofrenia. Mas, para mim, isso evidentemente propõe que apenas uma parcela das pessoas diagnosticadas com esquizofrenia desenvolveu a doença por meio de uma reação adversa ao glúten.

Após nossa pesquisa, outros grupos publicaram resultados semelhantes reforçando nossa hipótese geral de que o glúten pode desempenhar um papel em um subgrupo de pessoas diagnosticadas com esquizofrenia. A pergunta permaneceu: essas eram apenas descobertas por coincidência ou essa resposta imunológica ao glúten realmente desempenha um papel na patogenia da esquizofrenia?

Exames de sangue enigmáticos

Esses resultados nos estimularam a conduzir a nova série de experimentos que acredito que levou a uma evidência mais direta dessa relação. Um fato que realmente me incomodou sobre nossos estudos originais era a aparente discrepância que eu nunca tinha experimentado anteriormente.

Como utilizamos amostras históricas, não podíamos confirmar o diagnóstico da doença celíaca pelo método comum da biópsia intestinal (tínhamos apenas as amostras de sangue). Portanto, conforme já havíamos feito, decidimos restringir nosso critério de doença celíaca para um teste positivo de anticorpos anti-tTG, seguido por um teste positivo de anticorpos antiendomísio (AAE) (ver Capítulo 5).

No geral, esses dois anticorpos atuam paralelamente, significando que, com algumas exceções, um forte positivo em anticorpos anti-tTG é quase sempre associado a um exame de anticorpos antiendomísio positivo. Quando não conseguimos completar uma endoscopia em um paciente por alguma razão em nossa clínica, quase sempre usamos esse método para diagnosticar a doença celíaca.

No entanto, pela primeira vez, observei uma desunião entre esses dois anticorpos. Quase 15% dos pacientes com esquizofrenia obtiveram um forte positivo para a presença de anticorpos anti-tTG, mas um negativo para anticorpos antiendomísio.

Publicamos essa informação em nosso relatório original. Uma pesquisa subsequente tanto confirmou quanto criticou nossas descobertas, mas permanecemos confusos com essa alta porcentagem de pessoas diagnosticadas com esquizofrenia que obtiveram negativo para a doença celíaca, mas positivo para tTG.

Rastreando as diferenças na tTG

Comecei a ter ideias para encontrar uma possível explicação lógica para essa aparente dicotomia. Então me ocorreu que essa tTG vem em tipos diferentes, conhecidos como isoformas.

Uma isoforma, o tipo tTG2, é muito específica para o intestino. Outra, a isoforma tTG3, é encontrada apenas na pele. Essa isoforma resulta na dermatite herpetiforme, a manifestação cutânea da doença celíaca. Existe uma terceira isoforma, a tTG6, que é encontrada apenas no cérebro. Os anticorpos antiendomísio se correlacionam estritamente apenas com os anticorpos contra a forma tTG2.

Perguntei ao nosso técnico de laboratório se o equipamento que usávamos para examinar as amostras era específico para detectar a tTG2. Em outras palavras, ele media apenas anticorpos contra a forma tTG2?

O técnico do laboratório perguntou ao fornecedor do equipamento, o qual confirmou que o teste era específico para tTG2, pois é para o diagnóstico da doença celíaca. Insatisfeito com a resposta, visitei o site da empresa. Eu queria descobrir se os métodos determinariam especificamente apenas a isoforma tTG2.

Descobri que eles consideravam que a forma tTG fosse a forma tTG2, pois mais de 95% da tTG encontrada no intestino está na isoforma tTG2. No entanto, pelo menos no papel, seu teste também poderia identificar as outras isoformas, inclusive a isoforma tTG6, relacionada ao cérebro.

Decidi utilizar o equipamento que identificava especificamente os anticorpos contra a tTG6 e verifiquei as amostras novamente. E, como esperado, a grande maioria dos pacientes que obtiveram resultado negativo para anticorpos antiendomísio, mas positivo para anticorpos tTG, apresentou anticorpos anti-tTG6 elevados. E isso, para mim, confirmou o que eu suspeitava sobre o glúten e as pessoas diagnosticadas com esquizofrenia.

Observando mais detalhadamente o papel da tTG

Agora temos mais do que apenas uma evidência circunstancial de que o glúten pode causar neuroinflamação nas pessoas com esquizofrenia. A forma como vejo essa história é resumida na cadeia de eventos a seguir:

1. A pessoa ingere glúten.
2. Pequenos fragmentos do glúten permanecem não digeridos.
3. Alguns desses fragmentos cruzam a barreira intestinal por causa da maior permeabilidade causada pela liberação de zonulina provocada pelo glúten.
4. Esses fragmentos são percebidos como inimigos e induzem a resposta imunológica inflamatória, que é originalmente restrita ao intestino.
5. Algumas dessas células imunológicas armadas deixam o intestino e migram para o cérebro, onde causam uma inflamação local que leva à destruição das células cerebrais com um subsequente vazamento da enzima tTG6 para fora da célula.
6. Pela primeira vez, o sistema imunológico enxerga essa enzima como não própria e cria uma resposta imunológica, levando à produção de anticorpos contra a tTG6.

Os pacientes respondem ao tratamento

Nossa última pesquisa inclui examinar os cérebros de pacientes esquizofrênicos preservados após a morte. Esperamos confirmar o que parece ser mais do que apenas uma evidência circunstancial da relação entre o glúten e a esquizofrenia.

Ao mesmo tempo, estamos colaborando com os colegas do Centro de Pesquisa Psiquiátrica de Maryland, da Escola de Medicina da Universidade de Maryland, em estudos-piloto de aplicação da dieta sem glúten em pacientes com esquizofrenia selecionados. Sob a liderança da dra. Deanna Kelly, do Centro de Pesquisa Psiquiátrica de Maryland, completamos um estudo de prova de conceito em dois pacientes diagnosticados com esquizofrenia, um com resultado positivo para anticorpos anti-tTG6 e o outro com resultado positivo para anticorpos antigliadina (AAG).

Nos dois casos, a aplicação da dieta sem glúten proporcionou melhoras em seus sintomas de esquizofrenia. Também proporcionou melhoras contundentes em alguns efeitos colaterais causados por quase todos os medicamentos atualmente usados para tratar a esquizofrenia. Surgindo da parte do cérebro que controla o movimento e a coordenação, esses "efeitos colaterais extrapiramidais" envolvem tanto os nervos quanto os músculos.

Esses efeitos colaterais incluem espasmos musculares incomuns, tremores, movimento involuntário e repetitivo, inclusive tiques e outros distúrbios do movimento semelhantes ao Parkinson, fala arrastada e agitação. Como as duas pessoas do estudo observaram melhoras nessas áreas, é necessário um estudo mais amplo e de maior alcance. Apesar de esses resultados serem muito preliminares, eles são notadamente promissores. A dra. Kelly agora obteve fundos suficientes para nos permitir realizar esses testes clínicos em uma escala maior.

Embora a dieta sem glúten não seja uma panaceia para todos os pacientes com distúrbios cerebrais e do desenvolvimento, ela parece ser promissora para um subgrupo desses pacientes. Quando fundei nosso centro em 1996, nunca imaginei que um dia nossa pesquisa sobre doença celíaca, uma condição que era considerada estritamente gastrointestinal, sem nenhuma relação com a saúde mental, teria um impacto profundo na qualidade de vida das pessoas com esquizofrenia.

PARTE II

Aprendendo a Viver Sem o Glúten

Capítulo 7

Vivendo Bem com Uma Dieta Sem Glúten

"É preciso comer para viver, e não viver para comer."
Benjamin Franklin

"Com licença, dr. Fasano, mas o que devemos comer?"

Antigamente, antes de a doença celíaca ser reconhecida como uma doença comum, os pacientes realmente enfrentavam dificuldades para levar uma vida normal. Uma pessoa recebia finalmente o diagnóstico correto depois de muitos anos de luta, mas, além disso, havia pouco apoio da área da saúde para um acompanhamento e um aconselhamento nutricional.

Os pacientes deram início aos seus próprios grupos de apoio para compartilhar informações sobre a dieta sem glúten, a disponibilidade de alimentos sem glúten, os profissionais da área de saúde e outras coisas para tornar a vida deles mais suportável. Esses primeiros grupos de apoio tinham como objetivo trocar receitas, e as pessoas muitas vezes levavam suas amostras de alimentos para compartilhar com os outros.

Minha especialidade era nos sintomas clínicos e na ciência médica e molecular por trás da doença celíaca; não era cozinhar refeições sem glúten. Junto de outros especialistas de nosso centro, comecei a dar palestras em grupos de apoio, nas quais eu falava sobre a doença celíaca. Além de aumentar a conscientização, também requisitávamos voluntários nos grupos de apoio para fazerem exames de sangue para o estudo de prevalência.

Meus olhos se abriram para o drama desses pacientes em uma de minhas primeiras visitas a um grupo de apoio em Washington, D.C.

Fiquei na frente da sala e comecei minha palestra sobre a doença celíaca, seus sintomas, seu diagnóstico e outras questões clínicas. Apresentei meus *slides* de apoio sobre lesões nas mucosas das vilosidades intestinais (lembre-se de que isso era antes do PowerPoint).

Nós todos estávamos observando como os tentáculos parecidos com dedos que revestem a parede do intestino delgado se tornaram enfraquecidos pela má absorção, a marca do diagnóstico da doença celíaca. De repente, uma mão foi erguida no fundo da sala e uma mulher mais velha ficou em pé. Ela disse: "Espere um minuto, dr. Fasano, achávamos que você estava aqui para nos passar receitas. Nós não sabemos o que comer!".

Fiquei impressionado com o fato de que, no país mais avançado em medicina no mundo, as pessoas estavam lutando com a necessidade humana mais básica: como ter uma alimentação saudável. Recebendo pouca ou nenhuma orientação dos médicos, as pessoas diagnosticadas com doença celíaca contavam umas com as outras para obter informações sobre fornecedores de alimentos sem glúten, receitas e recomendações de profissionais especializados da área da saúde, inclusive nutricionistas.

Acredito que é por isso que a comunidade celíaca se desenvolveu nesse grupo forte e unido que realizou tanto para a defesa e a melhoria das pessoas. Muitos pacientes com doença celíaca aprenderam a se alimentar de maneira segura com o apoio de um grupo de celíacos. Organizações nacionais e locais possuem muitas informações sobre a dieta sem glúten, o assunto de nossa próxima discussão.

Diagnostiquei milhares de crianças e adultos com distúrbios relacionados ao glúten. Vi o pânico que às vezes surge quando eles escutam pela primeira vez as palavras "dieta sem glúten". Agora que a doença celíaca e a sensibilidade ao glúten estão se tornando mais conhecidas, isso não é tão assustador quanto era nos primeiros dias de nosso centro, quando havia poucas fontes – e nenhuma internet ou *smartphones*!

Nesta parte, você aprenderá como comer de forma segura em uma dieta sem glúten, que é algo que levou anos de apoio para a comunidade celíaca e nosso centro alcançarem.

Quanto é muito de glúten?
(A verdadeira história sobre a rotulagem de alimentos nos Estados Unidos)

A breve história do encontro em Washington, D.C., que acabei de dividir com você agora parece há anos-luz de nossa realidade atual. Cerca de dez anos após essa história, fui novamente para Washington, D.C. Dessa vez eu estava dando um depoimento ao Congresso norte-americano sobre a doença celíaca para ajudar na aprovação da lei Food Allergen Labeling and Consumer Protection Act [Lei de Rotulagem de Alimentos Alergênicos e Defesa ao Consumidor] (FALCPA) de 2004.

A FALCPA declara que, se algum ingrediente usado no alimento contém algum dos oito principais alérgenos (leite, ovos, peixes, frutos do mar, amendoim, nozes, soja e trigo), isso deve ser rotulado com clareza. Só em agosto de 2013 é que todos os componentes da FALCPA foram totalmente aplicados, inclusive a definição de alimentos sem glúten como contendo menos de 20 partes por milhão (ppm).

O Center for Celiac Research teve uma grande influência nessa parte da legislação. A história começa há mais de uma década, quando Andrea Levario, que estava trabalhando como lobista em Washington, D.C., me telefonou. Andrea, que mencionaremos novamente no Capítulo 11, tinha marido e um filho com doença celíaca. Ela me disse que a bipartidária Comissão da Câmara dos Representantes dos Estados Unidos sobre Energia e Comércio estava realizando discussões acerca de uma parte da legislação, que foi apresentada pela representante Nita Lowey, sobre alérgenos alimentares e a rotulagem de alimentos apropriada.

Embora o Partido Republicano já tivesse escolhido seu especialista científico a fim de oferecer um aconselhamento para traçar a lei, os membros democratas ainda estavam se decidindo. A Comissão do Senado dos Estados Unidos sobre Saúde, Educação, Trabalho e Pensões, que também foi importante para o sucesso do projeto de lei, recorreu a mim pela intervenção de Andrea. Lembro-me de quando recebi a ligação de um assistente em nome de um dos responsáveis do projeto de lei do Senado, o senador Ted Kennedy, para dar um depoimento na frente do comitê do congresso. Fiquei emocionado, mas ao mesmo tempo um pouco intimidado.

Quando leio documentos legais, eles sempre parecem que foram escritos em um idioma estrangeiro para mim. No entanto, a primeira coisa que reparei foi que a palavra "celíaco" não estava em lugar algum daquele extenso documento da legislação proposta. Então, a primeira questão era tentar incluir a doença celíaca no projeto de lei.

Lembro-me com clareza de minha primeira experiência ao dar um testemunho como especialista na Comissão do Senado em 2002. Isso aconteceu durante um período em que os dois principais partidos políticos ainda podiam trabalhar juntos e chegar a um acordo. Mesmo com as opiniões bem diferentes, tivemos uma discussão muito produtiva.

O químico especialista contratado pelo Partido Republicano fez a declaração muito apropriada de que, em princípio, a indústria de produção de alimentos não se opunha a essa parte da legislação que regularia os limites de alimentos específicos, inclusive o glúten. No entanto, eles foram muito céticos de que, sem uma indiscutível evidência científica, a escolha de um limite arbitrário iria expor os fabricantes a ações judiciais inconsistentes que, por fim, teriam um impacto negativo sobre os consumidores.

Embora eu aceitasse o argumento colocado por meus colegas, por outro lado enfatizei o ponto de que não seria prudente ignorar a necessidade de um limite, e que a lei deveria ser ampliada para incluir a doença celíaca. Do contrário, seriam cometidos os mesmos erros que ocorreram com o tabaco e o amianto, que se tornaram alvos das maiores ações judiciais que custaram muito a essas indústrias, tanto financeiramente quanto associados à sua reputação pública.

Por fim, o comitê concordou que a evidência científica foi necessária para definir um limite apropriado para níveis de glúten. Por essa razão, nosso centro iniciou o estudo de referência que determinava 20 ppm como o limite seguro para as pessoas com doença celíaca.

A comissão de Ted Kennedy foi essencial para nos estimular a continuar esse estudo. Sem seu comprometimento visionário, a doença celíaca ainda estaria atualmente sem um reconhecimento adequado na legislação que regula os limites adequados de ingestão de glúten.

Tivemos uma falsa sensação de dever cumprido quando os esforços bipartidários do Congresso obtiveram êxito na aprovação da FALCPA em 2004. A doença celíaca, descrita como uma doença digestiva crônica que prejudica o intestino delgado e interfere na absorção dos nutrientes dos alimentos, foi listada entre as condições que poderiam se beneficiar com essa parte da legislação. As descobertas de nosso estudo de prevalência, as quais determinaram que uma em cada 133 pessoas nos Estados Unidos sofre de doença celíaca, também foram incluídas.

O que não percebemos na época era que isso era apenas o começo, em vez do fim do processo. Nos dez anos seguintes, a FDA foi envolvida nesse extenso processo de traduzir a legislação em resultados reais para os consumidores. A FALCPA foi efetivada em janeiro de 2006, sem um limite de rotulagem sem glúten ser estabelecido.

A legislação solicitou para a FDA "emitir uma regra proposta que irá definir e permitir o uso voluntário do termo 'sem glúten' na rotulagem de alimentos até agosto de 2006 e uma regra definitiva até agosto de 2008". Finalmente, em agosto de 2013, a decisão sobre rotulagem sem glúten foi decretada com o limite de 20 partes por milhão. A conformidade com a rotulagem de alimentos sem glúten pelos fabricantes é voluntária.

Durante esta década, continuamos a desempenhar um papel fundamental ao fornecer informações especializadas à FDA e manter a pauta sobre a rotulagem sem glúten publicamente. Desde a implementação da FALCPA, as pessoas que seguem a dieta sem glúten têm uma variedade muito maior de produtos mais seguros, mais saborosos e menos caros. Neste capítulo, você irá aprender sobre as muitas opções disponíveis para as pessoas que estão começando a adotar a dieta sem glúten.

Apenas três palavras: trigo, centeio e cevada

Existe uma concepção geral errada de que os italianos comem apenas massa e pizza. Quando eu era jovem, gostávamos de comer massa e pão, mas muitos outros ingredientes e receitas de minha infância eram naturalmente sem glúten. Eu não sabia disso, mas nossa culinária incluía os ingredientes básicos de uma dieta saudável sem glúten (ver Capítulo 9). Enquanto você embarca nessa nova forma de alimentação, tenha em mente que a culinária internacional é uma excelente fonte de alternativas saudáveis e deliciosas sem glúten para a alimentação repleta de glúten muitas vezes observada nos Estados Unidos.

De certa forma, a dieta sem glúten é muito simples – se você começar com o básico. Pense em quando você era criança. Você começou a vida com leite materno ou fórmula, e os alimentos foram adicionados conforme você foi crescendo. Volte à ideia básica de sua dieta como uma lousa em branco, e pense em todos os alimentos saudáveis os quais você pode comer que não contêm glúten.

Na dieta sem glúten, existem basicamente três itens que devem ser evitados: o trigo (contém glúten), a cevada (contém secalina) e o centeio (contém hordeína). Conforme discutido anteriormente, esses três grãos contêm peptídeos dessas proteínas que podem causar uma reação relacionada ao glúten em indivíduos propensos. Por conveniência e para facilitar a comunicação, quando nos referimos à dieta sem glúten, incluímos os três grãos – trigo, cevada e centeio – na expressão sem glúten.

A dieta sem glúten parece simples. Ela se torna complicada quando você considera todas as formas que esses grãos, especialmente o trigo, podem assumir na dieta de uma pessoa. Não temos somente pão, massa, biscoitos e bolos para considerar, existem também doces, soja, molhos, carnes processadas, temperos para salada e barras energéticas.

Quanto à cevada, esse é um ingrediente principal da sopa e da cerveja de cevada, sem falar nos cereais matinais sob a forma de malte. E apenas pense em todas as variedades tentadoras de pão de centeio: *pumpernickel*, pão de centeio claro, pão de centeio escuro e pão de cominho.

Como é possível observar, adotar a dieta sem glúten pode não ser tão fácil quanto era se alimentar bem no sul da Itália há algumas décadas. Portanto, na Parte II de *Dieta sem Glúten*, solicitei a ajuda de alguns especialistas para nos auxiliar a navegar com segurança por essa paisagem repleta de glúten.

> **Muito importante:** Antes de começar uma dieta sem glúten, tenha certeza de ter sido diagnosticado com a doença celíaca. Quando você para de ingerir glúten, seu corpo não produz mais os anticorpos no sangue que são os marcadores de diagnóstico para a doença celíaca. Um exame de sangue para detectar a doença celíaca poderia obter um resultado de falso negativo. A doença celíaca não pode ser diagnosticada corretamente enquanto você estiver em uma dieta sem glúten.

Não faça sozinho

Atualmente, o único tratamento para os distúrbios relacionados ao glúten é uma dieta sem glúten. As pessoas com doença celíaca devem eliminar o glúten de suas vidas. Dependendo dos sintomas, os indivíduos com sensibilidade ao glúten ou alergia ao trigo podem não precisar aderir a uma dieta sem glúten de forma estrita ou permanente.

Este capítulo irá descrever uma dieta sem glúten rigorosa para a doença celíaca e pode ser personalizada para indivíduos com outros distúrbios relacionados ao glúten. Para certificar-se de que suas necessidades nutricionais estão sendo atendidas, sempre conte com um nutricionista experiente. A Academy of Nutrition and Dietetics (antiga American Dietetic Association) oferece informações completas para seguir a dieta sem glúten (ver a seção Fontes, no final do livro).

Por acaso, eu tinha uma das melhores profissionais da área trabalhando comigo. Pam Cureton é uma parte integrante da história do Center for Celiac Research. Confiei em seu conhecimento de especialista para obter informações precisas sobre como seguir a dieta sem glúten.

As pesquisas mostram que as pessoas que recebem instrução individual e apoio social são mais propensas a manter a dieta sem glúten. Depois de seu diagnóstico, procure um grupo de apoio para pessoas celíacas em sua região ou participe de um grupo de apoio *on-line*. Você terá mais sucesso quando se ajustar aos desafios do estilo de vida sem glúten (ver Parte III para obter dicas sobre como se ajustar ao estilo de vida sem glúten).

Seu nutricionista pode avaliar sua ingestão de alimentos e nutrição atual. Ele também pode reavaliar seu perfil nutricional para criar uma ingestão de nutrientes equilibrada com vitaminas e minerais importantes, como o cálcio, o ferro, o complexo de vitaminas B e a vitamina D, e verificar se você está ingerindo bastante fibra.

Outras áreas que um nutricionista qualificado pode avaliar incluem:

- Conhecimentos, crenças ou atitudes que demonstram uma disponibilidade ou relutância para adotar uma dieta sem glúten.
- Crenças sociais ou religiosas impactadas por uma dieta sem glúten.
- Fatores que afetam o acesso ao alimento e a suprimentos relacionados a alimentos e nutrição, como a disponibilidade e o custo de alimentos sem glúten.
- Medicamentos e fitoterápicos ou outros suplementos utilizados.

Onde o glúten é encontrado?

O glúten é encontrado em alimentos comuns, como pães, cereais, alimentos assados e massas. Por ser usado em alimentos processados como um aditivo ou conservante, o glúten também é encontrado em uma grande variedade de alimentos e produtos não alimentares, de medicamentos sob prescrição à massinha de modelar Play-Doh®. Se você é o responsável por fazer as compras dos alimentos em sua família, deve aprender a ler os rótulos com cuidado para respeitar a dieta sem glúten.

Coisas que não devem ser consumidas na dieta sem glúten

Grãos que contêm glúten (ou proteínas semelhantes)
- trigo, inclusive todos os tipos, como espelta, *seitan*, cuscuz, *Triticum monococcum*, farro, *kamut* e trigo duro;
- cevada, malte de cevada, extrato ou aromatizante;
- centeio;
- triticale (um grão híbrido feito de trigo e centeio).

Coisas que devem ser examinadas cuidadosamente na dieta sem glúten

Alimentos duvidosos
- imitação de bacon;
- imitação de frutos do mar;
- marinadas;
- caldos/sopas;
- doces;
- condimentos;
- temperos para salada;

- molhos;
- alimentos com baixo teor de gordura;
- misturas de arroz e batata aromatizadas e embaladas.

Itens não alimentares duvidosos
- suplementos herbais;
- vitaminas;
- medicamentos sob prescrição ou de venda livre (verifique com o seu médico ou farmacêutico).

Coisas que você pode consumir na dieta sem glúten

Você pode comer frutas e verduras frescas ou secas, ovos, carne, peixe, frango, frutos do mar, laticínios (ou produtos feitos com soja, arroz ou amêndoa, se tiver intolerância à lactose), nozes, feijões e legumes, que são os principais componentes da dieta sem glúten. Mas tome cuidado com marinadas, molhos e caldos usados nesses alimentos frescos e não processados. Esses produtos muitas vezes contêm alguma forma de farinha ou glúten como espessante. Em sua própria cozinha, o amido de milho e a araruta são alternativas seguras para o espessamento em molhos e ensopados.

Grãos, farinhas, sementes e amidos sem glúten
- amaranto;
- araruta;
- arroz;
- arroz selvagem;
- aveia sem glúten (ver a seção seguinte);
- farinhas de nozes;
- linhaça;
- mandioca;
- milho;
- Montina®;
- painço;
- quinoa;
- sagu;
- sorgo;
- tapioca;
- *teff*;
- trigo-sarraceno.

Como a aveia se encaixa?

Incluir aveia sem glúten (aproximadamente meia xícara de aveia seca por dia) é geralmente seguro, melhora a adaptação e aumenta o perfil nutricional da dieta sem glúten. Estudos indicam que a grande maioria das pessoas com doença celíaca (aproximadamente 95%) pode tolerar a aveia que não tenha sofrido uma contaminação cruzada pela exposição ao glúten. A aveia pode ser contaminada tanto por meio de práticas da agricultura quanto pelo processamento em instalações que processam trigo.

Para a aveia ser considerada sem glúten desde o campo (livre de contaminação por subprodutos da colheita de trigo), ela deve ser cultivada em um campo que tenha permanecido sem trigo, cevada ou centeio por cinco anos. Essa não é uma exigência da FDA; a única exigência quanto à aveia é que tenha comprovadamente menos de 20 ppm de glúten.

A aveia pode ser altamente contaminada com grãos que contêm glúten; portanto, apenas aveias rotuladas como sem glúten devem ser usadas. No entanto, existe um pequeno número de pessoas com doença celíaca que não pode tolerar a proteína na aveia. Verifique com seu médico ou nutricionista se a aveia é segura para você. A introdução da aveia deve ser adiada até que todos os sintomas tenham desaparecido e todos os testes estiverem normais novamente antes de acrescentar a aveia.

Lista de ingredientes seguros

Antes das mudanças na lei de rotulagem em 2004, os consumidores estavam confusos sobre quais ingredientes poderiam conter glúten. Agora sabemos que os ingredientes a seguir são realmente seguros para ser incluídos em uma dieta sem glúten:

- vinagre (exceto vinagre de malte);
- álcool destilado;
- corante caramelo;
- ácido cítrico;
- especiarias;
- glutamato monossódico;
- maltodextrina;
- monoglicerídeos e diglicerídeos;
- corantes e aromatizantes artificiais;
- corantes e aromatizantes naturais.

Então, o que posso comer?

Antes de a FALCPA ser aprovada em 2004 e parcialmente implementada em 2006, a leitura dos rótulos era uma tarefa desestimulante que deixava os consumidores com mais perguntas do que alimentos para comer. O trigo pode ser misteriosamente disfarçado como um componente de ingredientes e requerer telefonemas para os fabricantes a fim de resolver o mistério. Conforme aprendemos mais com os fabricantes, os cientistas e a FDA, ingredientes que antes eram considerados como contendo glúten foram identificados como seguros.

O vinagre era um ingrediente duvidoso antes da FALCPA, e ainda desperta preocupações de vez em quando. Ele já foi listado como um ingrediente a ser evitado, a menos que o fabricante fosse contatado para verificar os ingredientes. Então, o químico de alimentos Don Kasarda, um dos principais especialistas na bioquímica do trigo, relatou que, se o vinagre fosse proveniente do trigo, o processo de destilação removeria a proteína nociva do glúten.

Além disso, a FDA define o termo isolado "vinagre" como sendo apenas "sidra de maçã". Isso deu origem a um mundo receptivo ao *ketchup*, à mostarda e ao molho de salada para a comunidade celíaca! A conclusão sobre o vinagre: você pode consumir todos os vinagres, exceto os vinagres de malte.

Embora a FALCPA não seja perfeita, ela aumentou significativamente as chances de os consumidores obterem alimentos sem glúten. Como observado anteriormente, de acordo com a FALCPA, qualquer ingrediente utilizado em um alimento que contenha um dos oito principais alérgenos (leite, ovos, peixes, frutos do mar, amendoim, nozes, soja e trigo) deve ser listado no rótulo com clareza. Isso pode ser feito colocando o alérgeno entre parênteses ao lado do ingrediente, ou seja, farinha de Durham (trigo), ou em uma declaração de "contém", isto é, contém: leite, ovo, trigo.

Com a FALCPA, o trigo deixou de ser mais um ingrediente oculto. Se um produto contém amido alimentar modificado, é seguro utilizá-lo, a menos que a palavra (trigo) esteja escrita ao lado ou se uma declaração de "contém" lista o trigo.

Aprendendo a ler os rótulos

Graças à FALCPA, existem apenas seis palavras a ser observadas e evitadas em uma lista de ingredientes de um produto alimentício não rotulado como "sem glúten":

- trigo (descrito na lista de ingredientes ou na declaração de "contém trigo");
- cevada;
- centeio;
- malte (a menos que um grão sem glúten seja nomeado assim, como o "malte de milho");
- aveia (exceto aveia rotulada como sem glúten);
- levedura de cerveja.

Exceções à FALCPA

Por mais importante que a FALCPA seja, está longe de ser infalível em termos de dieta sem glúten. A lei não se refere a:

- cevada (malte), centeio ou aveia;
- carne, frango e produtos à base de ovos (ver sobre o USDA a seguir);
- medicamentos sob prescrição ou de venda livre;
- bebidas alcoólicas;
- ingredientes adicionados inadvertidamente que podem causar a contaminação cruzada.

A cerveja, o vinho e o glúten

A boa notícia é que pessoas com doença celíaca podem consumir a maioria das bebidas alcoólicas. O processo de destilação elimina os peptídeos do glúten, de modo que produtos destilados são geralmente seguros (observe a adição de aromatizantes em misturas de coquetéis, coolers de vinho, bebidas alcoólicas aromatizadas, etc.).

A má notícia é que cervejas, *ales* e *lagers* são feitos de cevada e lúpulo e não são destilados. No entanto, o mercado de cervejas sem glúten está se expandindo rapidamente com alguns sabores ousados.

Outra boa notícia é que os vinhos também não possuem glúten. De acordo com a WineAmerica, a National Association of American Wineries, nenhum trigo, centeio ou cevada é utilizado no processamento, no acabamento ou no refino da produção de vinhos nos Estados Unidos.

> **Rótulos em bebidas alcoólicas**
>
> A rotulagem dos principais alérgenos em bebidas alcoólicas permanece opcional. Em 2006, o Alcohol and Tobacco Tax and Trade Bureau (TTB) publicou uma proposta de regulamento para a rotulagem obrigatória dos vinhos, das bebidas destiladas e das bebidas à base de malte (TTB 2006). No período em que a presente obra estava sendo escrita, esse regulamento ainda não havia sido finalizado.

Cevada (malte), centeio ou aveia

Após ter verificado o rótulo para encontrar a palavra trigo e esta não estiver presente, o próximo passo é ler cuidadosamente a lista de ingredientes procurando as seguintes palavras: cevada, malte, centeio e aveia. Esses ingredientes aparecerão se forem usados em um produto e não ficam ocultos como um componente de outros ingredientes (os fabricantes não usam a cevada para produzir amido alimentar modificado, tampouco usam o centeio para produzir dextrina).

Embora tecnicamente o malte possa estar escondido sob o termo "aromatizante natural", os fabricantes costumam listar esse ingrediente separadamente. Se o produto contém malte, aroma de malte, xarope de malte ou extrato de malte, ele não é sem glúten. Se ele contém maltodextrina, isomalte, maltose ou qualquer outra forma que pareça um produto químico, é um açúcar/álcool altamente processado e é sem glúten.

Qual é a relação do USDA com o glúten?

O Departamento de Agricultura dos Estados Unidos (USDA) regula a carne, o frango, os produtos à base de ovos (ou seja, ovos secos, congelados ou líquidos, com ou sem adição de ingredientes) e produtos alimentares misturados que geralmente contêm mais do que 3% de carne crua ou 2% ou mais de carne cozida ou carne de aves. Os alimentos sob a regulamentação do USDA não estão sujeitos à FALCPA.

No entanto, 90% dos fabricantes respeitam a FALCPA voluntariamente (para determinar se um produto é regulado pelo USDA, procure o selo do USDA). Para ajudar a determinar se um produto do USDA está seguindo a FALCPA, procure uma declaração de "contém" ou outras rotulagens de alérgenos da FALCPA na embalagem de um produto alimentício regulamentado pelo USDA. Isso indica a conformidade voluntária com a FALCPA.

Chili rápido

Chili de peru com um toque tropical
Por Susie Flaherty

Ingredientes:
- 2 colheres de sopa de azeite de oliva
- 2 xícaras de peru cozido desfiado ou 450 g de carne moída de peru
- 1 dente de alho
- 1 cebola média picada
- 1 lata (425 g) de feijão-carioca branco
- 1 lata (425 g) de feijão-carioca vermelho
- 1 lata (793 g) de tomates amarelos
- ½ xícara de manga em cubos (bem madura)
- 1 colher de chá de cominho
- ½ colher de chá de pimenta-caiena
- 1 colher de sopa de pimenta chili em pó
- 1 pitada de molho de pimenta (ou mais, se desejar)
- 1 colher de sopa de açúcar mascavo
- ½ colher de chá de sal
- ½ colher de chá de pimenta-do-reino moída
- raminhos de salsa ou coentro

Se usar carne moída de peru, aqueça 1 colher de sopa de azeite de oliva em uma frigideira ou panela grande e cozinhe o peru em fogo médio até dourar; retire da frigideira, coloque em uma tigela e reserve. Aqueça 1 colher de sopa de azeite de oliva na frigideira e adicione o alho e a cebola. Cozinhe em fogo médio até ficar macio.

Coloque a carne moída de peru novamente na frigideira ou adicione o peru desfiado à cebola e o alho. Acrescente os feijões, os tomates amarelos, a manga, as especiarias, o molho Tabasco, o açúcar, o sal e a pimenta. Cozinhe em fogo baixo por pelo menos 30 minutos. Quanto mais tempo for cozido, melhor o sabor. Enfeite com raminhos frescos de salsa ou coentro. Rende de quatro a seis porções.

Minimuffins de milho

Por Susie Flaherty

Ingredientes:
- 1 xícara de fubá
- ½ xícara de farinha de milho (*masa harina*)
- ½ xícara de farinha sem glúten
- ¼ de xícara de açúcar mascavo
- ½ colher de chá de sal
- ½ colher de chá de pimenta chili em pó
- 2 colheres de chá de fermento em pó
- ½ colher de chá de bicarbonato de sódio
- 2 ovos batidos
- 2 colheres de sopa de manteiga, margarina ou outra gordura vegetal
- 1 copo de iogurte natural

Misture os ingredientes secos em uma tigela grande e reserve. Em uma tigela menor, bata os ovos, adicione a gordura vegetal derretida e o iogurte e misture. Despeje essa mistura na tigela com a farinha e misture bem. Preencha as forminhas de *muffin* com dois terços de massa. Asse a 190 °C até dourar (cerca de 15 a 20 minutos). Coloque um palito de madeira no *muffin* para testar o cozimento. Se ele sair limpo, os *muffins* estão prontos! (Não cozinhe demais, senão eles ficarão secos.) Eles ficam melhores servidos quentes, saindo do forno. Faça 24 *minimuffins* ou 12 *muffins* grandes.

    Sirva seu chili com os *muffins* de milho e uma salada mista para um delicioso jantar quando quiser. Mas certifique-se de que o molho da salada não contenha glúten; e não use *croutons*, a menos que eles também não o contenham.

Uma boa nutrição na dieta sem glúten

Embora existam muitos produtos sem glúten atrativos comercializados, coloque sua ênfase em comer alimentos frescos e não processados para obter melhores resultados com sua dieta sem glúten. Planejar com antecedência e fazer um cardápio para a semana com uma lista de ingredientes necessários o auxiliará a permanecer no caminho quando você estiver fazendo compras.

Fazer compras no perímetro do mercado irá ajudá-lo a passar pelas áreas sem glúten (pense nos frutos, laticínios, carnes, ovos, peixes e frutos do mar) e evitar produtos processados e altamente refinados. Cuidado com os frios e outras carnes processadas, pois podem conter glúten no recheio. Outros produtos sem glúten que podem ser comprados incluem arroz simples, milho, tortilha, feijões secos e legumes, manteiga de amendoim e outras manteigas de oleaginosas, óleos de cozinha (o azeite de oliva é uma opção saudável), especiarias e ervas.

Muitos supermercados atualmente possuem pães, roscas e massas de pizza sem glúten, na seção de congelados. Compre guloseimas comercializadas sem glúten, como biscoitos, bolachas, bolos e doces, apenas ocasionalmente, como guloseimas especiais. Esses produtos podem ter muito mais gordura e calorias do que suas contrapartes sem glúten.

Lembre-se: mesmo estando em uma dieta sem glúten, ainda existem algumas considerações nutricionais especiais. Peça a ajuda de seu nutricionista certificado para monitorar seus níveis de ferro, vitamina D e vitamina B. A dieta sem glúten, sem os produtos enriquecidos de trigo normalmente encontrados nos alimentos assados, significa que você deve dar uma atenção especial à sua nutrição.

Selecione um suplemento vitamínico sem glúten que corresponda a 100% das doses diárias recomendadas, inclusive cálcio. Geralmente, com exceções que acabamos de mencionar, se você seguir uma dieta bem equilibrada, terá uma quantidade adequada da maioria dos nutrientes.

Como posso me informar sobre os medicamentos?

Os regulamentos da FALCPA aplicados a alimentos não se referem aos medicamentos sob prescrição ou de venda livre. No entanto, eles são aplicados a suplementos, como vitaminas e suplementos herbais. Os fabricantes de medicamentos não são obrigados a informar se os excipientes (ingredientes inativos) são obtidos a partir de um dos oito principais alérgenos.

Consulte um farmacêutico especialista para determinar se o excipiente não contém glúten. Você também pode visitar o site <www.glutenfreedrugs.com>, escrito e mantido por um farmacêutico clínico.

> ### Envelopes adesivos sem glúten nos Estados Unidos
>
> O glúten surge em alguns locais inusitados – como no molho de soja, no alcaçuz e no creme da sopa de caranguejo. Nos Estados Unidos, um lugar onde você não encontrará o glúten é em envelopes ou colas de selos. De acordo com a Envelope Manufacturers Association, situada em Alexandria, Virgínia, não existe glúten na cola usada nos envelopes adesivos nos Estados Unidos.
>
> A cola tem uma base de amido de milho e não utiliza trigo, centeio ou cevada no processo. E, de acordo com o Serviço Postal dos Estados Unidos, a cola dos selos (menos de 2% dos selos vendidos não são autoadesivos) não contém glúten.
>
> No entanto, alguns lugares inusitados nos quais o glúten pode surgir incluem batons e outros cosméticos. Uma pesquisa recente da *Gluten-Free Living* analisou os ingredientes de batons. A revista descobriu que o máximo de glúten que você pode ingerir por meio de um batom diariamente seria cerca de 1,4 ppm de glúten – bem abaixo do padrão de 20 ppm estabelecido pela FDA em 2013.
>
> A massinha de modelar Play-Doh® é outra fonte não alimentar que contém glúten. As crianças pequenas podem acabar ingerindo a massinha ou lambendo os dedos enquanto a estiverem usando. Há opções sem glúten de massinhas de modelar, assim como de cosméticos e outros produtos não alimentares. Se você tiver dúvidas sobre um produto, entre em contato diretamente com o fabricante ou fornecedor, fale com seu grupo de apoio local para pessoas celíacas e não acredite em tudo o que lê na internet!

O que é contaminação cruzada?

A FALCPA é aplicada aos ingredientes dos alimentos. Ela não abrange a possibilidade de contaminação dos produtos pelo contato a partir da moagem, da fabricação ou do processo de transporte. As declarações de aviso sobre alérgenos ou as declarações de "pode conter" são voluntárias. As declarações voluntárias utilizadas na rotulagem dos produtos (isto é, produzidos em uma instalação que contém trigo) podem indicar a presença potencial ou acidental de um alérgeno alimentar.

Essas declarações podem beneficiar e informar adequadamente os consumidores com alergia alimentar, já que não existe um limite seguro de contaminação para a reação alérgica grave. No entanto, esse não é o caso para os pacientes com doença celíaca, pois a recente decisão aprovada pela FDA para a rotulagem de produtos sem glúten permite um limite de segurança inferior a 20 ppm. Dez miligramas de glúten são equivalentes a menos do que um oitavo de uma colher de chá de farinha (ver a tabela a seguir).

Você não precisa evitar todos os produtos que possuem declarações de aviso voluntárias. Os produtos com esses tipos de declarações não são necessariamente contaminados. Os consumidores também devem perceber que os produtos sem declarações de aviso voluntárias não são necessariamente livres de contaminação.

FALCPA parte II

A FALCPA solicitou que a FDA desenvolvesse e implementasse regulamentos para a rotulagem voluntária de alimentos sem glúten. De acordo com os regulamentos da FDA, o termo "sem glúten" se refere a um alimento que inclui as seguintes diretrizes:

- O alimento não contém um grão proibido, como o trigo, a cevada, o centeio e o triticale.
- O alimento não contém um ingrediente derivado de um grão proibido que não foi processado para remover o glúten, como a farinha, a proteína hidrolisada do trigo e o aroma de malte de cevada.
- Se o alimento contém um ingrediente derivado de um grão proibido que foi processado para remover o glúten, tal como o amido de trigo ou o amido alimentar modificado, o uso desse ingrediente no produto alimentar não pode resultar em um produto alimentar que contenha 20 ppm ou mais de glúten.
- O produto alimentar contém menos do que 20 ppm de glúten.

Por que 20 partes por milhão?

Pesquisas mostram que consumir produtos que contenham até 10 mg (cerca de um oitavo de uma colher de chá de farinha) de glúten por dia é seguro para a maioria das pessoas com doença celíaca. Nossos estudos duplos-cegos mediram as alterações intestinais de três grupos de pacientes celíacos em remissão (o que significa uma boa adaptação à dieta, sem sintomas e sem aumento de autoanticorpos séricos) que consumiram zero mg, 10 mg ou 50 mg de glúten por dia. Os grupos que ingeriram zero mg e 10 mg não apresentaram alterações, enquanto o grupo que ingeriu 50 mg exibiu uma lesão intestinal característica da doença celíaca.

O estudo avaliou a ingestão diária comum de alimentos sem glúten dos participantes, que foi de 300 gramas. A tabela a seguir mostra a quantidade de glúten a que um indivíduo estaria exposto, baseada nos níveis de contaminação por glúten em partes por milhão e a quantidade total de alimentos sem glúten consumidos diariamente.

O nível de contaminação é uniforme em todo o produto alimentar. Uma pessoa poderia ingerir um produto contaminado de até 200 ppm e estar segura se comesse apenas 50 gramas de produtos sem glúten diariamente. No entanto, uma pessoa poderia consumir até 300 gramas de um produto sem glúten contendo 20 ppm e permanecer em segurança abaixo do nível de 10 mg.

Produtos sem glúten consumidos

	50 g de produtos sem glúten	100 g de produtos sem glúten	200 g de produtos sem glúten	300 g de produtos sem glúten
200 ppm	10 mg	20 mg	40 mg	60 mg
100 ppm	5 mg	10 mg	20 mg	30 mg
50 ppm	2,5 mg	5 mg	10 mg	15 mg
20 ppm	1 mg	2 mg	4 mg	6 mg

O que é amido de trigo?

Quando a proteína, que é a fonte dos peptídeos que podem causar a doença celíaca, é removida do trigo, sobra o amido de trigo (a fonte alimentar de carboidratos altamente refinada). Existem algumas diferenças no uso de amido de trigo em produtos sem glúten na Europa e nos Estados Unidos. O resultado, de acordo com a FDA, é que os produtos rotulados como sem glúten (com menos de 20 partes por milhão) que contêm amido de trigo são seguros para o consumo na dieta sem glúten.

Agora que você já sabe o básico sobre a dieta sem glúten, é hora de preparar sua cozinha sem glúten e ir às compras com Jules.

Capítulo 8

Culinária Sem Glúten

"Os frutos do carvalho eram bons até o pão ser criado."
Francis Bacon

É apenas uma dieta, não é?

Você foi diagnosticado com doença celíaca ou sensibilidade ao glúten. Portanto, nada mais de glúten para você. Talvez você já tenha tentado fazer algum tipo de dieta antes – para perder peso ou se sentir mais saudável. Você pensa: "Será que é tão difícil deixar de comer glúten?". Então você começa a se aprofundar um pouco mais nos detalhes da dieta sem glúten e percebe que essa não será uma dieta comum com regras fáceis de seguir. É preciso muito mais para manter uma dieta sem glúten do que apenas cortar o pão, a cerveja e a pizza. Sua saúde nutricional está em jogo.

Mesmo tendo muitos anos de experiência no tratamento de pacientes com distúrbios relacionados ao glúten, nunca ousei instruir meus pacientes sobre os detalhes da dieta sem glúten sem ter uma assistência. Na verdade, é justo dizer que a ferramenta mais poderosa na mão de qualquer médico, a capacidade de curar, não se aplica aqui. Essa capacidade está nas mãos de um nutricionista experiente. Esse profissional da área de saúde é a figura-chave para o tratamento adequado da doença celíaca e de outros distúrbios relacionadas ao glúten.

Como já discutimos no capítulo anterior, seguir uma dieta sem glúten pode resultar em certas deficiências de minerais e vitaminas. Consulte seu médico ou profissional da área de saúde para encontrar um nutricionista certificado que possa ajudá-lo a aplicar corretamente a dieta sem glúten para manter a melhor saúde possível.

Mas lembre-se sempre de que a pessoa mais importante envolvida em sua cura é você mesmo. Após aprender o básico sobre a dieta sem glúten, você deve aprender a aplicar a dieta em uma ampla variedade de situações para comer de forma segura. Isso começa em sua cozinha e segue com você até o trabalho e as situações sociais que incluem sair para comer e viajar. Se você tem um filho que apresenta dificuldades com glúten, encontrará uma nova série de desafios no ambiente escolar.

Consultei amigos e especialistas do Center for Celiac Research para ajudá-lo a se orientar com segurança através do labirinto da alimentação sem glúten em casa ou na estrada. Neste capítulo, nós lhe ensinaremos como preparar uma cozinha sem glúten e encontrar substitutos para seus antigos alimentos favoritos repletos de glúten.

Também o ajudaremos no que for preciso para comer com segurança no restaurante de sua escolha, seja no quarteirão onde você mora ou em outro continente. Com as atitudes e informações corretas, comer alimentos sem glúten pode se tornar uma aventura emocionante para uma vida mais saudável para você e sua família.

Adaptando-se ao diagnóstico

Observei quanto o diagnóstico de doença celíaca ou sensibilidade ao glúten pode ser devastador. Há um forte sentimento de perda que acompanha a incapacidade de desfrutar de seus alimentos favoritos. Os alimentos e o ato de comer permeiam todos os aspectos de nossa vida como seres humanos sociais – seja ao sair para um encontro, reunir-se em um almoço de negócios ou fazer um jantar para a família –, razão pela qual limitar nossas escolhas alimentares pode parecer tão devastador.

Embora todo mundo passe por alguma forma de descrença, sofrimento ou até mesmo depressão inicial, as preocupações específicas de cada pessoa são diferentes. Eu me lembro de uma jovem paciente que não conseguia acreditar que não poderia mais comer biscoitos Girl Scout. Na outra extremidade do espectro, as pessoas diagnosticadas tardiamente na vida muitas vezes acham bem difícil mudar os hábitos alimentares básicos mantidos durante a vida.

É por isso que é tão importante se sentir verdadeiramente satisfeito com sua versão pessoal de uma vida sem glúten. Comer alimentos sem glúten nutritivos e agradáveis é a chave para reconquistar e, em seguida, manter sua saúde e atitude positiva. Seja paciente consigo ao iniciar esse novo estilo de vida e tenha em mente seu objetivo a longo prazo de ter saúde e vitalidade renovadas. A cada dia ficará mais fácil... e mais saboroso!

Criando seu refúgio sem glúten

Você compreendeu o básico sobre a dieta sem glúten com o Capítulo 7. O próximo passo em sua revolução sem glúten é preparar sua cozinha sem glúten e aprender a fazer pratos e alimentos assados simples e sem glúten. Quando você conseguir preparar seu próprio alimento de forma segura e deliciosa em casa, os desafios de viver com a doença celíaca ou com outros distúrbios relacionadas ao glúten serão muito mais controláveis.

Pense em sua casa, e especialmente em sua cozinha, como seu refúgio seguro e sem glúten. Independentemente do restante das coisas que estiverem acontecendo em sua vida movimentada, mantenha sempre comidas e lanches sem glúten deliciosos disponíveis em um ambiente limpo e não contaminado. É mais fácil do que você imagina. Saber que você sempre pode encontrar uma refeição segura em sua própria casa ajudará a aliviar os sentimentos inevitáveis de insegurança e perda que vêm com seu diagnóstico.

Existem alguns livros e sites excelentes de especialistas sobre como aprender a viver sem glúten (ver a seção Fontes no fim do livro). Pedi a um desses especialistas, Jules Dowler Shepard, para nos contar sobre como preparar esse refúgio sem glúten.

Conheci Jules quando ela visitou o Center for Celiac Research depois de ter se mudado para Maryland. Ela foi ao nosso centro em busca de ajuda para o tratamento da doença celíaca. Eu a conheci primeiro como paciente, e depois como autora e cozinheira de alimentos sem glúten. Confie em mim: seus *cookies* com gotas de chocolate têm o mesmo sabor dos *cookies* repletos de glúten!

Recomendo seus livros e receitas para todos os meus pacientes que estão iniciando uma dieta sem glúten. Ela traz uma perspectiva única como paciente com doença celíaca, especialista em culinária sem glúten e ex-advogada que usa suas habilidades de defesa para pedir a transparência nas leis de rotulagem sem glúten. Usando as sugestões de Jules, vamos começar preparando sua nova cozinha.

O saco de lixo, as caixas e o *notebook*

É hora de limpar, reorganizar e armazenar alimentos em sua cozinha sem glúten. Os instrumentos que Jules recomenda para o primeiro passo da arrumação e limpeza são um saco de lixo grande, duas caixas de papelão e um *notebook*. As comidas velhas vão para o saco de lixo, os alimentos com glúten e os produtos duvidosos vão para caixas separadas, e sua lista de alimentos favoritos e sugestões é colocada no *notebook*. Chame um amigo e vá até a despensa com o saco de lixo, as caixas e o *notebook*.

Peça a seu amigo que verifique os produtos e leia as datas de validade. Jogue tudo o que tiver mais de dois anos dentro do saco de lixo. Consumir alimentos com o prazo de validade vencido nunca vale a pena o risco. E isso também vale para os alimentos na porta de sua geladeira, mas abordaremos esse assunto depois.

Após jogar fora os alimentos vencidos, leia os rótulos novamente para ver quais dos produtos restantes contêm glúten (ver a lista no Capítulo 7 para os nomes de possíveis ingredientes que contêm glúten e a explicação sobre as leis de rotulagem). Os produtos com glúten vão para a caixa, e os produtos sem glúten voltam para a despensa. Digite no *notebook* seus produtos favoritos que contêm glúten. Separe os produtos incertos depois de incluí-los em seu *notebook*.

Antes de devolver os produtos sem glúten para o armário, limpe as prateleiras e as portas, certificando-se de que todos os vestígios de farelos e farinha sumiram. Jules recomenda que você limpe as bancadas, o fogão, a pia e as outras superfícies da cozinha ao mesmo tempo.

Limpando as migalhas

Enquanto estiver fazendo a limpeza geral de sua cozinha, procure itens que talvez precisem ser substituídos para evitar a contaminação cruzada. Um item que terá de ser substituído é a velha torradeira; você precisará de uma nova torradeira para sua cozinha sem glúten. É impossível limpar todas as migalhas nas minúsculas fendas.

Na verdade, quando limpo minha torradeira, não importa quantas vezes eu a sacuda para baixo, as migalhas tostadas continuam saindo como mágica. Isso me faz lembrar da bolsa mágica de Mary Poppins com intermináveis objetos saindo dela! Doe ou separe sua antiga torradeira para usá-la apenas com produtos que contenham glúten, e compre uma nova torradeira para seus alimentos assados sem glúten.

Enquanto você cria seu refúgio sem glúten, tenha em mente que misturar tigelas, frigideiras, potes e panelas não é uma fonte de contaminação cruzada se você seguir as regras básicas ideais de higiene: lavá-los manualmente entre os usos com água quente e sabão ou na lava-louça. Preste atenção especialmente às beiradas de potes, frigideiras e tampas, para retirar todos aqueles farelos com glúten se você cozinha produtos que contenham glúten.

Se seus potes e panelas estiverem particularmente riscados, ou se o revestimento antiaderente estiver comprometido, é hora de substituí-los de qualquer maneira. A contaminação por glúten desses riscos profundos é mais um motivo para não usá-los mais.

Esta é outra grande dica que aprendi com Jules: sempre que puder, use condimentos que venham em embalagens de apertar e guarde algumas dessas embalagens vazias. Use em sua casa a regra de passar talheres e espátulas só uma vez nos potes. Quando a faca com manteiga de amendoim é encostada nos pães ou nas bolachas que contêm glúten, os farelos podem acabar voltando para o pote na segunda vez que você colocar o utensílio nele. Não corra o risco!

Conforme você verifica os alimentos favoritos de sua lista, certifique-se de saber as novidades sobre as leis de rotulagem de alimentos sem glúten (ver Capítulo 6). Se você ainda estiver incerto sobre um item, seja um alimento, um medicamento ou uma vitamina, entre em contato com o fabricante para obter informações precisas.

Desistindo da caixa de glúten

Agora que você já classificou seus produtos restantes como sem glúten (na despensa), com glúten (em uma caixa) e duvidosos (listados em seu *notebook*), o que vem a seguir? Isso depende de como seu núcleo familiar é formado e se os outros membros de sua família têm a intenção de continuar a consumir produtos que contenham glúten ou não. Todos em sua casa podem comer os alimentos sem glúten que você irá adquirir ou preparar, mas nem todo mundo pode comer os alimentos com glúten.

Com as recomendações de Jules, você pode criar uma seção separada na despensa – ou pode usar caixas de plástico rotuladas de maneira clara – para identificar os alimentos que contenham glúten. Mesmo uma pessoa com doença celíaca que viva sozinha pode usar uma área separada para manter os alimentos com glúten para a família e os amigos que não seguem uma dieta sem glúten. Que tal um modelo antigo de uma caixa de pães?

Se ninguém em sua família irá comer esses alimentos com glúten, doe o que puder dos produtos que não foram abertos para um abrigo ou uma instituição de caridade. Dessa forma, você irá se sentir contente em dobro por iniciar essa jornada sem glúten!

Quanto aos alimentos favoritos com glúten que você não pode mais comer, não se preocupe. Com o tempo, você encontrará substitutos adequados para quase todos os seus alimentos favoritos. Em quase 20 anos atuando na área de medicina nos Estados Unidos, observei o catálogo de alimentos sem glúten crescer de alguns produtos em meados da década de 1990 para os milhares de produtos agora disponíveis.

Atualmente, os produtos sem glúten são encontrados não apenas em lojas de alimentos especializados, mas também em supermercados tradicionais e em grandes lojas. Mas lembre-se: nossa nutricionista previne contra a ingestão de muitos substitutos alimentares altamente processados e sem glúten, que geralmente contêm níveis elevados de gordura e açúcar para proporcionar um sabor e uma textura melhores. Comer menos alimentos processados é um grande objetivo nutricional; portanto, deixe esse objetivo orientar suas compras de alimentos na dieta sem glúten.

Glúten na geladeira?

Um ingrediente de muitos alimentos processados, o glúten aparece nos lugares mais inusitados. Agora que você já jogou fora os alimentos velhos e separou seus produtos sem glúten dos produtos com glúten em sua despensa, é hora de enfrentar a última fronteira de gelo: a geladeira da família.

Reveja a lista do Capítulo 6 com os alimentos que podem conter glúten e também atente para as carnes processadas de qualquer tipo, inclusive carne de porco (linguiça, salsicha e costelinha de porco ao molho *barbecue*); imitações de frutos do mar ou produtos de peixe; todos os molhos ou caldos, inclusive o molho de soja e o molho de carne; outras marinadas ou molhos e certos condimentos (*ketchup* e mostarda são permitidos).

A porta da geladeira é um lugar que pode esconder um monte de alimentos favoritos com glúten não tão evidentes; portanto, leia os rótulos cuidadosamente e aja de maneira apropriada. Liste em seu *notebook* qualquer alimento favorito que você teve de dispensar, assim como os produtos duvidosos.

Os produtos do freezer também podem conter glúten. Os mais evidentes são massas congeladas ou pães e assados, pizzas, tortas e bolos. Atente também para certos tipos de sorvetes, como massa de *cookies* com gotas de chocolate ou sorvetes com doces e outros alimentos processados. Em muitos casos, quando se trata de glúten e alimentos processados, se estiver em dúvida, jogue fora.

Substituindo seus antigos produtos favoritos

Agora você está pronto para verificar sua lista de alimentos favoritos e duvidosos. Os produtos da lista de alimentos favoritos podem incluir alimentos com ingredientes que você desconhece e alimentos com glúten. Vamos lidar com os alimentos duvidosos primeiro.

Se você não consegue descobrir pelo rótulo, uma rápida ligação para o serviço de atendimento ao cliente é muitas vezes a maneira mais fácil de obter respostas. Muitos sites de empresas também possuem endereços de e-mail listados para as solicitações dos clientes. Os representantes do serviço de atendimento ao cliente irão esclarecer sobre a presença de glúten em seus produtos para sua satisfação ou não.

Se eles não responderem às suas perguntas sobre a presença de glúten, a contaminação cruzada ou os ingredientes, ou se eles não passarem uma certeza, então, como Jules diz, "essa é sua resposta". É melhor você desprezar no saco de lixo.

Se, por outro lado, eles esclarecerem seus rótulos, explicarem seus procedimentos para evitar a contaminação cruzada e fizerem um esforço para atender às suas preocupações, essa é sua resposta. Existem muitos alimentos bons, seguros e sem glúten disponíveis; portanto, não corra riscos ou gaste seu dinheiro com empresas que não tenham dedicado seu tempo para priorizar a produção de alimentos sem glúten seguros.

O próximo passo que Jules recomenda é observar seus produtos favoritos que contêm glúten listados em seu *notebook*. Do que você realmente sentiria falta? É hora de descobrir um substituto sem glúten. Melhor ainda, diz Jules, encontre uma receita e faça você mesmo! Cozinhar em casa pode ser mais fácil do que você pensa, é mais seguro e quase sempre mais barato.

A comunidade de pacientes com doença celíaca ou os grupos de apoio na internet, as páginas de culinária sem glúten no Facebook e a equipe especializada em seu mercado local têm sugestões dos melhores produtos. Com os alimentos sem glúten que você já possui, reorganize sua despensa e deixe espaço para os novos produtos para substituir seus antigos alimentos favoritos com glúten.

Reabastecendo sua cozinha

O próximo passo é ir às compras! Pegue as listas que você fez em seu *notebook*, assim como as recomendações de produtos que selecionou, e recorra às lojas ou sites para adquirir as muitas opções sem glúten disponíveis.

Encontre um funcionário experiente para acompanhá-lo nos corredores do supermercado local. Você irá se surpreender com a variedade de opções sem glúten, especialmente todos os biscoitos, lanches e alimentos assados para comer ocasionalmente. Visite diversas mercearias de alimentos saudáveis e especializados, que oferecem uma grande variedade de produto, assim como aconselhamentos úteis.

Independentemente do local que você visitar, peça um guia especializado na linha de produtos sem glúten da loja. Hoje em dia, a maioria das grandes redes de supermercados conta com seções sem glúten claramente identificadas para facilitar que as pessoas encontrem produtos sem glúten.

O mercado local dos produtores ou da comunidade é muitas vezes uma grande fonte, não só de frutas, verduras e legumes frescos, mas também de carnes, peixes e frutos do mar, laticínios e produtos especializados, como mel e geleias. No supermercado local, provavelmente levará várias viagens para você se familiarizar com os produtos sem glúten. Porém, não desanime. Lembre-se de que grande parte do que você já compra para preparar refeições comuns e lanches pode ser naturalmente sem glúten.

Dependendo de suas necessidades, existem várias maneiras de conduzir o planejamento das compras e refeições, enquanto você abastece seu refúgio sem glúten. Para substituir seus alimentos favoritos, com sua lista em mãos, marque todos os lanches, guloseimas, alimentos básicos e outros produtos que precisam de substitutos sem glúten. Selecione aqueles que você deseja incluir em seu armário sem glúten e adicione-os à sua lista de compras.

Planejando com antecedência a preparação de sua comida

Gosto de cozinhar e aprecio ler livros de receitas e planejar as refeições (ver Capítulo 9). Muitas coisas da culinária do sul da Itália, de onde vim, são naturalmente sem glúten, como peixes, carnes, frutos frescos, excelentes laticínios e o melhor azeite de oliva do mundo. Portanto, cozinhar refeições sem glúten é algo que aprendi desde cedo.

Para desenvolver suas habilidades, adquira alguns livros bons de receitas sem glúten ou crie cardápios e planos de refeições a partir das muitas fontes excelentes na internet. Se você fizer parte de um grupo de apoio, converse com os outros membros sobre os cardápios e as fontes favoritas deles. Se você não fizer parte de um grupo, esse é um excelente momento para participar. Um pouco de planejamento antecipado para a hora das refeições de sua família tornará esse momento mais simples e agradável. Se você desenvolveu planos de refeições, acrescente os itens necessários à sua lista de compras.

Sendo carnívoro, vegano ou estando em alguma categoria intermediária, abasteça sua geladeira, seu freezer e sua despensa com as fontes básicas de proteína: carnes, peixes, frutos do mar, ovos, *tofu*, legumes e feijão. Em seguida, acrescente frutas e verduras, além de laticínios e produtos de soja.

Verifique com um nutricionista certificado qual é o melhor procedimento a ser seguido em relação a laticínios e produtos de soja quando você iniciar uma dieta sem glúten. Às vezes, a doença celíaca pode desencadear a intolerância à lactose secundária, o que geralmente desaparece após a cura do intestino. Algumas pessoas sofrem de intolerância à lactose primária, que é uma falta geneticamente determinada de lactase, a enzima que quebra o carboidrato chamado lactose nos laticínios. Se você tem essa condição, pode tomar comprimidos de lactase ou comer e beber laticínios sem lactose.

Lanches não perecíveis para ter em mãos incluem nozes e manteigas de oleaginosas, frutas secas, pipoca, granola ou barras de proteína sem glúten e *pretzels* e batata chips sem glúten (para comer ocasionalmente). Tenha alimentos básicos para preparar refeições em sua despensa, inclusive arroz, macarrão sem glúten, quinoa, tortilhas de milho e outros alimentos sem glúten, como pães ou *wraps* sem glúten (ou uma farinha ou mistura sem glúten para você mesmo prepará-los) para sanduíches.

A farinha sem glúten que Jules desenvolveu é minha primeira escolha para todas as receitas que levam farinha. Com ela, você pode preparar qualquer alimento sem glúten, de pão de sanduíche a tortilhas, ou de bolo de aniversário a peixe e batatas fritas.

Manter contato com o especialista de dieta sem glúten em seu supermercado local ou na loja de alimentos saudáveis ou orgânicos fará uma grande de diferença em suas experiências de compras sem glúten. Se você sabe que um produto é bom, solicite ao seu supermercado ou loja de alimentos saudáveis para disponibilizá-lo nas prateleiras.

Cozinhando com Jules: a cobertura do bolo sem glúten
Por Jules Dowler Shepard

Para complementar sua nova cozinha sem glúten, você precisa de suprimentos sem glúten para cozinhar. Você deve estar pensando: "O quê? Eu não sei cozinhar! Eu nunca cozinhei nada na minha vida!". Não entre em pânico. É muito fácil começar com os utensílios certos, e os resultados serão muito mais recompensadores do que qualquer coisa que você comprará nas prateleiras do mercado. Cozinhar seus próprios biscoitos, bolos e pães quentes, saídos do forno, é uma das maiores recompensas de comer alimentos sem glúten.

Antes, cozinhar alimentos sem glúten significava uma reinvenção em cada cozinha. Felizmente, esse não é mais o caso. Você não precisa comprar 15 farinhas diferentes sem glúten, um espessante com um nome louco, como goma xantana ou goma guar, e inúmeros livros de receitas novos. O tempo e a paciência nos testes que as outras pessoas fizeram antes de você tornaram o ato de cozinhar alimentos sem glúten mais fácil do que nunca.

Muitas pessoas lutam contra outras restrições alimentares, como laticínios, ovos, nozes ou outros ingredientes. Cozinhar alimentos em casa lhe permite adaptar esses ingredientes, aumentar o valor nutricional e preparar comidas saindo do forno para se adequarem ao paladar de sua família.

Com isso em mente, adicione esses suprimentos básicos para sua primeira lista de compras:

- farinha sem glúten para todos os fins (uma que já inclua um espessante como a goma xantana ou a goma guar);
- fermento em pó;
- bicarbonato de sódio;
- açúcar (refinado e mascavo) ou uma alternativa de açúcar não refinado, como o açúcar de palmeira;
- melaço, xarope de bordo, xarope de agave e purê de maçã para adoçar;
- manteiga ou um substituto sem lactose para cozinhar e/ou gordura vegetal;
- *spray* de óleo de cozinha (sem farinha – verifique o rótulo);
- assadeiras: forminhas de *muffin*, fôrmas de pão, fôrmas de 20 cm × 20 cm e 23 cm × 33 cm, duas assadeiras de biscoitos, fôrmas de torta e papel-manteiga;
- espátulas de borracha e batedor de claras;
- tigela grande para misturar;
- batedeira (as batedeiras podem ser mais versáteis que os *mixers* portáteis).

Se você já tem uma receita que adora – talvez a famosa massa levada ao forno de sua avó ou os biscoitos que seus filhos devoram –, use uma farinha sem glúten para substituir a farinha de trigo. Siga as instruções dos fabricantes para as substituições, pois algumas marcas de farinha precisam estar mais úmidas em uma receita.

> Se você for usar uma farinha que não contém um espessante como a goma xantana ou a goma guar, precisará adicionar um espessante. Algumas farinhas sem glúten agem de maneira bem parecida a uma farinha de trigo comum e necessitam de poucos ajustes na receita, ou nenhum, para fazer suas antigas receitas favoritas sem glúten.
>
> Talvez a primeira farinha que comprar pode não ser a ideal para você; portanto, continue experimentando. Atualmente existem muitas escolhas. Se você perceber um sabor estranho em suas receitas, evite usar farinhas de feijão ou outros ingredientes na mistura que possam afetar o sabor. Se suas receitas ficarem esfareladas ou farinhentas, use uma mistura feita com mais amidos refinados que tiveram boa parte do farelo, da casca e da fibra retirados durante seu processamento. Com uma farinha que o agrade, você ficará impressionado com a facilidade de cozinhar seus próprios alimentos saborosos e sem glúten.
>
> Visite o site <www.julesglutenfree.com> para mais receitas e dicas para cozinhar sem glúten.

Se você não gostar de um produto, informe ao mercado para que os responsáveis possam fazer melhores escolhas de compras para seus clientes. Se o produto realmente estiver com um gosto ruim, devolva-o para o mercado e peça um reembolso.

Adotando um estilo de vida sem glúten

Com seu refúgio sem glúten totalmente estocado com utensílios, alimentos e suprimentos para cozinhar, é hora de prestar atenção nas palavras de Gusteau, do filme *Ratatouille*. Ele nos faz lembrar de que todo mundo pode cozinhar, mas apenas "os destemidos podem se tornar grandes *chefs*". Então, é hora de reunir sua coragem e retornar ao seu *notebook*. Reveja as receitas, os pratos ou as guloseimas que você achou que não poderia mais comer quando começasse uma dieta sem glúten.

Munido de seu planejamento para as refeições e de suas receitas tiradas de livros ou da internet, seja criativo na cozinha e não tenha medo de experimentar. Você está destinado a cometer falhas, mas o mundo da culinária (assim como o mundo científico) está repleto de histórias de descobertas que surgiram de receitas e experimentos que deram errado.

Muitas pessoas se preocupam com a preparação de alimentos seguros na dieta sem glúten. Porém, logo essas mesmas pessoas afirmam que ter adotado uma dieta sem glúten tem sido um presente para elas e suas famílias: um presente de uma boa saúde, de energia e vitalidade renovadas e de união familiar.

Jules e eu já observamos famílias se unirem mais com um novo estilo de vida sem glúten. Os familiares assam biscoitos juntos nos feriados e compartilham os alimentos favoritos da família com os amigos e os vizinhos. A noite da pizza em família pode se tornar um momento em que todos põem a mão na massa e preparam a pizza do começo ao fim, em vez de simplesmente ligar para uma pizzaria.

Como Jules pode confirmar, viver sem glúten pode ser uma transformação realmente memorável para a boa saúde e a felicidade de muitas maneiras – se você permitir isso. Então, depois de seguir os passos que serão mencionados, coloque seu chapéu e seu avental novos de cozinheiro de culinária sem glúten e aproveite o refúgio de seu novo espaço sem glúten com a família e os amigos.

Duas receitas de nossa cozinheira favorita de alimentos sem glúten
Cookies com gotas de chocolate sem glúten
Por Jules Dowler Shepard

Ingredientes:
- 8 colheres de sopa (½ xícara) de manteiga ou um substituto sem lactose
- 8 colheres de sopa (½ xícara) de gordura vegetal
- 1 xícara bem concentrada de açúcar mascavo claro
- ½ xícara de açúcar de cana granulado
- ¾ de colher de chá de sal marinho
- 2 colheres de chá de extrato de baunilha sem glúten
- 2 ovos grandes (ou substituto reconstituído de ovo ou purê de maçã)
- 1 colher de chá de bicarbonato de sódio
- ½ colher de chá de fermento em pó
- 2 ½ xícaras de farinha sem glúten
- 340 g de gotas de chocolate meio amargo ou gotas de chocolate sem lactose, pedaços de manteiga de amendoim, gotas de chocolate branco (disponível sem lactose!), confeitos de chocolate ou uma mistura

Deixe a manteiga e a gordura vegetal na temperatura ambiente e, em seguida, bata-as com os açúcares até formar um creme leve e macio (alguns minutos). Misture o extrato de baunilha e os ovos até incorporarem. Em outra tigela, misture os ingredientes secos. Aos poucos, despeje esses ingredientes secos na mistura de açúcar. Coloque as gotas de chocolate e os amendoins, se assim desejar.

Coloque a massa em um recipiente (se possível, de metal) e tampe bem. Refrigere ou congele até ficar bem fria (durante a noite é o ideal). Preaqueça o forno a aproximadamente 170°C (forno elétrico) ou 160°C (forno convencional). Coloque os *cookies*, medidos em colheradas, em uma fôrma de biscoitos forrada com papel-manteiga, com no mínimo 2,5 centímetros de distância entre eles. Leve ao forno por oito a nove minutos, ou até ficarem levemente dourados em cima. Deixe-os descansar por cinco minutos antes de colocá-los em grelhas para resfriar.

Rende aproximadamente 60 *cookies*.

Scones sem glúten com "o que você quiser"!
Por Jules Dowler Shepard

Você pode escolher o que quer colocar nessa deliciosa receita de *scones* (ou pode colocar o que tiver em mãos).

Algumas pessoas gostam de *scones* com gotas de chocolate, outras de *scones* com frutas vermelhas, e outras de *scones* com canela e uvas-passas. O que gosto em minha receita de *scones* é que ela é perfeita para qualquer uma dessas combinações, e sua massa leve, úmida e moderadamente doce torna essa receita ideal para o café da manhã, o chá da tarde ou a sobremesa.

Assim como acontece com muitas de minhas receitas, o iogurte é um ingrediente-chave para manter a umidade, mas não deve ser ignorado também como sabor. Não há motivo para usar iogurte natural em uma receita! Aproveite a oportunidade para renovar suas criações tentando usar iogurtes com sabor (que tal iogurte de *piña colada*?), e experimente alguns dos maravilhosos iogurtes novos de coco ou soja, se você estiver evitando laticínios.

Independentemente do que você misturar, não deixe de experimentar essa incrível receita, e você irá desejar tê-la descoberto muitos anos atrás. Essa se tornou minha receita preferida para um café da manhã rápido, pois leva apenas cinco minutos para preparar e 12 minutos para assar. Ela praticamente acaba com nossa rotina matinal maluca de tentar arrumar as crianças a tempo para irem à escola. Porém, mesmo com o café da manhã pronto, meus filhos de alguma maneira ainda se apressam pelo corredor com os tênis desamarrados e as mochilas abertas!

Ingredientes:
- 2 xícaras de farinha sem glúten
- ¼ de xícara de açúcar de cana granulado
- 2 colheres de chá de fermento em pó
- ½ colher de chá de bicarbonato de sódio
- 1 colher de chá de canela
- 4 colheres de sopa de manteiga ou um substituto sem lactose
- 2 ovos grandes (ou um substituto do ovo, como 2 colheres de sopa de farinha de linho misturada em 6 colheres de sopa de água quente)
- ¾ de xícara de iogurte com ou sem lactose (iogurte com sabor ou iogurte natural de coco)
- ½ xícara de pêssegos descascados e cortados em cubos,* frutas vermelhas frescas ou congeladas, uvas-passas, nozes picadas, gotas de chocolate ou o que mais você tiver em mãos
- açúcar com canela para polvilhar por cima antes de assar

Preaqueça o forno a aproximadamente 200°C. Misture todos os ingredientes secos em uma tigela com fundo largo. Corte a manteiga ou a gordura vegetal nos ingredientes secos usando um cortador de massa ou duas facas. Coloque os ovos e o iogurte. Adicione delicadamente frutas, nozes, gotas de chocolate, etc.

Coloque a massa em uma bancada limpa ou em uma tábua de massas polvilhada com farinha sem glúten. Molde a massa em formato de retângulo com uma espessura de cerca de dois centímetros. Corte em triângulos com um cortador de massa ou uma faca de manteiga. Coloque em uma assadeira forrada com papel-manteiga, pincele com manteiga ou um substituto sem lactose (opcional) e polvilhe com uma mistura de açúcar e canela já preparada. Leve ao forno por oito a dez minutos, até ficar levemente dourado em cima. Não asse demais!

(* Nota: Se estiver usando frutas frescas cortadas, como pêssegos, a massa ficará mais úmida e mais difícil de ser moldada e cortada. Se a massa estiver muito úmida, simplesmente coloque colheradas na assadeira forrada para preparar *scones* sem um formato bem definido. Asse conforme indicado anteriormente.)

Rende aproximadamente 12 *scones*.

Alimentação sem glúten fora de casa

Não há nada como ter uma excelente refeição com a família e os amigos no conforto de sua própria casa. Mas, em minha opinião, sair para comer em um ótimo restaurante é quase tão bom quanto isso. Para muitas pessoas diagnosticadas com distúrbios relacionados ao glúten, especialmente a doença celíaca, comer fora com segurança se torna uma experiência desafiadora que muitas pessoas desejam evitar.

As estatísticas apontam que, depois de receber um diagnóstico de doença celíaca, muitos pacientes restringem suas atividades que incluem comer fora, porque têm medo de comer glúten inadvertidamente. Uma pesquisa feita em 2007 com canadenses diagnosticados com doença celíaca mostrou que 81% das pessoas entrevistadas evitavam ir a restaurantes sempre ou na maioria das vezes. O perigo não reside apenas no consumo de alimentos que contêm glúten, mas também no consumo de alimentos sem glúten preparados em superfícies ou pratos que foram utilizados para alimentos que contêm glúten (conhecido como contato cruzado ou contaminação cruzada).

Então, como você pode superar esses obstáculos e comer com segurança em todos os ambientes? A essa altura, você provavelmente já descobriu que planejar com antecedência é uma das respostas. Outro ponto importante é descobrir boas recomendações e informações confiáveis, o que está se tornando mais fácil com o tempo. Com a revolução da internet e dos aplicativos de telefone celular, você tem informações sobre cardápios e restaurantes sem glúten nas pontas dos dedos (ver Capítulo 13). Lembre-se de consultar os membros de grupos de apoio para doença celíaca sobre quais são os locais preferidos onde eles comem.

Para muitas redes de restaurantes e estabelecimentos privados, as palavras doença celíaca e sem glúten não são mais termos médicos misteriosos. A National Restaurant Association listou a culinária sem glúten em quinto lugar em sua previsão anual de culinária "What's Hot in 2014".

Mais de 1.300 *chefs* de cozinhas nos Estados Unidos mencionaram as carnes e os frutos do mar de origem local e os frutos produzidos na região (tudo naturalmente sem glúten) como os dois principais itens na sua lista de tendências para 2014. As principais tendências na categoria de amidos e acompanhamento foram as massas e os macarrões sem trigo, seguidos pela quinoa e o arroz preto e o arroz vermelho. A culinária sem glúten foi listada em segunda colocação nos temas culinários, e a cerveja sem glúten apareceu em quarta posição na categoria de bebidas alcoólicas.

Comer alimentos sem glúten é uma tendência, mas comer com segurança ainda é uma responsabilidade principalmente nossa. A coisa mais importante de que você deve lembrar quando for comer fora é ser confiante e fazer perguntas ao garçom, ao *chef* ou ao gerente (ver o quadro a seguir).

Sua segurança alimentar é de suma importância, e a maioria dos restaurantes deseja assegurar que você tenha uma excelente experiência na alimentação. Se os funcionários de um restaurante não conseguirem responder às suas perguntas satisfatoriamente, vá embora e procure outro lugar para comer.

"Deseja batatas fritas acompanhando o hambúrguer sem glúten?"

Pam Cureton, nossa nutricionista certificada que mencionamos na Parte I, enfatiza quanto é importante fazer as perguntas corretas para garantir que você irá adquirir uma refeição sem glúten. As perguntas que devem ser feitas incluem:

- Quais são os ingredientes utilizados para preparar meu prato? (Essa é a pergunta mais importante!)
- Meu alimento será preparado em uma superfície "limpa" para cozinhar e em recipientes "limpos" usando utensílios "limpos"? (Em outras palavras, é livre de contaminação por farinha ou de contato com alimentos com glúten?)
- Minhas batatas fritas serão preparadas na mesma fritadeira, frigideira ou óleo que serão usados para cozinhar alimentos com glúten, tais como frango, peixe ou pedaços de legumes empanados? (Peça para as batatas fritas serem preparadas em uma fritadeira separada ou em uma panela limpa.)
- Os hambúrgueres e os pães de hambúrguer são preparados juntos, em uma mesma superfície? (Peça que o hambúrguer ou outras carnes grelhadas sejam fritos em uma frigideira limpa ou com papel alumínio em cima da grelha.)
- A marinada ou o molho usado na minha carne ou peixe contêm molho de soja ou molho *teriyaki*, que geralmente contêm glúten? (Você pode levar seu próprio molho de soja sem glúten ou pedir um molho diferente que não contenha glúten.)

- Minha massa sem glúten será cozida em água potável e com utensílios limpos?
- Meu frango ou peixe foi polvilhado com farinha antes de ser frito?

Muitos restaurantes treinam seus funcionários para atender pessoas com alergias alimentares. A Food Allergy and Anaphylaxis Network oferece materiais sobre alergias alimentares (inclusive sobre a doença celíaca) para os funcionários de restaurantes. <http://www.foodallergy.org/files/WelcomingGuests2010.pdf>).

Faça sua lição de casa

Antes de entrar em um restaurante, certifique-se de saber o básico sobre sua dieta sem glúten. Um nutricionista experiente pode orientá-lo sobre quais alimentos evitar, as fontes menos evidentes de glúten e onde a contaminação pode ocorrer. Leia os rótulos dos alimentos preparados (sopas cremes e misturas para purê de batatas são dois exemplos de glúten em alimentos preparados), assista a programas de culinária e converse com cozinheiros experientes que realmente conhecem a dieta sem glúten.

Muitos restaurantes com cardápios sem glúten listam seus pratos e ingredientes em seus sites, o que é um bom primeiro passo para uma experiência agradável sem glúten. Quando você escolher um lugar, ligar para o restaurante com antecedência é um bom segundo passo. Tente ligar em horários com menor movimento, que geralmente são das 14 horas às 16 horas (é uma boa ideia comer nesses horários também, se possível), e peça para falar diretamente com o *chef*. Informe ao *chef* suas restrições alimentares e pergunte se o restaurante pode atender às suas necessidades. O *chef* pode ter uma maneira criativa para você comemorar sua ocasião especial ou saída à noite.

Quando você chegar ao restaurante, certifique-se de que a equipe de funcionários saiba que você tem uma condição clínica com certas restrições alimentares. Você pode ensaiar a explicação de suas necessidades alimentares antes de chegar, principalmente se estiver ansioso por ter de falar, ou se você estiver em um grupo grande. Seu nutricionista pode ajudar com isso. "Eu estou em uma dieta de tratamento médico" e "Eu tenho uma reação grave ao trigo" são duas frases úteis.

Aconselhamos nossos pacientes a usarem o termo "trigo" em vez de glúten ou doença celíaca. Embora isso esteja mudando rapidamente, muitos garçons ainda não estão familiarizados com a palavra "glúten". Use o termo "trigo" e explique os passos da preparação dos alimentos em que o trigo pode ser utilizado. Alguns exemplos são adicionar *croutons* ou palitos de pão à sua salada, grelhar seu pão de hambúrguer sem glúten na mesma grelha de pães com trigo ou fritar seu alimento sem glúten na mesma frigideira usada para alimentos empanados ou polvilhados com farinha.

Além de perguntar sobre trigo ou farinha incluídos nas preparações dos alimentos, também pergunte se vinagre de malte, cevada ou centeio são utilizados. A maioria dos consumidores experientes pode saber onde o centeio e a cevada podem aparecer no preparo dos alimentos, mas o glúten é um ingrediente menos evidente na preparação de alimentos nos restaurantes. A farinha de trigo pode surgir em alguns lugares bem surpreendentes e inesperados!

Se você tem doença celíaca, sensibilidade ao glúten ou uma alergia ao trigo, outra expressão ótima para usar é "alergia alimentar". Mesmo o termo sendo, na verdade, incorreto (a essa altura você já deve saber que a doença celíaca e a sensibilidade ao glúten não são alergias alimentares), essa é uma expressão do momento que chama a atenção do garçom, fazendo com que ele tome um cuidado especial com sua refeição.

Explique com um cartão de alimentação

Alguns de nossos pacientes usam "cartões de alimentação", também chamados de "cartões para cozinhar", que listam as restrições alimentares que podem ser passadas para o *chef* (ver Apêndice 1 para o site com os cartões de alimentação). Você pode fazer o *download* de cartões de alimentação em várias línguas pela internet, ou fazer o que um de nossos pacientes que viaja ao redor do mundo fez: colocou suas restrições alimentares na parte de trás de seu cartão de visita. Ele simplesmente entrega o cartão ao garçom e pede que seja entregue ao *chef*.

Muitos funcionários de restaurantes são treinados a preparar refeições para pessoas com restrições ou alergias alimentares, e estão mais do que dispostos a ajudar. Se você perceber que o garçom não compreende suas necessidades, peça para falar com o gerente ou, melhor ainda, para falar diretamente com o *chef*.

Mesmo se um restaurante tiver um cardápio sem glúten publicado, você ainda deve informar o garçom ou o gerente sobre essa questão. Deve se certificar de que eles saibam como evitar a contaminação cruzada, preparando sua refeição apenas com ingredientes sem glúten e entregando-a também sem glúten.

É claro que, se o atendimento for muito ocupado, e a cozinha, caótica, poderá ser mais difícil comunicar suas necessidades. Se você tiver alguma dúvida se irá receber uma refeição segura, confie em seus instintos, e sempre converse com o *chef*. Se sentir que o *chef* ou o gerente não são receptivos ou não entendem suas necessidades, não corra o risco: procure outro lugar para comer (é por isso que é sempre bom ter um alimento reserva com você, como barras de granola sem glúten, frutas ou nozes).

Quando você tem um prato ou uma refeição específica em mente, primeiro pergunte sobre os ingredientes e, em seguida, sobre o modo de preparo. Pedir pratos simples ou pratos com molhos separados ou excluídos por completo melhorará suas chances de obter uma refeição segura sem glúten. Anne Lee, nutricionista certificada da empresa Schär (um fabricante internacional de produtos sem glúten), chama isso de "comida simples" (para dicas de uma alimentação mais ousada, consulte "Trabalhando com o *Chef*", de Bob Levy, do Bob and Ruth's Gluten-Free Dining and Travel Club, neste capítulo).

Em um restaurante movimentado, os pratos podem ser misturados ou entregues para garçons diferentes. Quando você receber sua comida, pergunte ao garçom ou a quem lhe servir: "Esta é a minha refeição sem glúten?", para ter certeza de que recebeu o prato correto. Se algo estiver evidentemente errado (por exemplo, *croutons* na salada ou hambúrguer servido em pão de hambúrguer), chame o garçom de volta e peça uma substituição. Mantenha o prato em sua mesa enquanto sua refeição substituta estiver sendo preparada. Dessa forma, os funcionários do restaurante não ficarão tentados a apenas remover os itens que contêm glúten, mas, sim, irão substituir todo o prato.

Depois que você apreciar sua deliciosa refeição sem glúten, certifique-se de demonstrar seu apreço para o *chef* e a equipe de garçons. Fazer as pessoas ficarem felizes com a comida é o objetivo da maioria dos *chefs* e funcionários de restaurantes, mas é sempre bom ser reconhecido. Quando você tiver uma excelente experiência de alimentação, divulgue isso para a comunidade celíaca e sem glúten. Ao comer fora de uma maneira segura e próspera, você ganhará confiança em sua capacidade de comer de forma segura e deliciosa, não importa onde estiver.

Aprenda a terminologia para se alimentar de maneira segura

Conhecer os ingredientes em qualquer prato é a chave para comer fora de maneira segura em qualquer situação. Essa é uma lista parcial de termos de culinária que podem significar que o trigo é um dos ingredientes na preparação de seu prato.

Tenha cuidado com esses termos no cardápio: alerta de trigo!

Au gratin	Cobertura dourada de farinha de rosca e queijo ralado
Bechamel	Molho branco feito ao espessar leite com *roux*
Beurre manié	Mistura de manteiga e farinha usada para engrossar molhos
Bife Wellington	Filé *mignon* coberto com patê e *duxelles* (mistura de cogumelos cozidos, cebolas, chalotas e ervas), envolto em massa folhada e assado
Cordon Bleu	Prato com carne (frango, vitela ou presunto) e queijo envolto em farinha de rosca e frito
Escalope	Fatia fina de carne envolta em farinha de trigo, fritada em uma pequena quantidade de óleo até ficar macia, coberta com molho de tomate ou molho *piccata*
Espanado	Levemente polvilhado com um ingrediente seco, como a farinha
Farfel	Uma guarnição de sopas feita de massa de macarrão picada
Fricassé	Guisado de carne ou frango ao molho, geralmente engrossado com farinha
Fritada	Alimento envolto em uma massa (farinha e ingrediente líquido) e frito
Incrustado	Farinha comum ou farinha de rosca usada para espessar os ingredientes no alimento
Marinada	Pode conter molho de soja
Meunière	Polvilhado com farinha e frito na manteiga
Molho de panela	Molho feito com caldo de carne e geralmente engrossado com farinha
Molho de soja	Molho feito com grãos de soja fermentados e, às vezes, trigo torrado ou cevada
Molho *teriyaki*	Contém molho de soja
Nhoque	Bolinhos feitos com uma massa de farinha, batatas e ovo
Raspas	Pão envelhecido bem ralado
Roux	Mistura de manteiga e farinha usada para engrossar molhos e sopas
Tempura	Camarão, frutos do mar, frango e legumes cobertos com uma massa à base de farinha e fritos

Velouté	Molho engrossado com *roux*, muitas vezes usado como base para sopas, guisados, *fricassé*
Welsh rarebit	Molho de queijo feito com *ale* ou cerveja, servido sobre torradas ou biscoitos

Caindo na estrada

Bob e Ruth Levy, do Bob and Ruth's Gluten-Free Dining and Travel Club, acompanham pessoas por todo o mundo em excelentes viagens e experiências gastronômicas. Quênia, Dubai, China, Escócia, África do Sul e Austrália são apenas alguns de seus destinos. Diagnosticado com doença celíaca em 1995, Bob vê sua condição não como um obstáculo, mas como uma oportunidade de explorar um mundo totalmente novo de especiarias, ervas, ingredientes e métodos de cocção de países como México, Tailândia, Coreia, Brasil, China, Índia e Itália.

Conheci Bob no final da década de 1990. Desde então, tive o prazer de participar de suas aventuras de viagem sem glúten. Ele sempre é generoso em compartilhar suas dicas para obter ótimos alimentos sem glúten, além de seus grandes contos de viagem. Eu pensava que era impossível fazer um pão gostoso apenas com farinha de arroz, mas Bob, nesse relato de uma viagem à China, prova que eu estava errado.

Esse pão é realmente feito com arroz?
Por Bob Levy

Na maioria das regiões da China, o pão produzido não é um dos pilares da dieta. Certamente não esperávamos tê-lo no cardápio durante o nosso primeiro cruzeiro de barco no Rio Yangtzé. Porém, uma tarde, enquanto estávamos relaxando no convés do navio, um homem frágil e idoso saiu de um pequeno barco chinês do lado de nosso barco. Ele desapareceu no porão da embarcação.

Muitas horas depois, ele saiu da cozinha carregando sua especialidade: pão feito com farinha de arroz preto e branco. Com um sorriso largo no rosto, ele partiu o pão para nos mostrar o pão roxo por dentro. Era fantástico – úmido, macio e delicioso!

Visite o site <www.bobandruths.com> para mais informações sobre aventuras de viagem sem glúten.

Trabalhando com o *chef*

Seja na China ou em Catonsville, Maryland, Bob é apaixonado por uma boa comida. Ele faz seu melhor para garantir que seus clientes tenham uma excelente experiência gastronômica, independentemente de seu destino. Seu maior inimigo é o que ele chama de "comida de conferência", o cardápio sem sabor muitas vezes servido para pessoas com alergias alimentares, representado por um prato com frango cozido, batata cozida e brócolis cozido no vapor.

Conheço Bob há muitos anos. Compreendo como esse tipo de alimento ofende suas sensibilidades culinárias altamente desenvolvidas. Ele está convencido, e com razão, de que as pessoas com doença celíaca e outros distúrbios relacionados ao glúten têm o direito de desfrutar de uma culinária de alta qualidade. Bob também está convencido de que, com um pouco de persuasão paciente, as pessoas com doença celíaca e distúrbios relacionados ao glúten podem ter uma excelente refeição trabalhando diretamente com a pessoa que a prepara.

Viajando pelo mundo sem glúten
Por Bob Levy

Quando você está viajando pelo mundo, pode ser muito mais desafiador comer de maneira segura tendo um distúrbio relacionado ao glúten. Essa é a má notícia. A boa notícia é que muitos países, principalmente os países europeus, estão mais familiarizados com a dieta sem glúten; eles oferecem deliciosos substitutos sem glúten nos mercados e nos restaurantes. Viajar pelo mundo sem ingerir glúten pode ser um evento prazeroso com muitas sensações de novos sabores. Então, leve na mala seu senso comum, coloque alguns lanches sem glúten, e vamos nessa!

O aeroporto
Levar alimentos para sua viagem é uma escolha muito pessoal, mas existem diversas orientações que facilitarão quando você sair de casa rumo ao seu destino final. Lembre-se de que você não pode transportar líquidos com mais de 100 ml pelos aeroportos dos Estados Unidos; portanto, até mesmo sua garrafa de água será confiscada no portão de segurança.

Você pode comprar água e geralmente algum tipo de lanche sem glúten nos quiosques do aeroporto. Algumas pessoas gostam de levar cereal em recipientes que não quebram para um rápido café da manhã ou lanche. Frutas e legumes podem ser difíceis de ser transportados internacionalmente, por causa dos regulamentos da alfândega; mas, dentro dos Estados Unidos continentais, você pode levar comida em seu voo. Uma especialista em dieta sem glúten leva suas sobras de *pad thai* feito em casa nos voos longos para que ela possa se alimentar sem problemas na hora das refeições.

Se vamos pegar um voo longo, e a maioria de nossos voos é longa, Ruth garante que tenhamos alguns lanches favoritos em mãos. Sempre que possível, visite uma mercearia ou um mercado local a fim de comprar algumas frutas e legumes para complementar sua dieta enquanto você estiver na estrada.

A viagem de avião

Quando você estiver voando para um destino internacional, sempre peça uma refeição sem glúten com bastante antecedência para comer durante o voo (a maioria das companhias aéreas nacionais não oferece refeições gratuitas nos Estados Unidos continentais). Quando fizer o *check-in*, verifique se você receberá uma refeição sem glúten. E, em seguida, confirme se está levando seu alimento reserva acessível em sua bagagem de mão. Fazendo uma analogia com ter filhos, viajar para qualquer lugar quando você tem um distúrbio relacionado ao glúten é como viajar com crianças pequenas – você sempre deve estar prevenido com um alimento em mãos.

Esteja preparado para se decepcionar ou ser agradavelmente surpreendido com a refeição sem glúten que receberá no avião. Costumo achar os pratos de entradas questionáveis e, às vezes, completamente desagradáveis. A fruta, a salada ou o acompanhamento, no entanto, podem ser bons.

O hotel

Antes de reservarmos o hotel para nossos grupos, temos longas conversas com o gerente e o *chef* executivo para ter certeza de que nossos clientes irão comer com segurança. Seja seu melhor defensor para ter uma boa experiência sem glúten no restaurante de seu hotel.

Se possível, converse com o gerente ou *chef* com antecedência sobre suas restrições alimentares para que os funcionários do restaurante estejam preparados quando você chegar para o café da manhã. Reserve um quarto com um frigobar (e uma cozinha também, se puder), e compre frutos e laticínios no mercado local.

O navio de cruzeiro

Se você contratar um agente de viagens para fazer reservas para passeios, cruzeiros ou *resorts*, desconfie quando lhe disserem para não se preocupar com sua dieta sem glúten. Já ouvi muitas histórias de terror de pessoas que me contaram ter recebido confirmação de que suas restrições alimentares tinham sido listadas em suas reservas, mas acabaram descobrindo que as suas opções de refeição não eram sem glúten.

Quando se trata de um cruzeiro ou um *resort*, não se preocupe, você não morrerá de fome. Salada, carnes grelhadas, frutos do mar, legumes e frutas frescas estão sempre à disposição. Algumas companhias de cruzeiros oferecem mínimas opções sem glúten, mas, na maioria dos casos, o mínimo é a palavra-chave. Lembre-se de que sopas saborosas (pense na farinha como espessante), molhos, alimentos empanados, bolos, tortas e sobremesas não estarão disponíveis a você. Mas relaxe, sabemos que isso irá melhorar. É apenas uma questão de tempo.

Antes de subir a bordo, entre em contato com o setor de Serviços Especiais da companhia de cruzeiros. Diga a eles que você segue uma dieta sem glúten e solicite um encontro com o *chef* executivo a ser agendado o mais rápido possível depois de você embarcar no navio para partir. Faça com que eles confirmem seu encontro por telefone ou e-mail.

Antes de fechar um contrato para um *resort*, converse com o *chef* executivo ou o diretor de alimentos e bebidas para garantir uma experiência gastronômica segura durante as férias. Não considero minha dieta sem glúten uma sentença de vida para comidas sem sabor e desinteressantes. Vejo isso como uma aventura a cada dia, e pode realmente ser uma aventura muito recompensadora. Boa viagem e bom apetite!

Comidas de verão favoritas sem glúten
Bolinhos de caranguejo deliciosos da baía de Chesapeake
Por Maureen Murphy, Sudlersville, Maryland

Ingredientes:
- 450 g de carne de caranguejo da baía de Chesapeake (em lascas ou pedaços)
- ⅜ de xícara de farinha de rosca sem glúten simples
- ½ xícara de maionese
- 1 colher de sopa de molho de mostarda
- 1 colher de sopa de tempero Old Bay
- 1 ovo
- 1 colher de sopa de açúcar
- 2 colheres de sopa de azeite de oliva

Junte todos os ingredientes, exceto a carne de caranguejo e o azeite de oliva, e mexa bem. Misture delicadamente o caranguejo já cozido e retirado da casca. Modele em forma de bolinhos, envolva-os em filme plástico e leve à geladeira por uma hora. Aqueça o azeite de oliva em fogo médio e frite os bolinhos de caranguejo por alguns minutos, até ficarem levemente dourados dos dois lados. Rende aproximadamente seis bolinhos de caranguejo.

Três saladas simples de verão
Por Mary Frances McFadden, Jackson Township, Nova Jersey

Usando o mesmo tempero como base, você pode criar três saladas diferentes com um pouco de mistura e combinação. Sinta-se livre para usar a criatividade quando aprender o básico!

Tempero básico de salada

Ingredientes:
- ½ xícara de água
- ¼ de xícara de sidra de maçã ou vinagre branco
- 1 colher de chá de açúcar refinado
- ¼ de colher de chá de sal
- 1 pitada de pimenta-do-reino
- 1 colher de chá de sementes de aipo
- ervas frescas de sua escolha (salsa, alecrim, tomilho, endro ou outra erva)

Salada de pepino

Descasque um ou dois pepinos e corte-os em rodelas. Use pepinos ingleses ou descasque-os se a casca for resistente. Coloque-os em uma tigela. Misture ou agite bem os ingredientes para temperar e despeje-os sobre os pepinos. Resfrie bem na geladeira antes de servir.

Salada de repolho

Descasque e rale duas cenouras e metade de um repolho verde e coloque-os em uma tigela. Despeje o tempero sobre a tigela e leve à geladeira.

Salada de espinafre

Essa receita é um pouco mais complicada, mas vale a pena o esforço se você for fã de bacon. Frite três tiras de bacon até ficarem crocantes e retire-as da frigideira. Retire quase toda a gordura do bacon da frigideira, deixando apenas uma colher de chá. Adicione o tempero* e ferva a mistura. Coloque o tempero em 450 g de espinafre lavado e seco na hora. Pique o bacon e espalhe-o por cima da salada.

 * As ervas são opcionais.

Agora que você já aprendeu o básico sobre a dieta sem glúten, vamos viajar ao sul da Itália para uma refeição sem glúten deliciosa que inclui algumas de minhas receitas favoritas.

Capítulo 9

Cozinhando com Dr. Fasano

"Como posso descrever isso? Uma boa comida é como uma música que você pode saborear, uma cor que você pode cheirar. A excelência está à sua volta. Você só precisa estar atento para parar e saboreá-la."
Gusteau, de *Ratatouille*

Aprendendo a cozinhar pela Costa Amalfitana

Quando a maioria das pessoas pensa na *Costiera Amalfitana* – a Costa Amalfitana no sul da Itália –, elas imaginam a paisagem. A viagem de 48 quilômetros de Sorrento a Salerno é um dos cenários mais espetaculares do mundo. Com cidades no alto dos penhascos e o Mar Mediterrâneo espumante embaixo, esse é um dos destinos turísticos internacionais preferidos.

Em 1997, a Organização das Nações Unidas para a Educação, a Ciência e a Cultura acrescentou a Costa Amalfitana à sua lista de Patrimônio Mundial, citando suas paisagens naturais e culturais impressionantes. Agora, o mundo tem o compromisso de preservar as maravilhas arquitetônicas e paisagísticas contidas na paisagem familiar de minha infância.

Na cidade de Positano, uma raposa pescadora está esculpida no painel em baixo-relevo sobre a porta de entrada para a torre do sino da Igreja de Santa Maria Assunta. Essa relíquia do século XIII oferece o símbolo perfeito para a Costa Amalfitana, onde as pessoas desfrutam o melhor de ambos os mundos, do mar e das montanhas.

Nos muros da cidade da república marítima de Amalfi, estas palavras estão inscritas: "No dia em que o povo amalfitano for para o Paraíso, esse será um dia como os outros". O sentimento expressa a ideia de que os moradores da Costa Amalfitana já vivem no "paraíso".

Agora que moro e trabalho nos Estados Unidos, aprendi a gostar de caranguejos cozidos em tempero Old Bay e de lagostas frescas do Maine. No entanto, para nosso *banchetto* italiano sem glúten, escolhi os alimentos frescos do mar e das fazendas do sul da Itália para criar a combinação perfeita para nosso banquete.

Minha mãe é uma cozinheira incrível, e adaptei algumas de suas receitas aqui. Na região de Campânia, podemos desfrutar de uma grande variedade de frutos do mar, carnes e laticínios frescos. Mencionei que o famoso queijo tipo muçarela de búfala, "Mozzarella di Bufala", vem das búfalas-asiáticas da Campânia?

Quando você combina esses ingredientes com os legumes e as frutas da região, obtém uma culinária divina, que é naturalmente sem glúten. Essas refeições são sempre combinadas com o vinho certo, que ajuda a misturar os pratos quando passamos de um para o outro no ritmo certo. Ofereço aqui algumas sugestões para combinar nossos pratos com os vinhos certos. Com apenas algumas exceções, beber cerveja seria como cometer um sacrilégio na culinária italiana!

Mesmo em sua etiqueta ao beber, a gastronomia no sul da Itália é naturalmente sem glúten. Após essa refeição italiana, você não se sentirá "estufado", mas satisfeito com a maravilhosa combinação de ingredientes frescos e sabores. Observação: a menos que seja especificado o contrário, as quantidades listadas servem cerca de quatro adultos – muito generosamente!

Suas receitas são difíceis?

Todo cozinheiro gosta de obter sucesso em sua primeira tentativa de fazer uma nova receita. Então, embora você possa medir quão difícil uma receita será para você, criei um sistema de classificação para as receitas da seguinte forma:

Um garfo — *fácil*
Dois garfos — *média*
Três garfos — *difícil*

Antepasto ou entrada

"Insalata caprese" ou salada caprese

Vinho selecionado: Fiano di Avellino é um vinho branco com sabor forte da Campânia. Os historiadores do vinho atribuem a origem dessa uva aos antigos vinhos dos romanos e dos gregos.
Classificação da receita:

A região da Itália de onde venho cultiva tomates incríveis – banhados pelo sol do verão no sul. Essa é uma receita de verão extremamente simples que produz um primeiro prato muito agradável. E, se você nunca provou um queijo muçarela macio, está prestes a experimentar. É uma *delizia*! Muitos moradores da Campânia cultivam manjericão e outras ervas durante todo o ano. E, obviamente, com suas antigas oliveiras, a Campânia é o indiscutível produtor campeão do melhor azeite de oliva extravirgem do mundo.

Essa salada é nomeada em homenagem à Ilha de Capri, para onde os imperadores romanos, inclusive Augusto e Tibério, viajaram para escapar das pressões da vida em Roma. Talvez eles tenham encontrado alguma tranquilidade na famosa gruta marinha, a "Grotta Azzurra", ou Gruta Azul, enquanto comiam as delícias regionais.

Ingredientes:
- 2 tomates frescos grandes
- manjericão fresco
- cerca de 230 g de Mozzarella di Bufala di Campania (queijo muçarela macio)
- 1 colher de sopa de azeite de oliva extravirgem

Usando uma faca de pão, corte os tomates em fatias grossas, de aproximadamente 1,25 centímetro. Escolha um queijo muçarela macio embalado em água para que permaneça úmido e saboroso (não use a muçarela dura utilizada como recheio de pizza). Corte delicadamente o queijo muçarela em fatias de cerca de 1,25 centímetro. Coloque a muçarela em cima do tomate e adicione um raminho de manjericão recentemente lavado por cima.

Nesse ponto, você pode despejar ½ colher de chá de azeite de oliva e servir. Ou, se estiver preparando a receita com antecedência, leve à geladeira em pratos individuais e despeje o azeite de oliva por cima antes de servir. Use uma fatia generosa de tomate por porção.

"Primo piatto" ou primeiro prato

Risotto al funghi ou risoto de cogumelos
Vinho selecionado: Negroamaro é um vinho tinto rústico originário da Apúlia, no sudeste da Itália. A uva é cultivada principalmente em Salento ou no "calcanhar" da Itália.
Classificação da receita: ━━━━━━━━

Embora o risoto seja tipicamente um prato do norte da Itália, ele é um grande aliado da dieta sem glúten. Você pode usar legumes além de cogumelos, como abobrinha, abobrinha amarela, berinjela e tomate, ou uma combinação de legumes. Não tenha medo de experimentar. Esse é o segredo para uma excelente culinária, assim como novas descobertas científicas!

Preparar um risoto cremoso e macio pode ser uma tarefa complicada. O primeiro passo é fazer a seleção adequada do arroz. Recomendo o arroz arbório superfino da Itália, que tem um teor naturalmente elevado de amido que o torna crocante.

Preparar um risoto é parecido com fazer um pudim ou cuidar de um bebê. Se você parar de observar por apenas um minuto para cuidar de outra coisa no fogão, alguém ou alguma coisa rapidamente entrará em apuros. Para fazer um risoto macio, o procedimento básico é preparar uma base de legumes, adicionar arroz e acrescentar o caldo em pequenas quantidades.

Ingredientes:
- 1 ½ xícara de arroz arbório superfino cru
- 1 cebola-branca grande bem picada
- 4 xícaras de cogumelos *shitake*
- ½ copo (113 g) de vinho branco
- 2 cubos de caldo de legumes sem glúten
- 2 colheres de sopa de azeite de oliva extravirgem

Prepare o caldo adicionando quatro xícaras de água fervente para dois cubos de caldo de legumes em uma panela de tamanho médio. Acenda o fogo o mais baixo possível para manter o caldo fervendo lentamente.

O próximo passo é a preparação da base de legumes. Usando uma faca afiada, corte as extremidades da cebola, retire a camada de cima e descarte-a, se necessário. Corte a cebola ao meio no sentido do comprimento e pique-a bem. Aqueça uma panela funda em fogo médio (você cozinhará o risoto nessa panela). Aqueça o azeite de oliva para refogar a cebola.

Quando o óleo estiver quente (você pode saber ao adicionar um pequeno pedaço de cebola primeiro para ver se ele "salta"), adicione a cebola e cozinhe apenas até dourar. Acrescente o vinho e cozinhe em fogo baixo por mais cinco minutos. Limpe os cogumelos com uma escova de cogumelo ou um papel-toalha e pique-os finamente. Adicione-os à panela e refogue-os até ficarem macios.

Agora é hora de adicionar o arroz à base de cogumelos. Coloque o arroz na mistura de cogumelos e mexa por dois a três minutos. O próximo passo é adicionar o caldo. Esse é o ponto em que a verdadeira habilidade é colocada em prática para fazer o risoto perfeito. Você deve adicionar o caldo aos poucos, aproximadamente meia xícara de cada vez, de modo que o arroz possa absorver o caldo após cada adição.

Depois de adicionar o caldo, mexa continuamente em fogo baixo a médio. Isso levará aproximadamente de 30 a 40 minutos, dependendo do arroz. Você pode não precisar adicionar todo o caldo. Comece provando o arroz quando você tiver adicionado a maior parte do caldo. O risoto está pronto quando a textura do arroz estiver um pouco firme com uma textura macia por completo. O risoto fica melhor quando servido logo após ser retirado do fogo – mas, por favor, sirva em tigelas ou pratos, e não diretamente da panela! Rende quatro porções.

Acompanhamento ou opção vegetariana para o primeiro prato

Parmigiana di melenzane ou berinjela à parmegiana
Vinho selecionado: originário da costa da Toscana, o Morellino di Scansano é outro vinho de uma variedade de uvas vermelhas do centro da Itália chamadas uvas Sangiovese ou "sangue de Júpiter".
Classificação da receita:

Esse é um dos pratos favoritos de minha mãe. A principal atração dessa berinjela à parmegiana sem glúten é a fantástica mistura do molho de tomate caseiro, do sabor acentuado de berinjela, do sabor suave do queijo muçarela e da camada de queijo parmesão por cima. Preparar o molho leva um pouco de tempo, mas, acredite em mim, definitivamente vale a pena o esforço.

Minha mãe prepara a berinjela à parmegiana com a camada tradicional de ovo e farinha revestindo a berinjela. Adaptei a receita mais tradicional, que tem origem diretamente da tradição da família real de Bourbon. (Use queijo muçarela duro, não do tipo que é embalado em água nem a muçarela macia usada na sala caprese. É o mesmo queijo muçarela que você usaria para preparar uma pizza ou uma lasanha.) Essa versão é feita sem farinha comum ou farinha de rosca, uma variedade popular sem glúten na Campânia. Você irá se surpreender com quão agradável esse prato fica sem a camada extra cheia de glúten.

Ingredientes:
- 10 colheres de chá de azeite de oliva extravirgem para o molho, além de óleo suficiente para fritar as fatias de berinjela
- 1 cebola roxa grande bem picada
- 1,8 kg de tomates sem pele
- 2 berinjelas médias ou 3 berinjelas pequenas
- 450 g de queijo muçarela duro
- 1 xícara de queijo parmesão ralado na hora
- 1 raminho de manjericão fresco
- 1 pitada de sal
- ingrediente secreto de minha mãe (ver abaixo)*
- saco de papel de padaria
- 1 travessa de 28 cm x 43 cm

Preparação do molho:

Usando uma faca afiada, corte as extremidades da cebola, retire a camada de cima e descarte, se necessário. Corte a cebola ao meio no sentido do comprimento e pique-a bem. Aqueça uma panela ou frigideira grande em fogo médio e adicione dez colheres de chá de azeite de oliva. Quando o óleo estiver quente (você pode saber ao adicionar um pequeno pedaço de cebola primeiro para ver se ele "salta"), adicione a cebola e cozinhe até ficar quase dourada.

Acrescente os tomates sem pele, deixe-os ferver e abaixe o fogo. Adicione uma pitada ou mais de sal e o ingrediente secreto de minha mãe* (meia colher de chá de açúcar ou de mel se você preferir). Cozinhe delicadamente em fogo bem baixo por uma hora e meia a duas horas, para ferver a água dos tomates. Mexa de vez em quando. O molho deve ficar bem espesso. Pique grosseiramente o manjericão e coloque-o no molho.

Aproveite o aroma maravilhoso enquanto você se prepara para o próximo passo! Você pode usar esse tempo para preparar os outros pratos de nosso banquete italiano sem glúten. Depois que o molho estiver pronto, você pode começar a cozinhar a berinjela e a montar o prato.

Preparação da berinjela:

Lave a berinjela e seque-a com um papel-toalha ou um pano de prato limpo. Corte o saco de papel e coloque-o aberto em cima da assadeira ou de uma tábua de cortar na bancada perto do fogão (corte o papel, se necessário). Utilizando uma faca afiada, corte cuidadosamente as extremidades da berinjela e descarte-as. Corte a berinjela em pedaços de aproximadamente 1,25 centímetro. Aqueça em fogo médio-alto uma panela ou frigideira grande (você pode usar a mesma com a qual fez o molho, mas é preciso lavá-la e secá-la bem primeiro).

Quando a panela estiver quente, adicione aproximadamente quatro colheres de sopa de azeite de oliva e espalhe de maneira uniforme para cobrir o fundo da panela. Quando o óleo estiver quente, adicione delicadamente três a quatro fatias de berinjela de cada vez. Vire a berinjela uma vez, cozinhando até que esteja macia e levemente dourada dos dois lados. Retire com cuidado as fatias da panela com um pegador, escorra-as na lateral da panela para tirar o máximo possível de óleo e coloque o saco de papel para absorver. Repita até a berinjela estar cozida.

Agora você está pronto para montar seu prato. Preaqueça o forno a aproximadamente 170°C. Corte a muçarela em fatias de cerca 0,5 centímetro a 1,25 centímetro de espessura. Coloque um pouco de molho de tomate no fundo da travessa. Adicione a primeira camada de berinjela, coberta com queijo muçarela. Tente combinar o tamanho das fatias de berinjela com o tamanho das fatias de queijo muçarela (deve ser meu lado de cientista de laboratório falando dentro de mim, mas gosto de deixá-las uniformes, se possível!). Cubra as fatias com molho de tomate e espalhe o queijo parmesão por cima. Acrescente outra camada e repita o procedimento anterior. Nesse ponto, você pode colocar o prato na geladeira para cozinhá-lo mais tarde.

Caso contrário, asse no forno por 20 a 25 minutos, até o queijo derreter e estiver começando a dourar levemente (tome cuidado para não assar demais!). Sirva em pratos individuais e decore com manjericão. *Bellissimo* e *buonissimo*!

Secondo piatto ou segundo prato (para quem come carne)

Salsiccie all'agrodolce ou linguiça italiana temperada
Vinho selecionado: Chianti é o clássico vinho tinto da Toscana central.
Um chianti genuíno deve conter pelo menos 80% das uvas Sangiovese.
Classificação da receita:

Ingredientes:
- linguiça italiana temperada (uma para cada pessoa)
- 200 g de pimentão vermelho cortado
- 230 g de extrato de tomate

Aqueça uma panela ou frigideira grande. Adicione as linguiças e cubra com água pela metade. Cozinhe em fogo médio até que as linguiças estejam na metade do cozimento (15 a 20 minutos). Durante o processo, espete as linguiças com um garfo para soltar o caldo. Enquanto as linguiças estão cozinhando, coloque os pimentões em uma peneira e lave-os. Acrescente o pimentão e o extrato de tomate às linguiças. Cozinhe por mais dez a 15 minutos, mexendo de vez em quando, até o molho ficar espesso. Corte as linguiças em pedaços de cinco centímetros, verificando se elas estão totalmente cozidas.

Secondo piatto ou segundo prato (para quem não come carne)
Salmone al forno ou salmão com limão e sementes de gergelim
Vinho selecionado: Fumé Blanc, do Vale do Napa, na Califórnia, é um Sauvignon Blanc branco, seco e refrescante.
Classificação da receita:

Se você vem do sul da Itália, é parte de sua experiência da infância amar e respeitar o mar e o que ele pode oferecer a você e à sua família. O peixe é uma parte essencial de nossa vida cotidiana. Comecei a pescar com meu avô quando eu tinha 5 anos de idade. Lembro-me de ajudá-lo a lançar a rede e ficar impaciente para puxá-la da água para verificar a variedade de peixes presos.

Mesmo o salmão não sendo um peixe do Mediterrâneo, ele é muito apreciado na arte culinária da Campânia. E alguns estudos indicam que os ácidos graxos ômega-3 encontrados no salmão podem diminuir o risco de doença cardíaca e proteger contra os sintomas da depressão, da demência, do câncer e da artrite.

Ingredientes:
- aproximadamente 680 g a 900 g de salmão (pescado no meio natural, de preferência com pele)
- suco de 2 a 3 limões
- azeite de oliva
- sementes de gergelim

Preaqueça o forno a 170°C. Forre uma assadeira com papel-manteiga e cubra levemente com azeite de oliva. Coloque o salmão com o lado da pele para baixo sobre o papel-manteiga na assadeira. Esprema o suco de dois a três limões em uma tigela. Use um pincel de cozinha para cobrir o salmão com o suco de limão. Cubra a parte de cima do salmão com as sementes de gergelim. Asse por 15 a 20 minutos. O peixe está pronto quando se solta em lascas facilmente com um garfo. Tenha cuidado para não assar demais!

Dolce ou sobremesa

Tiramisu servido com salada de frutas
Vinho selecionado: um vinho de sobremesa especial das ilhas vulcânicas ao longo da costa nordeste da Sicília, o Malvasia delle Lipari tem um sabor frutado forte e uma cor laranja-claro característica.
Classificação da receita:

Embora as origens do tiramisu, que pode ser traduzido como "levanta-me" em italiano, sejam controversas, quase todo mundo concorda que esse clássico moderno tem um sabor delicioso. Essa versão é feita com biscoitos champanhe sem glúten, disponíveis pela empresa Schär.

Observe que esse prato também contém ovos crus como um método tradicional de preparação. Minha nutricionista ficaria muito triste comigo se eu não informasse que é preciso tomar cuidado se você optar por usar ovos crus. Crianças pequenas, mulheres grávidas e pessoas com sensibilidades alimentares ou com o sistema imunológico comprometido são aconselhadas a não consumir ovos crus. Na Itália, gostamos do método antigo de deixá-los crus. Caso contrário, cozinhe as gemas do ovo com o açúcar em banho-maria por cerca de dez minutos, mexendo constantemente até a mistura ficar espessa.

Ingredientes:
- 1 ½ xícara de açúcar refinado
- 7 gemas de ovo
- 1 xícara de café expresso ou café forte
- 460 g de queijo mascarpone
- 2 colheres de chá de aromatizante de baunilha, conhaque ou vinho de sobremesa
- 460 g de biscoitos champanhe sem glúten
- ½ xícara de *limoncello* (licor italiano de limão)
- 1 travessa de 28 cm × 43 cm

Separe os ovos, reservando as claras (ver Capítulo 11 para uma deliciosa receita de sobremesa utilizando as claras de ovo extras). Bata as gemas de ovo com um batedor de claras ou uma batedeira em velocidade média, adicionando gradualmente o açúcar e continuando a bater os ovos até que a mistura fique de cor amarelo-clara. Acrescente o mascarpone e o aromatizante de baunilha e bata até ficar macio. Junte o café expresso ou café forte até ficar homogêneo.

Aqueça seis xícaras de água com meia xícara de *limoncello* em fogo baixo. Molhe um pacote de biscoitos champanhe na mistura de água morna e *limoncello*, e rapidamente coloque em camadas na travessa.

Espalhe metade da mistura de queijo por cima dos biscoitos champanhe. Molhe o segundo pacote de biscoitos champanhe, coloque-os em cima da primeira camada e espalhe a mistura de queijo restante por cima. Cubra bem com filme plástico e leve à geladeira por quatro horas ou mais. Antes de servir, polvilhe a parte de cima do tiramisu com cacau em pó.

Para um aumento de nutrientes, sirva com uma salada de frutas frescas com frutas sazonais cortadas (abacaxi, maçã, morango, melão, kiwi, etc.) ou suas frutas vermelhas favoritas. Rende oito porções.

Espero que você aproveite esse jantar fácil, autêntico e delicioso do sul da Itália. Na próxima seção, os verdadeiros especialistas – pacientes e pais que aplicam a dieta sem glúten todos os dias – contam suas descobertas.

PARTE III

A Dieta Sem Glúten para Sempre

Capítulo 10

A Gravidez e a Dieta sem Glúten

"Uma grande aventura está prestes a começar."
Ursinho Pooh

Aprendendo com os especialistas

Alimentar pessoas com uma dieta sem glúten, quer elas vivam na Nova Zelândia, na China ou no Uruguai, pode ser uma tarefa complicada. Mas, uma vez que você estiver familiarizado com os alimentos que pode ou não comer, fica mais fácil – como nossos especialistas contarão a seguir.

Muitos de nós pensamos que não temos tempo para cozinhar refeições nutritivas e de qualidade por causa de nosso estilo de vida em um ritmo acelerado. Como cozinheiro amador treinado na deliciosa culinária do sul da Itália, não concordo com essa afirmação. Minha avó, que era uma cozinheira incrível, costumava dizer: "Uma refeição que leva mais tempo do que 20 minutos para ser preparada não é boa o suficiente para ser colocada sobre a mesa".

É claro que existem algumas exceções a essa regra (por exemplo, meu molho de tomate leva algumas horas para alcançar a perfeição), mas, se você cozinhar com ingredientes simples e frescos, é possível preparar muitas refeições saudáveis e nutritivas para si mesmo e para sua família em um curto período de tempo.

Mas como adotaremos um bom estilo de vida alimentar para controlar a doença celíaca após ela ser diagnosticada? É lógico que os desafios e as oportunidades são diferentes dependendo da idade das pessoas.

Na Parte III, com a orientação de pacientes especialistas e outros, concentro-me no estilo de vida da dieta sem glúten pelas diferentes fases da vida, desde a concepção, gravidez, infância, vida familiar, adolescência e juventude, até melhor idade dos idosos. Para as pessoas com distúrbios relacionados ao glúten, ter uma vida agradável, saudável e equilibrada com a dieta sem glúten é mais fácil do que você possa imaginar.

A doença celíaca e a reprodução

De todas as coisas que aprendi sobre a doença celíaca, uma das mais surpreendentes é como ela pode se manifestar em todos os sistemas do organismo. Um dos efeitos mais menosprezados da doença celíaca não diagnosticada é o que ela pode fazer com o sistema reprodutor tanto das mulheres quanto dos homens.

Nas mulheres, a doença celíaca não diagnosticada pode resultar em atraso na menstruação, menopausa precoce e um aumento do número de abortos. Cientistas suecos determinaram uma diminuição na fertilidade antes do diagnóstico, com uma melhoria na fertilidade em pacientes com doença celíaca que estavam seguindo uma dieta sem glúten. Embora as pesquisas sobre os homens e os efeitos da doença celíaca em seu sistema reprodutor sejam limitadas, alguns estudos defendem as descobertas de que casais com infertilidade inexplicável têm um índice mais elevado de doença celíaca do que a população geral.

Apesar de eu ter muita experiência no tratamento de pacientes com essas complicações, acredito que a melhor maneira de observar o que a doença celíaca pode fazer com você na gravidez é através dos olhos de uma pessoa com uma experiência direta. Portanto, contei com a ajuda de uma de minhas pacientes, a dra. Anna Quigg. Psicóloga e mãe de dois filhos, Anna tem doença celíaca e pode oferecer uma perspectiva única e alguns conhecimentos sobre como se manter saudável durante a gravidez.

O momento do diagnóstico de doença celíaca

Existem dois cenários possíveis a ser considerados: uma mulher que já foi diagnosticada com doença celíaca e está se planejando para engravidar ou uma mulher grávida que descobre que tem doença celíaca. Embora muitas considerações sejam as mesmas para ambas as pacientes, existem complicações exclusivas às mulheres diagnosticadas com doença celíaca enquanto estão grávidas.

Anna foi confrontada com o primeiro cenário quando ela e seu marido estavam planejando ter seu primeiro filho. Naquela época, ela já estava controlando bem a doença celíaca ao adotar a dieta sem glúten. Anna havia desenvolvido uma relação próxima com seu gastroenterologista e nutricionista, o que se revelou muito benéfico durante suas duas gestações.

Seguindo a dieta sem glúten

O primeiro passo de Anna ao se programar para a gestação era garantir que estivesse seguindo corretamente a dieta sem glúten. Ela foi submetida a testes de deficiências de micronutrientes e de níveis adequados de minerais e vitaminas.

Sabemos que não adotar corretamente a dieta sem glúten pode ser suficiente para criar lesões intestinais que prejudicam a absorção dos nutrientes sem causar sintomas clínicos. Então, simplesmente porque você se sente saudável e não apresenta sintomas, isso não significa que a doença celíaca está bem controlada. Se você tem doença celíaca, faça o teste dos níveis de nutrientes antes de engravidar.

Quando os testes de laboratório indicarem uma boa condição nutricional e a ausência de anticorpos anti-tTG (confirmando uma boa conformidade com a dieta sem glúten), você estará pronta para planejar a gestação. Embora a gravidez em uma mulher com doença celíaca não deva ser considerada especialmente de alto risco, é uma boa regra ser acompanhada de perto durante toda a gravidez para ter certeza de estar mantendo os níveis adequados de micronutrientes e anticorpos anti-tTG normais. Mesmo pacientes que são muito experientes quanto à dieta sem glúten podem ser expostas à contaminação cruzada durante a gravidez.

O fato de a própria gravidez poder causar sintomas como fadiga, náuseas, dor abdominal e falta de ferro – todos sintomas que podem revelar a reincidência da doença celíaca – complica a questão. Esse foi o caso de Anna durante sua segunda gravidez, quando seu teste de anticorpos anti-tTG deu positivo durante um exame de rotina feito por seu gastroenterologista.

Um diagnóstico rápido de reincidência da doença celíaca pode evitar consequências devastadoras que podem levar ao aborto ou à má formação neonatal. No caso de Anna, ela teve de adotar a Dieta Fasano (ver Capítulo 5), pois uma fonte evidente de contaminação cruzada por glúten não foi descoberta.

Quando os exames de doença celíaca dão resultado positivo
Por Anna Quigg

Uma preocupação que você pode ter durante a gravidez é: "E se eu ingerir glúten?". Algumas vezes, as pessoas sabem no mesmo instante quando ingeriram glúten inadvertidamente por causa dos sintomas imediatos. Pode não parecer no momento, mas isso pode ser uma verdadeira bênção, porque você aprenderá a evitar o alimento da próxima vez.

Se você ingerir glúten, um único incidente de contaminação por glúten provavelmente não diminuirá sua condição nutricional o suficiente para afetar sua gravidez. Os depósitos de nutrientes em seu corpo são transferidos através da placenta para o bebê antes de ser distribuídos pelo corpo da mãe. Dessa forma, a natureza cuida primeiramente da criança.

Se os sintomas de glúten em sua dieta estiverem presentes durante um longo período de tempo, com níveis elevados de anticorpos anti-tTG ou sintomas gastrointestinais prolongados, você pode começar a sentir fadiga. Você também pode sentir dores de cabeça, distúrbios gástricos ou outros sintomas conforme o organismo retira nutrientes para sustentar a gravidez. Se os resultados de laboratório de seus exames de rotina indicam uma reexposição ao glúten, atue junto ao seu nutricionista para identificar as fontes de contaminação cruzada e eliminar o glúten de sua dieta (ver Capítulo 5).

Durante o primeiro trimestre de minha segunda gravidez, eu me senti mal o tempo todo. Quando a fadiga e o distúrbio gastrointestinal não diminuíram no segundo trimestre, meu médico pediu uma série de exames de doença celíaca. Quando descobri que tinha um nível elevado de tTG, fiquei inundada de sentimentos negativos. Tornei-me ainda mais cuidadosa ao seguir a dieta sem glúten. Sabia a importância de fornecer o melhor meio nutricional possível para meu bebê. Eu nunca enganei!

Quando você tem essa corrente de emoções devastadora, acompanhada dos hormônios tempestuosos da gravidez, o melhor tratamento do mundo é seguir essa dieta restrita. Ela me deu algo para fazer. A ação acalmou os meus nervos exaltados. Pesquisei receitas, preparei planejamentos de refeições e fiz compras. Comecei a me sentir melhor rapidamente. Com cada refeição que eu preparava, sabia que estava protegendo a saúde e o desenvolvimento de meu bebê.

Primeiro trimestre

Mudanças nos hábitos alimentares às vezes ocorrem durante a gravidez: pense nos desejos noturnos por *sundaes* com calda de chocolate quente, *cookies* com gotas de chocolate ou frango agridoce. Isso pode aumentar o risco de exposição a alimentos incomuns e a possibilidade de contaminação cruzada. Além de suas consultas pré-natais frequentes com um obstetra, esteja sob os cuidados de um nutricionista certificado e de um gastroenterologista para que possam ajudá-la a permanecer no caminho certo durante sua gravidez.

Isso é particularmente importante durante o primeiro trimestre, quando os sintomas relacionados à gravidez que podem se parecer com os da doença celíaca ocorrem com mais frequência. Para aliviar esses sintomas, Anna contou com o café da manhã como sua melhor refeição do dia. "Eu adorava exagerar nos ovos, no bacon e nos bolinhos de batata ralada."

Purê de maçã, banana, torrada sem glúten, queijo cheddar e gelatina também ajudaram o estômago de Anna a ficar melhor. Para outras mulheres, começar o dia com iogurte e frutas vermelhas frescas ou cereais e aveias sem glúten (ver Capítulo 7) pode ser a melhor escolha.

Anna também descobriu que comer pequenos lanches em um intervalo de poucas horas parecia ser o segredo para afastar as náuseas. Ela não conseguia ficar sem comer por mais de duas horas; depois desse tempo, sentia vertigens e náuseas.

Ela manteve uma variedade de barras de cereais sem glúten por perto em casa, no carro e em seu local de trabalho. Levou a própria torradeira para o escritório a fim de preparar torradas sem glúten com manteiga de amendoim. O resultado que Anna obteve durante seu primeiro trimestre foi comer tudo o que ela podia tolerar quando possível, tomar sua vitamina pré-natal todos os dias e beber o tanto de água quanto conseguisse. Anna recomenda que você cochile sempre que puder e tente se lembrar de que esse sentimento instável passará logo.

O estimulante favorito de Anna
Por Anna Quigg
Chá de gengibre fresco

Nos primeiros estágios da gravidez, eu precisava ter algo no estômago na maior parte do tempo. Além de lanches e pequenas refeições, eu bebia chá de gengibre fresco, o que ajudou a melhorar meu estômago. O melhor dessa receita é que você pode adaptá-la para sua própria preferência entre doce (mel) e especiarias (gengibre).

Para fazer o chá de gengibre fresco, descasque e rale bem fino um pedaço de raiz de gengibre. Use cerca de duas colheres de chá de gengibre, mais ou menos, dependendo de seu gosto.

Despeje aproximadamente 230 ml de água fervente sobre o gengibre e deixe-o em infusão por três a quatro minutos. Nesse ponto, você pode tirar o gengibre ou deixá-lo dentro (ele irá afundar). Adicione uma colher de chá ou mais de mel a gosto.

Gosto de tomá-lo quente, mas você também pode tomá-lo gelado. Quando estiver calor, você pode colocar um pouco de água com gás em bandejas de fôrmas de gelo e adicionar um pouco de gengibre ralado. Coloque cubos de gelo em sua bebida favorita gelada para ajudar a melhorar o estômago.

Biscoitos de manteiga de amendoim sem glúten

Um de meus doces favoritos durante esse período voraz no segundo trimestre era o biscoito de manteiga de amendoim caseiro. A receita é muito rápida e fácil, feita em um piscar de olhos!

Ingredientes:
- 1 ovo batido
- 1 xícara de açúcar
- 1 xícara de manteiga de amendoim

Misture bem os ingredientes e coloque os biscoitos em uma assadeira forrada com papel-manteiga. Asse a 190°C por dez minutos, até dourar.

Agora, coloque as pernas para o alto e saboreie seus biscoitos caseiros com um pouco de chá de gengibre!

Segundo trimestre

Esse é o período da gravidez em que você corre mais risco de ganho excessivo de peso em razão do aumento da ingestão calórica e da qualidade de alimentos ingeridos. Um aumento de apetite durante o segundo trimestre é geralmente justificado pelo fato de você estar "comendo por dois". Isso também pode contribuir para um problema de aumento de peso. Lembre-se de que comer por dois, na verdade, requer apenas cerca de 500 calorias a mais por dia.

Evidentemente, é importante tentar manter uma dieta saudável com frutas e verduras frescas, carnes magras, frutos do mar, peixes, laticínios (ou fontes alternativas de proteínas, inclusive ovos, *tofu*, nozes, feijão e legumes) e produtos com grãos sem glúten. Aprendi com Anna e outras pacientes que muitas vezes é mais fácil comer bem durante o segundo trimestre do que no primeiro, quando o enjoo matinal pode influenciar seu apetite.

Durante o segundo trimestre de Anna, ela gostava de comer de tudo. Tinha um apetite que chamou de "sobre-humano". Como era esperado, seu desafio era alimentar esses desejos, que incluía muita vontade de comer carne, mantendo uma dieta saudável e o peso.

Ela também desenvolveu uma vontade de comer doces, e queria bolos, docinhos e biscoitos. Anna tinha desejo por alimentos de padaria que custam muito mais caro em uma versão sem glúten, o que pode acrescentar um desafio econômico além da questão nutricional.

Terceiro trimestre e o parto

O bebê cresce exponencialmente durante o terceiro trimestre. Seu apetite pode diminuir à medida que o bebê ganha peso rapidamente e ocupa mais espaço no ventre. Assim como no primeiro trimestre, comer lanches pequenos, mas frequentes, é uma maneira mais fácil de tolerar sua comida.

Se você já passou por uma gravidez e um parto, sabe que, quando está em trabalho de parto, não é a hora de ter um conversa descontraída ou prolongada com os funcionários do hospital sobre suas necessidades alimentares. Mesmo que a estadia no hospital para dar à luz seu bebê possa ser bem rápida, faça perguntas com antecedência para se certificar de que refeições sem glúten apropriadas estarão disponíveis para você no hospital. Durante a visita de pré-natal à instalação, peça para falar com os responsáveis pela alimentação, com os enfermeiros e com qualquer outra pessoa que irá recebê-la quando você chegar para ter seu bebê.

Quando você arrumar sua mala da maternidade, que deve ficar na porta de entrada, certifique-se de estar levando muitos lanches sem glúten nela, apenas no caso de sua refeição sem glúten não estar disponível na maternidade – ou de ela não ser realmente sem glúten. Aliás, mesmo Anna tendo conversado com antecedência com todos que pudessem ouvir sobre suas necessidades alimentares, ela achou que a comida servida no hospital deixava a desejar em relação à quantidade e à qualidade.

A primeira refeição que ela recebeu foi panquecas (suspiro), ovos e salsichas. Apesar de ter notificado a equipe imediatamente de que não podia comer as panquecas e que os outros itens não estavam mais seguros para comer por causa da contaminação cruzada, demorou quase uma hora antes que servissem a ela uma refeição que fosse, de fato, sem glúten.

Como normalmente ocorre em muitas instalações hospitalares, Anna preencheu os formulários sobre dietas especiais todos os dias com os detalhes de sua dieta. Na maior parte do tempo, a refeição era entregue sem glúten, mas também sem gosto.

Anna rapidamente aprendeu que o melhor remédio era levar uma pequena bolsa térmica de casa com seus alimentos favoritos. Ela também manteve uma bolsa com alimentos não perecíveis por perto, e seu marido voltava para buscar mais alimentos durante sua estadia no hospital. Siga a dica de Anna e peça comida de restaurantes nas proximidades para sua família e seus amigos como uma boa alternativa para a comida do hospital durante sua estadia.

Levando o bebê para casa

Se você tem um parceiro com boas habilidades culinárias que sabe preparar refeições sem glúten, estará tudo resolvido. Você irá entrar com seu bebê e ser recebida com uma excelente refeição. Mas espere um minuto... mesmo se seu parceiro for um gênio da culinária, ele também irá ficar privado do sono e andar atordoado durante as semanas após o parto! Se, por outro lado, seu companheiro não for um *chef gourmet*, sua melhor opção é aceitar a ajuda que sua família e os amigos irão oferecer.

A maneira como Anna lidou com sua experiência pós-parto foi preparar uma pequena lista de seus alimentos favoritos e onde comprá-los. As pessoas geralmente estão dispostas a se esforçar por uma nova mãe. E, se eles forem amigos próximos, as chances são de que já saibam tudo sobre suas necessidades de alimentos sem glúten.

Porém, se eles não têm muito conhecimento sobre o mundo sem glúten, explique de maneira simples suas necessidades alimentares. Por exemplo, Anna disse às pessoas que as refeições de carne e batata geralmente eram as mais fáceis de preparar. Ela lembrou seus amigos de que arroz, frutas, verduras, legumes, carnes, frutos do mar, peixe e laticínios estão liberados na dieta sem glúten.

Um bom truque de Anna que fez seu retorno para casa ser mais agradável foi preparar as refeições sem glúten com antecedência. Ela fez isso enquanto estava no segundo trimestre, quando tinha muita energia. Anna congelou refeições para comer depois que ela e o bebê chegassem em casa do hospital. Enquanto você e seu bebê se adaptam à vida familiar novamente após sua estadia no hospital, essas refeições extras podem facilitar muito essa transição.

As palavras finais de Anna como conselho para as novas mães são: "Lembrem-se de aproveitar esse precioso momento com seu novo bebê. Passe tanto tempo quanto puderem com seu pequeno filho e deixem outras pessoas alimentá-la, com muito cuidado, sempre que possível".

A sensibilidade ao glúten e a gravidez

É claro que a experiência de Anna está completamente relacionada à doença celíaca. Para as mulheres afetadas pela sensibilidade ao glúten, não temos uma evidência atual de que a exposição ao glúten durante a gravidez tem alguma consequência prejudicial além do reaparecimento dos sintomas.

O fato de a sensibilidade ao glúten não causar lesão intestinal ou má absorção de nutrientes e micronutrientes indica que a exposição ao glúten não teria as mesmas consequências negativas ao crescimento do bebê como acontece na doença celíaca. No entanto, como a sensibilidade ao glúten é uma condição que foi descrita relativamente há pouco tempo no espectro dos distúrbios relacionados ao glúten, precisamos produzir informações e dados adicionais para estabelecer o impacto real da exposição acidental ou voluntária ao glúten em mulheres grávidas afetadas pela sensibilidade ao glúten.

Você acabou de ser diagnosticada com doença celíaca – e está grávida

Desenvolver a doença celíaca na gravidez representa desafios adicionais, tanto para a mãe quanto para o bebê. Essa situação não é incomum, já que sabemos que a gravidez é uma das condições que podem provocar a doença celíaca em mulheres geneticamente predispostas.

Muitas hipóteses têm sido desenvolvidas para explicar por que isso acontece. Uma possibilidade são as mudanças na composição da comunidade microbiana no intestino. (Para mais detalhes sobre a comunidade microbiana no intestino, ver Capítulo 15.) Acredito que a mudança na microbiota que normalmente ocorre na gravidez por causa das alterações hormonais poderia fazer com que uma mulher geneticamente predisposta passasse de uma doença celíaca latente para uma doença celíaca ativa. Precisamos de mais pesquisas para estabelecer completamente essa conexão.

Quando a suspeita do obstetra é levantada por causa do início dos sintomas característicos da doença celíaca, um diagnóstico imediato por meio de exames de rotina (exames de sangue e endoscopia, se os exames de sangue derem resultado positivo) pode ajudar a evitar resultados complicados. Esses são os casos de sorte.

Por outro lado, a ausência de sintomas ou os sintomas confundidos com as alterações características percebidas durante o primeiro trimestre podem aumentar o risco de má absorção de micronutrientes que são essenciais para o desenvolvimento adequado do feto. Além de tudo, a falta de ácido fólico é o maior motivo de preocupação na área de doenças de má absorção.

Protegendo o desenvolvimento do embrião

Durante o desenvolvimento do embrião, vários órgãos passam por grandes mudanças de maturação. O sistema nervoso começa como uma única superfície de células que formam uma espécie de placa plana. Essa única superfície deve então se dobrar em um tubo conforme o cérebro se desenvolve em cima e a medula espinhal se desenvolve embaixo. O ácido fólico determina a dobragem e o fechamento corretos da superfície para dentro do tubo.

A falta de ácido fólico durante essa parte crucial do desenvolvimento do embrião pode atrasar ou impedir a dobragem e o fechamento do tubo, o que não é compatível com a vida. Se ocorrer a falta de ácido fólico mais tarde durante a gravidez, a dobragem dessa superfície já pode ter ocorrido. No entanto, o fechamento do tubo ficará incompleto, o que leva a uma condição conhecida como espinha bífida. Dependendo da gravidade do fechamento incompleto, um bebê nascido com espinha bífida pode ter problemas para andar e no controle da bexiga.

Lembro-me de um caso que envolvia uma enfermeira de nosso hospital. Durante sua gravidez, ela desenvolveu uma anemia grave, que foi tratada com suplementação de ferro. Ela também teve falta de ácido fólico, que foi tratada com suplementos vitamínicos. Apesar dessas deficiências de nutrição, ninguém pensou em fazer exames para verificar se ela tinha doença celíaca. Ela deu à luz um bebê com espinha bífida. Sua condição piorou com o tempo; e, como ela desenvolveu sintomas adicionais, foi encaminhada para mim. Confirmei o diagnóstico suspeitado de doença celíaca.

Esse é o tipo de história que me deixa muito triste. É um testemunho perturbador do fato de que nossa incapacidade de aumentar a conscientização sobre a doença celíaca entre os profissionais de saúde pode ter consequências devastadoras. Essa história também mostra que existem lições a ser aprendidas, enquanto continuamos nossa campanha para garantir que casos como esse nunca mais acontecerão. Na realidade, temos muitos casos de pacientes com finais felizes, nos quais o diagnóstico de doença celíaca foi feito e as pacientes foram colocadas em uma dieta sem glúten, que lhes permitiu concluir uma gravidez e um parto sem complicações.

Atualmente, não é considerado rentável realizar um teste geral de detecção de doença celíaca em mulheres grávidas. No entanto, alguns alertas que justificam a triagem são, entre outros, uma anemia prolongada que não responde aos suplementos de ferro, sintomas gastrointestinais persistentes ou prolongados o suficiente para não estarem estritamente relacionados à gravidez, um histórico de dificuldades de gestação, aborto anterior, fadiga excessiva e parentes que foram diagnosticados com a doença celíaca.

Tenho uma forte convicção de que um limite menor para fazer exames em mulheres grávidas do que o limite atual na população geral deveria ser implementado, para a garantia de termos mais finais felizes para as mães e os bebês.

Amamentar é uma medida preventiva?

É inquestionável que a amamentação é a melhor maneira de alimentar os bebês. De acordo com a Academia Americana de Pediatria (AAP), não amamentar pode resultar em um aumento de risco de efeitos adversos à saúde para a mãe e para o bebê. A AAP recomenda que as mães amamentem exclusivamente por cerca de seis meses e depois introduzam alimentos nutritivos e complementares, enquanto continuam a amamentar.

Esse assunto é especialmente importante para os bebês com risco de doença celíaca, uma vez que foi informado que a amamentação pode ter um impacto sobre o início da doença celíaca mais tarde na vida. Atualmente, existem duas escolas de pensamento sobre a amamentação e o risco de desenvolver doença celíaca.

A primeira escola de pensamento é defendida pela comunidade científica sueca, que sugere que amamentar pode prevenir a doença celíaca em crianças com risco. A segunda escola de pensamento propõe que a amamentação pode retardar, mas não impedir, o início da doença celíaca. Esse debate ainda está longe de ser resolvido, pois estudos de acompanhamento a longo prazo precisam ser concluídos para determinar qual das duas teorias é a correta.

Nosso centro está perto de finalizar um desses estudos. O dr. Carlo Catassi está concluindo a análise do que será o mais longo estudo longitudinal de acompanhamento já realizado de crianças com risco de desenvolver a doença celíaca. Esses bebês foram acompanhados desde o nascimento até seu aniversário de 10 anos. Até agora, os dados preliminares parecem indicar que a amamentação não diminui o risco de desenvolver a doença celíaca. No entanto, ainda é indiscutível que a amamentação é a melhor prática de nutrição para os primeiros seis meses de vida.

Um debate semelhante gira em torno da introdução de alimentos para bebês que contenham glúten no desmame. Existe um consenso geral de que introduzir o glúten muito cedo pode aumentar o risco de doença celíaca em bebês geneticamente predispostos.

A evidência para essa teoria veio de uma experiência natural desafortunada em meados da década de 1980, na Suécia. O governo recomendou uma mudança nas práticas de alimentação infantil, que incluiu o uso de uma fórmula "suplementar" fortificada com trigo para ser dada aos bebês após o desmame. Entre 1978 e 1982, a prevalência da doença celíaca foi de 1,7 por mil crianças nascidas. Entre 1984 e 1996, houve um aumento de quatro vezes no índice de doença celíaca.

As gerações anteriores de bebês que não foram expostos à fórmula fortificada com glúten mantiveram a tendência geral de aproximadamente 1% de frequência de doença celíaca. Quando a relação entre a epidemia de doença celíaca na Suécia e essa fórmula fortificada foi feita, a fórmula foi retirada do mercado. A geração seguinte de bebês foi alimentada com uma fórmula comum (sem glúten) e retornou ao índice esperado de 1% da população com doença celíaca.

Usando ferramentas epidemiológicas, cientistas da Universidade de Umeå, na Suécia, demonstraram que metade dessa "epidemia" foi explicada pelo aumento proporcional de crianças que passaram a ingerir glúten após o desmame. Os resultados deixaram poucas dúvidas sobre a relação entre a introdução precoce de glúten e o aumento do risco de desenvolvimento de doença celíaca em crianças nesse "experimento natural" desafortunado.

Três escolas de pensamento

Ao contrário do resultado conclusivo na Suécia, ainda está em andamento o debate sobre o atraso na introdução do glúten em bebês com risco de doença celíaca ter alguma vantagem. Existem três escolas de pensamento principais.

A primeira propõe que os bebês com risco de desenvolver doença celíaca estão destinados a isso, não importa quanto tempo você atrase a introdução de glúten em sua dieta. Os defensores dessa teoria propõem a introdução do glúten na idade do desmame (4 a 5 meses) para garantir um diagnóstico antecipado com o início dos sintomas da exposição ao glúten precoce.

A segunda escola de pensamento propõe que existe um breve período de oportunidade entre 4 e 7 meses de idade, durante o qual a introdução do glúten pode diminuir a chance de desenvolvimento da doença celíaca. Essa teoria é apoiada por dados gerados em um número limitado de bebês com risco acompanhados por um curto período após a introdução do glúten.

A terceira escola de pensamento propõe que atrasar a introdução do glúten pode prevenir ou retardar bastante o aparecimento da doença celíaca. Essa teoria é baseada em dados retrospectivos que indicam que a frequência da doença celíaca aumenta diretamente com o tempo de exposição ao glúten na dieta. Evidentemente, cada teoria tem méritos e falhas relacionados à informação incompleta que estamos atualmente examinando. No Capítulo 15, você encontrará uma discussão detalhada a respeito da pesquisa atual sobre o tempo de exposição ao glúten.

Um estado de vigília constante
Por Meghan Harrington-Patton
Nove anos para meu diagnóstico

Fui diagnosticada aos 28 anos de idade, depois de nove anos sem saber o que havia de errado comigo. Meus problemas começaram três dias depois de me formar no ensino médio, quando fiz uma cirurgia dos seios paranasais. Tive complicações pelo excesso de medicamentos anestésicos e fiquei cansada durante todo o verão.

Quando entrei na faculdade, no outono, desenvolvi complicações no intestino. Quando fui ao centro de saúde da faculdade, o médico disse: "Provavelmente é estresse". Lembro-me de ter pensado: "Não, eu não lido com o estresse dessa maneira. Já estive muito mais estressada antes em minha vida, mas nunca tive esses problemas gastrointestinais".

Durante os oito anos seguintes, fiz três baterias de exames de sangue, três de amostras de fezes e duas colonoscopias. Dois médicos de atenção primária diferentes me disseram que era a síndrome do intestino irritável. Nenhum dos médicos pediu o exame de sangue simples para medir os anticorpos que apontam a doença celíaca.

Tenho síndrome de Turner (uma anomalia cromossômica que afeta uma em cada 2.500 mulheres), que possui um fator de risco mais elevado associado à doença celíaca. De acordo com dr. Fasano, entre 4% a 8% das pessoas com síndrome de Turner têm a doença celíaca em comparação com 1% da população geral. Os dois médicos de atenção primária não perceberam a relação entre a síndrome de Turner e a doença celíaca.

Em vez disso, cada vez que eu ia a uma consulta com os sintomas agravados, ouvia: "Coma mais fibra. Vá para casa e coma cereal Raisin Bran ou um pão de rosca de trigo integral". Evidentemente, esses com certeza eram os piores alimentos que poderia comer, e eu ficava extremamente doente, com diarreia por várias vezes na semana. Também tive erupções cutâneas (dermatite herpetiforme), sofria de enxaqueca e estava cansada. Ironicamente, ao contrário de muitas outras pessoas com doença celíaca, eu não conseguia perder peso. Eu estava confusa, e meu *personal trainer* também.

Em minha primeira consulta a um gastroenterologista, finalmente fui diagnosticada por uma enfermeira experiente. Assim que ela ouviu minha história, disse: "Parece que você tem doença celíaca". Um exame de sangue simples foi solicitado para verificar se eu tinha algum dos três marcadores de anticorpos comuns encontrados em pessoas com doença celíaca. Os resultados deram positivo, e os níveis estavam incrivelmente elevados. Após nove anos sem entender o que estava errado, uma enfermeira que trata de doenças gastrointestinais tinha me diagnosticado em dois dias.

Fui imediatamente agendada para fazer uma endoscopia a fim de confirmar, por meio de biópsias de meu tecido intestinal, que eu tinha a doença celíaca. O procedimento foi muito mais fácil do que uma colonoscopia (sem nenhuma preparação nojenta!) e indolor. Os resultados mostraram uma série de lesões em meu intestino delgado com a irregularidade característica das pregas da mucosa e as vilosidades atrofiadas.

Por meio das biópsias, também fui diagnosticada com a doença do refluxo gastroesofágico ou DRGE, apesar de nunca ter apresentado sintomas consistentes dessa doença. A doença celíaca pode ser tão insidiosa assim. Eu tinha o que parecia "anéis de fogo" ao longo das paredes do meu esôfago. Essa doença é chamada de esôfago de Barrett e pode, eventualmente, levar ao câncer se não for tratada.

Quando finalmente fui diagnosticada, foi logo antes de me casar. Parei totalmente de ingerir glúten. A parte mais difícil era ler os rótulos e atentar para o "amido alimentar modificado", porque eu não sabia se ele era à base de trigo (ruim), à base de soja (bom) ou à base de milho (bom). Lembro-me de ficar parada no corredor do mercado olhando todas as coisas que eu não podia comer – alimentos como sopas Campbell e Kraft Macaroni & Cheese –, e de ficar completamente consternada.

No entanto, gradualmente aprendi a encontrar ótimos produtos sem glúten e a preparar alguns deles. Imediatamente comecei a me sentir melhor depois de adotar a dieta sem glúten. As enxaquecas e as erupções cutâneas desapareceram rapidamente. E, de meu diagnóstico em março até o dia de meu casamento, em agosto, perdi seis quilos sem nenhuma mudança significativa em minha rotina de exercícios.

Como uma prova final da rapidez com que me curei, engravidei um mês após meu casamento – apenas seis meses depois de meu diagnóstico. Os exames de sangue revelaram que meus níveis de ferro, potássio e vitamina D (que estavam muito baixos) tinham voltado ao normal com seis meses de dieta sem glúten. Minha filha nasceu com 39 semanas, 2,976 quilos, sem nenhuma complicação.

Dez meses para o diagnóstico de meu filho

Eu dei à luz meu filho quase três anos depois. Quando fiquei sabendo do estudo sobre bebês no centro (ver Capítulo 15), fiquei muito interessada e, por fim, inscrevi Sean logo depois que ele nasceu. Como parte do estudo, quando comecei a alimentar Sean com comidas sólidas aos 4 meses, recebi um pó para misturar com sua comida. Era um estudo "duplo-cego", o que significava que nem os médicos nem os pais sabiam o que os bebês estão recebendo – glúten ou amido de milho.

Sean deve ter recebido glúten, porque em cerca de 10 meses ele desenvolveu sintomas. Muitas vezes, ele sentia dor quando evacuava. Geralmente era a primeira evacuação do dia (cerca de 12 horas após comer sua refeição com glúten) que parecia ser a mais dolorosa.

Quando Sean começou a ter problemas gastrointestinais, o dr. Fasano decidiu pedir um teste de anticorpos de doença celíaca antecipado para Sean. Os resultados de meu filho estavam altos. O teste foi repetido um mês depois, e, quando os resultados ainda estavam altos, o dr. Fasano pediu uma endoscopia. Apesar de as imagens superficiais da endoscopia parecerem boas, as biópsias das amostras de tecido apresentaram lesões nas vilosidades intestinais. A partir de então, Sean só recebeu alimentação sem glúten.

Quase de imediato, ele se tornou um bebê mais feliz. Pela primeira vez, dormiu a noite toda regularmente. Ele também se tornou mais tolerável às trocas de fralda, porque sua barriga doía menos. E ficava menos inquieto na hora das refeições.

Embora existam mais produtos sem glúten disponíveis atualmente do que quando fui diagnosticada, os produtos para bebês não são rotulados como sendo sem glúten. Leio muito mais os rótulos para Sean do que para mim.

Como um bebê não pode dizer como está se sentindo, você tem de estar muito vigilante quanto à contaminação cruzada. Sei como é ter um ataque celíaco, e não quero que meu filho passe por isso. Sua saúde é a coisa mais importante.

Uma das decisões mais difíceis que você terá de tomar (a menos que todos na família tenham um distúrbio relacionado ao glúten) é se sua família irá seguir uma dieta sem glúten. Se sua família não seguir uma dieta sem glúten, então você terá de aprender a lidar com a contaminação cruzada. E, no caso dos bebês, lembre-se: "Os farelos caem e os bebês engatinham!".

> Se um bebê estiver engatinhando em algum lugar e houver simplesmente uma migalha de pão no chão, ele pode ficar doente só de ingeri-la. Cuidar de crianças pode ser realmente difícil, por causa do risco de contaminação cruzada e das outras crianças comendo e correndo ao redor. Por exemplo, como você pode evitar que uma criança coma um biscoito aperitivo como o Goldfish?
>
> Minhas recomendações sobre como lidar com os cuidados de crianças incluem diversas opções. Para ocasiões especiais, você pode oferecer lanches e refeições para a creche/escola, de modo que todos comam alimentos sem glúten (isso pode ser muito caro). Você pode oferecer lanches e refeições para seu filho e insistir que ele coma separadamente das outras crianças. Você pode colocar seu filho em uma pequena creche, com uma pessoa responsável por supervisioná-lo. Ou você pode trabalhar em casa ou contratar uma babá para trabalhar em sua casa.
>
> Minha babá tem uma filha com doença celíaca, então eu tenho sorte. Ao contrário de Sean, ela só foi diagnosticada após os 18 meses idade. De acordo com sua mãe, ela apresentou sintomas aos 9 meses e emagreceu aos 15 meses. Em contraste, Sean não teve nenhuma das características físicas ou aparência típica de uma criança com doença celíaca. O que ele tinha era uma mãe vigilante que estava familiarizada com a doença celíaca e os ataques celíacos.
>
> Por sorte, novamente, nossa babá já estava cuidando de Sean com frequência, então seu cuidado seguro era ininterrupto. A família de nossa babá segue uma alimentação totalmente sem glúten, exceto quando o pai e o filho de 7 anos saem para comer pizza juntos.
>
> Como moramos com meus sogros, estamos em uma situação diferente. Inclusive nossa filha de 4 anos, todos nós trabalhamos como uma equipe para manter Sean, de 14 meses de idade, longe de produtos que contêm glúten. Até agora, tem sido um sucesso. Até onde sabemos, Sean nunca foi contaminado em casa. E, no final do dia, ter uma criança feliz e saudável vale qualquer sacrifício necessário!

Como Meghan diz, ter uma criança feliz e saudável vale qualquer sacrifício. O próximo capítulo aprofundará a jornada de ser pai, pois nele você aprenderá como ajudar seu filho a seguir uma dieta sem glúten na escola e em outras situações sociais.

Capítulo 11

As Etapas sem Glúten na Infância

"Todos foram misturados na mesma massa, mas não foram assados no mesmo forno."
Provérbio iídiche

Alimentação segura na escola

À medida que seu bebê com doença celíaca se desenvolve, você está no controle total de suas necessidades alimentares. No entanto, é só uma questão de tempo – e, confie em mim, o tempo realmente voa – até você arrumar a pequena mochila dele para o primeiro dia no jardim de infância ou na pré-escola.

Agora, as regras do jogo mudam drasticamente. Você não é mais a única pessoa no controle da dieta dele. Agora, você tem de confiar em pessoas que não conhece para se certificar de que seu filho não será contaminado com a exposição ao glúten.

Muitos professores têm uma compreensão clara das necessidades das crianças que têm alergias a alimentos como amendoins ou laticínios. Mas compreender os detalhes e, principalmente, a importância de uma dieta sem glúten para crianças com doença celíaca e outros distúrbios relacionados ao glúten pode ser uma nova experiência de aprendizagem para as pessoas na escola de seu filho.

O desafio de encontrar a melhor escola para as necessidades educacionais de seu filho se torna ainda mais complicado quando você tem de garantir que as necessidades alimentares dele também sejam atendidas. Os funcionários da escola precisam compreender que até mesmo uma migalha do sanduíche de outra criança na mesa do refeitório pode representar um problema assustador para seu filho.

Em outras palavras, aquele primeiro dia de aula significa que a doença celíaca passa a ser um assunto da comunidade, e não apenas da família. Se você tiver outros filhos, ou se sua memória ainda lhe servir bem, você se lembrará de que, além de brincar juntos, comer juntos é uma atividade principal na pré-escola, no jardim de infância e no ensino fundamental.

Andrea Levario sabe muito bem disso. Advogada, lobista e chefe da American Celiac Disease Alliance (ACDA), Andrea vive com o marido e o filho que sofrem de doença celíaca. Buscando ajuda para seu filho afetado pela doença celíaca, ela inicialmente entrou em contato com nosso centro por causa de seus cuidados médicos. Quando soubemos que ela era lobista em Washington, D.C., e que a lei FALCPA estava sendo formulada, unimos forças para expandir o projeto de lei para que a doença celíaca, além da alergia ao trigo, fosse incluída na legislação (ver Capítulo 7).

Inverti a situação e pedi que Andrea desse um conselho sobre como garantir que as crianças possam comer de maneira segura na escola e em outros ambientes. Ela educadamente compartilhou o benefício de sua experiência com os pais de crianças celíacas. E, de acordo com Andrea, planejar com antecedência não é apenas o primeiro passo para o sucesso no controle da dieta de uma criança celíaca – isso é essencial.

Identificando os riscos

Se seu filho está jantando em casa, comendo lanches com o time de futebol ou almoçando com os colegas de escola, são necessários ajustes para adaptar a dieta sem glúten. É claro que a modificação precisa ser adaptada de acordo com o ambiente e a idade da criança.

Por exemplo, Andrea preparava um almoço inteiro e lanches para seu filho pequeno levar quando era chamado para brincar com um amigo da escola. Na adolescência, uma vez que seu filho já tinha crescido seguindo uma dieta sem glúten, ele era capaz de fazer suas próprias escolhas de alimentos seguros na casa de um amigo. A escola e as atividades organizadas em qualquer idade podem apresentar diversos ambientes diferentes, onde as necessidades de uma alimentação segura para seu filho podem precisar ser supervisionadas por um adulto experiente.

Quando uma criança com doença celíaca está pronta para comer fora de casa com frequência, os pais devem identificar onde e quando seu filho pode estar compartilhando comida com os outros. É melhor saber com antecedência se uma atividade ou situação possui um risco de contaminação.

Essas situações podem incluir festas de aniversário (na escola, na casa de alguém ou em um restaurante), atividades esportivas, passeios na escola ou em grupos, como os escoteiros, ou simplesmente fazer uma refeição na escola. Ter uma estratégia para controlar esses ajustes com antecedência aliviará um pouco o medo e as ansiedades que você pode sentir quando seu filho com doença celíaca ou com um distúrbio relacionado ao glúten comer fora de casa.

Para os esportes e as atividades extracurriculares, Andrea recomenda que você ligue para o treinador ou para o professor. Ainda melhor, ela diz, é entregar a eles uma carta detalhada explicando a condição médica de seu filho, com uma lista de lanches que ele pode comer. Um encontro pessoalmente com o responsável pelas refeições ou lanches de seu filho lhe dará a chance de fazer perguntas e fornecer algumas orientações sobre o que permitido e o que é proibido na dieta sem glúten.

Essa medida proativa de comunicar com antecedência as informações sobre as necessidades de seu filho fornece informações de segurança vitais que podem ajudar a minimizar os problemas pelo caminho. Isso pode ser utilizado ou adaptado para diferentes finalidades na escola ou em outros ambientes.

Enfrentando o ambiente escolar

De todas as situações para as quais Andrea teve de preparar seu filho celíaco, ir para a escola foi a mais desafiadora para ela. Suas perguntas incluíam:

- As escolas são obrigadas a fornecer lanches sem glúten?
- Como enfrentar as festas na classe ou as outras comemorações especiais?
- E quanto aos projetos de classe que incluem alimentos como massas, que contêm glúten?

Ela percebeu imediatamente que, mesmo planejando e comunicando da melhor forma possível, um modelo não serve para todos quando se trata de trabalhar com professores, diretores ou funcionários da cozinha. Na escola, Andrea concentrou sua atenção nas seguintes áreas para manter seu filho seguro:

- aniversário e outras comemorações;
- atividades táteis ou sensoriais que incluem alimentos no ambiente de sala de aula;
- viagens de campo ou atividades extracurriculares;

- lanche na escola;
- acesso ao banheiro;
- evacuações de emergência.

Andrea também aprendeu rapidamente que compartilhar experiências com outros pais de crianças com doença celíaca ou alergias alimentares sempre ajudou. O pediatra de seu filho era uma boa pessoa para conversar sobre preocupações quanto à socialização e ao desenvolvimento, com recomendações sobre como os pais e os filhos devem enfrentar as situações difíceis ou inesperadas.

Quando Andrea reuniu esse conhecimento, ela elaborou um planejamento escolar, fazendo com que seu filho acrescentasse informações sempre que possível. Afinal de contas, era ele quem precisava aprender a lidar com essa parte significativa de sua vida cotidiana.

Conheça os direitos de seu filho

Quando você se depara com decisões sobre a escola, é fundamental considerar quais recursos estão disponíveis para ajudar seu filho a ter sucesso no ambiente educacional. Muitos pais de crianças recém-diagnosticadas ou mesmo aqueles cujos filhos foram diagnosticados anos atrás não estão cientes de que leis federais que garantem a igualdade de acesso aos programas e serviços são aplicadas a pessoas com doença celíaca.

É nesse ponto em que a experiência de Andrea como advogada entra em cena e nos ajuda a seguir pelo jargão jurídico. Por exemplo, aprendi com Andrea que a lei federal norte-americana National School Lunch Act e seu programa com o mesmo nome possibilitam que os alunos com doença celíaca participem dessa "grande atividade" dentro da comunidade escolar. Para os alunos com doença celíaca que têm direito a um café da manhã ou almoço gratuito ou a um custo reduzido, a disponibilidade dessas refeições significa que eles não precisam passar fome.

Comer o lanche fornecido pela escola ou levar comida?

Seu filho irá comprar comida na escola? Andrea informa que essa é uma das decisões mais difíceis para os pais de crianças com doença celíaca. Estar entre os amigos na hora do lanche e compartilhar a experiência da mesa do refeitório é uma parte importante do dia na escola.

Alguns pais ou adolescentes podem preferir ter o controle sobre a dieta sem glúten e levar um lanche de casa todos os dias. Mas, se seu filho quiser comprar comida, Andrea diz: "Proporcione isso!". Os funcionários da escola podem tentar convencê-lo do contrário, como aconteceu com Andrea e com muitos outros pais, mas não desanime.

A lei federal norte-americana exige que adaptações alimentares sejam feitas, mas o programa de serviço de alimentação escolar não recebe financiamento adicional para cobrir os gastos incorridos para fornecer refeições necessárias de um tratamento médico. O custo de pães, massas ou biscoitos salgados sem glúten, que excede o de produtos à base de trigo, tem de ser absorvido pelo distrito escolar.

Minha advogada e amiga Andrea me informou que o estatuto Healthy Hunger-Free Kids Act, assinado como lei em dezembro de 2010, aumenta a quantia de dinheiro que as escolas recebem por refeição. Essa medida pode tornar mais viável financeiramente para as escolas servir os alunos com necessidades alimentares especiais.

Organizando a papelada

Conforme você poderia esperar, e como Andrea descobriu quando estava matriculando seu filho na escola, o caminho para conseguir um lugar na mesa de refeitório sem glúten na escola começa com a documentação necessária. Nos Estados Unidos, a escola solicita que os pais ou responsáveis apresentem uma declaração médica escrita para as adaptações alimentares. Cada distrito escolar tem seu próprio formulário ou aquele que é fornecido pelo Departamento de Educação. Peça uma cópia para sua escola ou procure no site do distrito escolar (ver "Outras referências", no final do livro).

Um médico ou outro profissional certificado da área de saúde deve preencher esse formulário (como eu fiz para meu paciente, o filho de Andrea) detalhando que a criança tem uma deficiência documentada (doença celíaca) e requer uma dieta com prescrição médica. Há um espaço no formulário para os alimentos que podem ou não ser ingeridos.

Fiquei muito surpreso ao saber de Andrea que, de acordo com o Departamento de Agricultura dos Estados Unidos, a doença celíaca é considerada uma deficiência. Isso significa que os pedidos de refeições sem glúten devem ser cumpridos, ou uma ação legal pode ser iniciada se os pedidos não forem atendidos. Atualmente, outros distúrbios relacionados ao glúten não são definidos como deficiência; portanto, a obrigatoriedade da escola em fornecer um plano de refeições sem glúten, nesses casos, pode não ser aplicada.

A declaração médica serve essencialmente como a prescrição da dieta sem glúten. Ela deve fornecer detalhes de quais alimentos são seguros para seu filho. Os funcionários do serviço de alimentação escolar não podem alterar ou mudar essa prescrição. As refeições sem glúten devem cumprir os mesmos padrões nutricionais que o lanche comum, mas não têm de ser idênticas, embora os pais às vezes esperem isso.

Por exemplo, se uma pizza estiver no cardápio comum, seu filho pode ou não recebê-la em uma versão sem glúten. Apesar de isso estar lentamente mudando com a crescente conscientização sobre os distúrbios relacionados ao glúten, poucas escolas dedicam seus recursos para fazer com que a mudança aconteça. Elas são apenas obrigadas a fazer "ajustes razoáveis" para ficar em conformidade com a lei. A maioria cumpre essa norma estabelecendo padrões de refeições ao longo de semanas com diferentes escolhas oferecidas durante esse período.

Andando pela fila do lanche

Se você decidir insistir em lanches sem glúten, Andrea diz que uma visita ao refeitório e ao supervisor do serviço de alimentação é obrigatória. Lá você poderá avaliar o conhecimento dos responsáveis pela supervisão do serviço de alimentação. Peça para o supervisor levá-lo até a fila do lanche e explicar como seu filho será identificado pelos funcionários e como ele escolherá suas refeições.

Com base em sua experiência, Andrea diz: "Faça muitas perguntas enquanto estiver na fila do lanche". Perguntas como: "A criança receberá um prato preparado?" ou "Ela selecionará as opções sem glúten predeterminadas?". Pergunte se um nutricionista certificado faz parte da equipe de funcionários, e se essa pessoa recebeu treinamento sobre a dieta sem glúten.

Não sinta vergonha de perguntar se o supervisor do serviço de alimentação está familiarizado com a doença celíaca ou outros distúrbios relacionados ao glúten. Você pode se surpreender com a resposta. Com a crescente conscientização sobre os distúrbios relacionados ao glúten, o supervisor pode dizer que os funcionários responsáveis pelo serviço de alimentação da escola têm servido uma série de estudantes afetados por essas condições e estão preparados para ajudar seu filho.

Você pode consultar os centros celíacos de seu país para obter respostas sobre como preparar os planos de refeições, alterar cardápios ou verificar a adequação nutricional das refeições sem glúten. Andrea é grata à nossa nutricionista certificada, Pam Cureton, que é bem conhecida por orientar as equipes de serviço de alimentação e a preparação de opções de refeições para garantir que nossos jovens pacientes possam se juntar a seus amigos com segurança na fila do lanche. Os nutricionistas certificados dos centros celíacos podem responder às perguntas e até mesmo ajudar a adaptar as refeições, quando necessário.

Criando um plano de ação para a escola
Por Andrea Levario, J.D.

Se você considerou as alternativas de lanches e decidiu comprar refeições, o primeiro passo é traçar um plano, que inclui suas ideias para minimizar a ingestão acidental de glúten ou reagir a ela. (Esse plano também pode ser seguido em outras situações fora do ambiente escolar nas quais seu filho pode entrar em contato com alimentos.)

O segundo passo é solicitar uma carta de seu médico explicando que seu filho tem doença celíaca e detalhando quais ações podem ser necessárias para garantir sua segurança na escola. O terceiro passo é agendar reuniões com o diretor da escola ou outro administrador e a enfermeira da escola para discutir as necessidades de seu filho. Entregue cópias da carta de seu médico (não se esqueça de guardar uma cópia!) para os administradores, professores, funcionários da enfermaria e supervisores, e funcionários do serviço de alimentação escolar.

Você se lembra daquele antigo ditado: "Um grama de prevenção vale um quilo de cura?". Se seu filho já tiver uma sala de aula determinada, encontre-se com o professor responsável pela turma. Identifique os problemas potenciais e discuta as melhores soluções com antecedência. Durante a reunião, anote os comentários e as sugestões do professor. Siga os mesmos passos para professores de especialidades em matérias como arte, onde alimentos ou materiais feitos com trigo representam riscos de contaminação.

Finalmente, depois de todas as reuniões e consultas, veja se você se sente confiante de que as práticas e os procedimentos, com um comprometimento firme dos membros da equipe da escola, irão garantir um ambiente seguro para seu filho. Se a resposta for sim, então acrescente notas ou garantias adicionais em um plano de ação escolar por escrito.

Certifique-se de destacar sua disposição em fazer ajustes e sua disponibilidade para discutir as preocupações que possam surgir. Faça cópias de seu plano de ação escolar e distribua-as para todas as pessoas com quem você já se encontrou, assim como para outros professores ou funcionários apropriados.

Quando o plano de ação não é suficiente

A relativa simplicidade e flexibilidade dessa abordagem a torna atrativa para muitas famílias. Na verdade, variações sobre o plano de ação escolar são amplamente utilizadas por pais de alunos com doença celíaca e outros distúrbios relacionados ao glúten.

No entanto, esse tipo de plano não tem qualquer garantia de que as ações serão realizadas. Nessas circunstâncias, os pais podem visitar a escola ou telefonar com frequência, verificando se as promessas estão sendo cumpridas. Por essa razão, os pais podem optar por uma abordagem alternativa e tentar um plano 504.

O nome desse plano se refere à seção da Lei de Reabilitação de 1973 nos Estados Unidos, que proíbe a discriminação com base na deficiência. Como a abordagem anterior, o plano é feito para a criança e suas necessidades, mas ele vem como um meio de definir as responsabilidades. Se a escola não cumprir com os requisitos do plano, a pena pode ser a perda do financiamento federal. Na falta de um plano 504, pode não haver uma documentação da responsabilidade da escola para atender às necessidades do aluno.

A ACDA colaborou com o Disability Rights Education and Defense Fund (DREDF) no desenvolvimento de um modelo de plano 504 para alunos com doença celíaca. Entre as condições específicas do plano-modelo da ACDA/DREDF estão os seguintes requerimentos:

- Os membros da equipe envolvidos no cuidado e na educação do aluno devem receber treinamento sobre o controle da doença celíaca e como identificar os sintomas da ingestão de glúten.
- Os alimentos sem glúten devem ser preparados em um local separado, cozidos em panelas separadas e servidos com luvas limpas.
- Os funcionários do serviço de alimentação escolar devem desenvolver um sistema para identificar o aluno enquanto ele está na fila do refeitório, de modo que um membro da equipe possa garantir que o alimento escolhido é seguro.
- Deve haver acesso irrestrito ao banheiro e pronto acesso às instalações para lavar as mãos.
- Cada professor e enfermeiro substituto da escola deve receber instruções escritas sobre os cuidados do aluno com doença celíaca.
- Deve haver um aviso com antecedência sobre atividades ligadas à alimentação realizadas na sala de aula ou com a presença de todos da escola.

- Os pais ou responsáveis devem fornecer à escola um suprimento de emergência para três dias de alimentos não perecíveis sem glúten.
- Deve haver procedimentos de notificação de emergência em caso de ingestão acidental.

O plano estabelece requerimentos específicos; os funcionários da escola são responsáveis pelas ações pelas quais respondem. Para visualizar o plano, acesse o site <http://americanceliac.org/wp-content/uploads/2009/08/ACDA-Model-504-plan.pdf>.

Um aluno deve preencher os requisitos para um plano 504. O processo começa quando os pais ou responsáveis fazem um pedido por escrito para a escola solicitando ajustes ou serviços sob a Seção 504.

Quando a escola receber o pedido, marcará um horário para avaliação e enviará um aviso com o horário e o local da reunião para o pai ou responsável. Na reunião, uma equipe multidisciplinar composta por pessoas com conhecimentos sobre o aluno, a deficiência e os possíveis ajustes, inclusive os pais ou responsáveis, avaliará a informação médica e outros dados para determinar se o aluno tem direito a um plano 504.

Embora a participação dos pais não seja obrigatória, é altamente recomendável que você participe como defensor de seu filho. Se seu filho tiver direito ao plano 504, os membros da equipe irão criar um plano para abordar o que é necessário para possibilitar ao aluno um acesso igual às acomodações e aos serviços relacionados. O plano será então distribuído a todos os professores e outras pessoas que precisam implementá-lo.

Todos os planos 504 devem ser monitorados, o que ocorre, em parte, por meio de revisões anuais. Os membros da equipe do plano 504 se reunirão para determinar se ajustes são necessários, se o estado de deficiência do aluno mudou ou se ele continua a ter direito ao plano.

Saber que existe um processo definido – uma orientação com sinais para atender às necessidades dos alunos com doença celíaca – é o que leva os pais a escolherem essa opção. A responsabilidade é um forte atrativo e não deve faltar.

No fim das contas, os pais precisarão decidir qual abordagem de plano escolar é a melhor, com base nas necessidades do aluno com doença celíaca e da família. Seja de forma flexível ou formal, lembre-se de que é extremamente importante a existência de um plano que identifique as áreas problemáticas em potencial e as estratégias de controle antes de surgirem quaisquer dificuldades.

Ajudando seu filho a se tornar independente

Logo no início, Andrea percebeu que era a melhor defensora de seu filho. E ela quer que os outros pais se beneficiem com sua experiência. Para garantir que o ambiente escolar seja seguro, ela incentiva os pais ou responsáveis a manter uma atitude positiva quando estiver trabalhando com os professores, administradores e funcionários do serviço de alimentação.

Quer se trate de seu filho de 3 anos de idade indo para a creche ou de seu filho de 19 anos indo para a faculdade, planejar com antecedência e ter uma boa comunicação são os principais componentes que irão garantir que seu filho possa se alimentar com segurança em ambientes diferentes. Andrea e eu concordamos que uma parte importante do trabalho dos pais é preparar os filhos para se tornarem independentes e seguros conforme desenvolvem seus dons e se aventuram pelo mundo.

Independentemente de os nossos filhos terem um distúrbio relacionado ao glúten, outra condição limitadora ou de não terem restrições alimentares ou de saúde, é importante incentivá-los a tomar decisões saudáveis e seguras sobre seus hábitos alimentares. No caso da doença celíaca, isso não é apenas importante – é vital.

Deliciosa sobremesa (e jantar!) sem glúten para crianças de todas as idades
Pavlova
Por Helen Allan, Christchurch, Nova Zelândia

Em sua próxima festa de aniversário, prepare uma *pavlova* – uma deliciosa camada de merengue recheada com creme chantilly e coberta com frutas frescas. Com seu recheio doce e macio e sua camada crocante, o merengue é uma das sobremesas favoritas das crianças de todas as idades. A sobremesa, cuja origem é reivindicada tanto pela Nova Zelândia quanto pela Austrália, foi criada para a grande bailarina do Império Russo, Anna Pavlova, durante sua turnê mundial na década de 1920.

Ingredientes:
- 4 claras de ovo
- 1 xícara de açúcar granulado fino (açúcar refinado)
- 1 colher de chá de vinagre branco
- 2 colheres de chá de amido de milho
- 1 colher de chá de extrato de baunilha

- 1 xícara de creme chantilly
- 1 colher de sopa de açúcar de confeiteiro (opcional)
- 1 colher de chá de extrato de baunilha
- Morangos e kiwis

Preaqueça o forno a 120°C. Bata as claras em velocidade alta até o ponto em que escorram como fitas da batedeira. Acrescente o açúcar, uma colher de sopa de cada vez, batendo após cada adição. Bata a mistura de merengue até formar picos firmes, mas sem ficar seca.

Coloque o vinagre, o amido de milho e o extrato de baunilha na mistura. Em uma assadeira forrada com papel-manteiga, coloque a mistura de merengue, com uma colher, em um círculo de cerca de 15 centímetros a 20 centímetros de diâmetro (uma espátula de borracha realmente ajuda nessa etapa).

Asse por uma hora e meia. Desligue o forno e abra a porta, deixando o merengue esfriar dentro do forno. A camada de merengue irá murchar conforme esfriar, mas tudo bem – é para isso que o creme chantilly serve!

Quando a camada de merengue esfriar, bata o creme chantilly em uma tigela até ficar consistente. Se desejar, adicione açúcar e extrato de baunilha ao creme. Não bata o creme demais, ou irá empelotar. Cubra o merengue com creme chantilly e frutas cortadas. Você pode querer fazer duas receitas – essa é uma sobremesa muito popular! Uma *pavlova* serve de seis a oito pessoas.

E, no caso de você querer que as crianças jantem antes de comer a sobremesa, tente fazer esse tradicional jantar de família neozelandês em um fim de semana.

Jantar de domingo neozelandês: pernil de cordeiro assado com legumes
Por Helen Allan, Christchurch, Nova Zelândia

Ingredientes:
- 1,8 a 2,2 quilos de pernil de cordeiro
- 2 colheres de sopa de amido de milho ou açúcar refinado (para ajudar a dourar o molho)
- 1 a 2 colheres de sopa de azeite de oliva
- ¼ de xícara de amido de milho ou farinha sem glúten
- 1 a 2 xícaras de vinho, caldo de carne ou água quente

Preaqueça o forno a 230°C. Tempere o cordeiro com sal e azeite de oliva. Passe a farinha ou o açúcar sobre o cordeiro e coloque em uma grelha, em uma assadeira. Asse sem cobrir por 15 minutos, vire e deixe assar por mais 15 minutos. Abaixe o forno para 160°C e asse a carne sem cobrir por mais duas a três horas, dependendo de como você gosta do ponto da carne assada (utilize um termômetro de carne para testar o ponto).

Para fazer o molho, escorra a gordura da panela e adicione o espessante: misture ¼ de xícara de farinha de milho ou farinha sem glúten com aproximadamente uma a duas xícaras de vinho, caldo de carne ou água, usando um batedor de claras para evitar que a mistura fique empelotada antes de adicioná-la à panela com o caldo. Ferva lentamente, mexendo o tempo todo. Tire do forno quando engrossar. Rende oito porções.

Molho simples de hortelã

Ingredientes:
- ½ xícara de hortelã fresca
- 1 xícara de vinagre (adicionar mais ou menos a gosto)
- 1 xícara de água quente
- ¼ de xícara de açúcar refinado (adicionar mais ou menos a gosto)

Lave e pique a hortelã bem fina. Misture o açúcar na água quente e adicione o vinagre. Acrescente a hortelã, e sirva com o cordeiro assado e o molho. Você pode achar que menos é mais. Ou você pode dar um toque especial com um *chutney* de hortelã.

Chutney de hortelã favorito da tia Helen

Ingredientes:
- 2 xícaras de hortelã fresca
- 450 g de cebola
- 450 g de maçã
- 4 xícaras de vinagre branco
- 1 colher de chá de sal
- 450 g de açúcar
- 1 colher de sopa de mostarda

> Coloque os ingredientes em um moedor ou processador de alimentos. Ferva o vinagre, o sal, o açúcar e a mostarda. Cozinhe em fogo baixo por cinco minutos, deixe esfriar, adicione a mistura de hortelã e despeje em uma garrafa.
> *Opções de legumes:* Você pode cortar raízes tuberosas e bulbos (batatas, batatas-doces, nabos, pastinacas, cebolas e outros) e colocar em uma assadeira por cerca de uma hora antes do tempo previsto para a carne assada ser retirada do forno. Essa é realmente uma maneira maravilhosa de assar legumes, mas você perderá todos os caldos deliciosos para o molho.
> Uma alternativa seria assar os legumes em azeite de oliva e um pouquinho de manteiga e amido de milho para gratinar. Mas, para um tradicional jantar neozelandês, sirva o pernil de cordeiro com ervilhas frescas (com um raminho de hortelã) e batatas novas cozidas com casca.

Definindo uma deficiência

Como uma nota final de Andrea, é importante ressaltar que a Seção 504 da Lei de Reabilitação de 1973 conforme alteração e a lei Americans with Disabilities Act alterada proíbem a discriminação com base na deficiência em programas ou instituições educacionais, ou em programas que recebem financiamento federal.

Embora a doença celíaca não seja especificamente identificada nessas leis, um indivíduo com as condições satisfaz o critério legal e os requerimentos regulamentares que o qualificam como tendo uma "deficiência". Apesar de os pais se sentirem por vezes desconfortáveis com a condição conhecida como doença celíaca ser classificada como uma deficiência, é importante entender que esses estatutos tratam de assegurar a igualdade de acesso e oportunidade para todas as atividades e programas acadêmicos e não acadêmicos, inclusive programas extracurriculares.

Uma preocupação relacionada a isso, que Andrea diz ser comumente compartilhada pelos pais nas reuniões de grupos de apoio ou nas conferências nacionais, é se a determinação como deficiência afetará as futuras oportunidades educacionais da criança, por exemplo, admissões na faculdade ou bolsas de estudo. Andrea garante que isso não acontecerá. Além disso, as informações a respeito da deficiência do aluno são consideradas confidenciais e não fazem parte do histórico acadêmico do aluno.

Uma história que serve de alerta

No entanto, conforme aprendi, toda regra tem sua exceção. Vários anos atrás (antes de muitas das leis mencionadas por Andrea serem implementadas), recebi um e-mail comovente de um jovem muito simpático. Ele me explicou que o sonho de sua vida era se juntar à Marinha dos Estados Unidos. Desde a infância, ele tinha o sonho de usar o uniforme branco de aspirante da Marinha e frequentar a Academia Naval dos Estados Unidos.

Ele trabalhou muito para alcançar seu objetivo. Assistiu a todas as aulas necessárias do ensino fundamental e do ensino médio. Participou de uma variedade de atividades extracurriculares para reforçar seu portfólio. Dobrou suas aulas de matemática e ciências para se tornar o mais competitivo possível nessas matérias. Obteve notas excepcionalmente boas em seus exames SAT e terminou no percentual mais alto de sua classe no ensino médio.

Quando chegou a hora de apresentar toda a papelada de admissão para a Academia Naval, ele tinha todos os atributos de um candidato ideal. Mas a realidade atingiu fortemente esse jovem quando, durante seu exame físico, eles descobriram que ele tinha doença celíaca. Por esse motivo, e somente por esse motivo, eles pretendiam recusar sua admissão.

Ele entrou em contato comigo como sua última esperança de alcançar seu objetivo de se tornar um aspirante da Marinha. Era um sonho que tinha exigido muitos anos de trabalho, que ele havia perdido em questão de minutos. A sua mensagem realmente me comoveu, apesar do fato de eu nunca ter conhecido o jovem e de não ter tido uma compreensão clara na época de quanto significava para ele fazer parte da Marinha dos Estados Unidos.

A "condição" celíaca

Fiquei indignado com o fato de ele ter sido considerado inapto para ser admitido na Academia Naval com base em uma "deficiência" que envolvia apenas suas necessidades alimentares especiais. Na verdade, nunca me canso de dizer para as pessoas que o termo "doença" celíaca está se tornando obsoleto. O conceito de "doença" envolve uma enfermidade ou algo que está errado – algo que não está funcionando direito.

Esse pode ser o caso de uma pessoa com doença celíaca que é exposta ao glúten e está sofrendo com os sintomas. Mas, uma vez que a dieta sem glúten é adotada e os sintomas desaparecem, o ataque autoimune do intestino passa e os autoanticorpos desaparecem, essa pessoa fica indistinguível de qualquer outra pessoa saudável. Portanto, "condição" celíaca em vez de "doença" celíaca seria um termo mais apropriado.

Expliquei tudo isso para o comandante da Marinha que atendeu à minha ligação quando saí em defesa desse jovem para que reconsiderassem sua admissão na Academia Naval. Sua resposta foi muito fria e pragmática: "Nós não podemos adaptar necessidades alimentares especiais quando nossos soldados são convocados. Portanto, não podemos aceitar esse jovem em nossa Academia". Assim, apesar das leis que protegem os direitos iguais de pessoas portadoras de deficiência, a admissão desse jovem foi recusada sem uma chance de recorrer.

Fizemos um enorme progresso ao facilitar a transição de crianças com doença celíaca de lares e estruturas familiares seguros e apoiadores para ambientes escolares e sociais semelhantes. Mas ainda temos muito trabalho a fazer até essas crianças serem tratadas da mesma maneira que seus colegas. É o direito delas, e é nossa obrigação moral continuar a lutar para que o céu seja o único limite que elas terão de enfrentar para ir atrás de seus sonhos.

Criando um filho adolescente com doença celíaca

Para quem tem filhos que já passaram pela adolescência – ou para os leitores mais jovens que se lembram dessa fase difícil da vida –, não é nenhuma surpresa que essa possa ser uma das transições mais difíceis para os pais e os filhos.

Sem dúvida, esse é o momento de cortar o cordão umbilical da família como centro do universo do adolescente. Seu filho está se aproximando de seu grupo de amigos como o mundo mais influente que dita seu estilo de vida no dia a dia.

Sendo um pai que já passou por essa transição por três vezes, quando isso acontecia eu tinha uma sensação recorrente de que meu Q.I. tinha caído cerca de 150 pontos da noite para o dia. Sendo pai de um adolescente, de repente, como eu poderia saber do que se trata a vida ou de como a vida real deveria ser? Eu não sou mais legal, e eu vivo no passado.

Essas são as palavras que você pode ouvir dos mesmos filhos que há não muito tempo adoravam passar o tempo com você, jogando, trabalhando ou viajando juntos. Porém, quando seu filho chega a esse momento decisivo da adolescência, só o fato de pensar em sair com os pais já vai contra a mentalidade adolescente.

Como se enturmar com os amigos

Agora, se você virar em 180 graus para ver essa transição a partir da perspectiva de um adolescente, seu objetivo principal é o de se enturmar com seus amigos. Se você não se parece com eles, não age como eles, não pensa como eles e não se veste como eles, pode se tornar um alvo de intimidação e discriminação.

Portanto, não é nenhuma surpresa o fato de os adolescentes com doença celíaca viverem essa dicotomia diária de se enturmar com os amigos, por um lado, e de comer de forma diferente por causa de sua condição celíaca. Imagine-se como um adolescente celíaco. Você vai para a escola, leva seu lanche e se senta com seus amigos, com os quais você quer compartilhar tudo. Mas você tem de agir de forma diferente quando se trata de uma das atividades mais importantes na escola: compartilhar a comida no refeitório.

Imagine também como um adolescente com doença celíaca pode reagir quando seu amigo lhe pergunta por que ele come de maneira tão estranha. O que você faria a respeito disso? Você se levantaria e explicaria que tem doença celíaca e precisa se alimentar de forma diferente? Ou você faria um esforço para se enturmar com seus amigos e cederia à oferta de dividir comidas que contêm glúten? Essa é uma escolha difícil, principalmente se seus pais fizeram com que você seguisse uma dieta sem glúten. Tente se lembrar do que você pensava a respeito de seus pais quando era adolescente.

Assim como enfrentar um agressor na escola requer uma personalidade forte, da mesma forma só os adolescentes fortes e maduros podem passar por essas experiências sem ceder ou comprometer sua dieta. Para complicar o assunto, quando os adolescentes entram na puberdade, o interesse geralmente muda para se envolver em uma das atividades mais românticas dessa fase: o namoro. Como você lidaria com a doença celíaca em seu primeiro encontro? Você conversaria a respeito disso ou ignoraria e apenas deixaria as coisas acontecerem naturalmente?

Quando os sintomas retornam

Lembro-me do caso de um jovem que foi até nossa clínica porque, após anos em uma dieta sem glúten, teve uma reincidência de sintomas que incluíam dor de estômago e diarreia. Seus pais estavam muito preocupados e o levaram ao nosso centro para uma avaliação geral. Conforme costumamos agir nesses casos, fizemos a série de exames de sangue para detectar a doença celíaca e, como era esperado, o resultado deu positivo.

Não havia dúvida de que os sintomas haviam retornado porque ele tinha sido exposto novamente ao glúten. Nossa nutricionista certificada passou um tempo muito longo examinando a dieta do rapaz sem descobrir a fonte de contaminação cruzada. Por fim, pedi aos pais para me darem alguns minutos a sós com o jovem.

Iniciei uma conversa sincera com o jovem. Disse a ele que não havia nenhuma maneira de ele estar tendo uma reincidência da doença celíaca sem estar exposto novamente ao glúten. Eu disse que aquele era o momento para compartilhar comigo, sem reservas, se havia alguma coisa que ele estava fazendo para criar essa situação.

Ele me disse que realmente havia algo. Ele estava namorando uma garota de quem gostava muito. Alguns meses antes de sua visita ao nosso centro, ele a convidou para ir ao shopping, onde jantaram. Quando chegou a hora de pedir a comida, ele ficou com muita vergonha de explicar suas necessidades alimentares. Decidiu comer o mesmo que ela pediria, e eles dividiram uma pizza. Ele sabia que ia ficar doente, mas, para sua grande surpresa, os dias se passaram e não aconteceu nada.

Então, ele começou a se questionar se realmente tinha a doença celíaca ou se ela tinha ido embora. Ele se perguntou se deveria ser forçado a permanecer em uma dieta sem glúten. O jovem não havia compreendido totalmente que, como a doença celíaca é uma doença autoimune, não é como uma alergia alimentar, em que a ingestão do alimento que faz mal é imediatamente seguida pelo início dos sintomas. Ao contrário de uma verdadeira alergia alimentar, o mecanismo complexo de uma reação autoimune pode levar semanas, se não meses ou anos, em alguns casos, para se tornar completamente operacional.

Sem perceber o dano que estava causando ao sair para comer com essa garota, ele continuou comendo uma dieta irrestrita, até que – evidentemente – os sintomas voltaram. Eles se tornaram tão graves que seus pais o levaram ao nosso centro. Depois de ouvir sua história, eu lhe disse que compreendia perfeitamente o raciocínio para o que ele havia feito. E, sinceramente, se eu estivesse no lugar dele, não tenho certeza de como teria reagido.

Entretanto, também ressaltei que não há nada mais importante do que a saúde para realmente ser possível desfrutar de uma vida normal com a família, os amigos e a namorada. Eu disse a ele que, se essa menina realmente se importava com ele, com certeza iria aceitar e respeitar suas necessidades alimentares. No caso dele, essas necessidades são uma prescrição médica.

Ele me disse que aprendeu a lição. Voltou a uma dieta sem glúten e, como era esperado, seus sintomas desapareceram. Além disso, até onde eu sei, ele ainda está namorando a mesma garota.

Capítulo 12

Desenvolvendo uma Vida Familiar Sem Glúten

"Como pediatra, e sobretudo como pai de três filhos, gosto de enfatizar quanto é proveitoso as famílias compartilharem refeições saudáveis reunidas em um ambiente tranquilo. A nutrição e a alimentação constituem uma ferramenta muito poderosa para crianças felizes e realizadas."
Dr. Alessio Fasano

Enfrentando os desafios fora de campo

As estatísticas mostram que o costume de as famílias norte-americanas se sentarem em torno da mesa para comer e conversar todas as noites diminuiu drasticamente durante as últimas duas décadas. Com as agendas lotadas de muitas famílias, pode ser difícil entrar em contato na hora da comida e fazer reuniões familiares. Mas, para algumas famílias, o desafio de seguir uma dieta sem glúten pode levar a uma conscientização mais aprofundada de uma boa nutrição e hábitos alimentares saudáveis, além de uma relação mais profunda se desenvolver quando os membros da família preparam refeições saudáveis sem glúten juntos.

Uma família que compartilha essa experiência é a de Rich e Shelley Gannon e suas filhas, Alexis e Danielle. No Center for Celiac Research, conhecemos os Gannon por causa da generosidade de Rich, um importante ex-jogador da Liga Nacional de Futebol Americano, em 2002.

Em 1998, quando Rich era um zagueiro em ascensão no Kansas City Chiefs, sua filha mais nova, Danielle, foi diagnosticada com doença celíaca após um primeiro ano de vida muito complicado. As batalhas que os Gannon enfrentaram para obter um diagnóstico correto e se ajustarem à dieta sem glúten os estimulou a ajudar outras pessoas que enfrentam os mesmos desafios (ver Prefácio).

Quando Rich e Shelley tiveram conhecimento sobre o trabalho de apoio de nosso centro, eles se tornaram dois de nossos maiores defensores. Rich virou um porta-voz nacional para aumentar a conscientização sobre a doença celíaca. O entusiasmo de Shelley e o *status* de celebridade de Rich nos ajudaram a aumentar a conscientização sobre os distúrbios relacionados ao glúten.

Posteriormente, Danielle se tornou uma paciente quando os Gannon continuaram a procurar as respostas corretas sobre a doença celíaca e a sensibilidade ao glúten. Apesar de carregarem o perfil genético para a doença celíaca, Shelley e Alexis não desenvolveram essa condição, mas elas foram diagnosticadas com sensibilidade ao glúten. Acompanhei milhares de famílias que lidam com a doença celíaca como parte da vida diária. Escolhi compartilhar a história da família Gannon por causa de nossa longa jornada juntos e do que eles têm em comum com o centro – o objetivo de melhorar a qualidade de vida das pessoas afetadas por distúrbios relacionados ao glúten.

Com Rich muitas vezes requisitado no campo de futebol americano, Shelley assumiu a liderança nessa jornada em direção a uma vida segura sem glúten para sua filha. Você ficará contente em saber diretamente de sua perspectiva do que se trata a vida familiar com a doença celíaca e a sensibilidade ao glúten. Sua história começa antes de eu conhecer esse casal, logo após o nascimento de sua primeira filha.

O diagnóstico de Danielle

Shelley Gannon: Danielle nasceu em abril de 1997 e ficava doente constantemente. Quando ainda era bebê, ela tinha uma série de infecções das vias respiratórias superiores. Esse foi o início de muitas doenças e infecções de ouvido, e, é claro, ela teve de tomar uma grande quantidade de antibióticos. Quando ela ficou muito doente, a parte mais assustadora era permanecer acordada para vigiá-la, a fim de verificar se ainda estava respirando.

Portanto, o primeiro ano foi difícil. Como quase todas as pessoas que têm um filho com doença celíaca não diagnosticada sabem, obter respostas pode ser realmente complicado. Os médicos diziam: "Sua filha está bem. Nós apenas lhe daremos antibióticos, e eles resolverão isso". Bem, eles não resolveram. Um médico me disse que Danielle estava doente pois eu era uma mãe estressada porque meu marido jogava futebol americano. Não voltei ao consultório dele.

Perto do primeiro aniversário de Danielle, nós estávamos realmente lutando para descobrir o que havia de errado com ela. Sua barriga estava inchada – da mesma maneira que é possível observar nos livros de medicina antigos que mostram crianças com sinais típicos de doença celíaca. Ela tinha diarreia e vômito, e estava sempre inquieta. Rich tinha acabado de se juntar ao Kansas City Chiefs, e mudamos de Minnesota para Kansas City em agosto de 1998. É claro que ela ficou doente quando nos mudamos, e não tínhamos um médico em Kansas City. Ainda tenho essa terrível lembrança de dirigir por ruas desconhecidas com um bebê gritando, tentando encontrar uma unidade de emergência.

Fomos encaminhadas a um gastroenterologista do Hospital Infantil de Minnesota para uma bateria de exames diferentes. Enquanto isso, Rich estava no campo de treinamento em Wisconsin, e Danielle estava piorando rapidamente. Ele deixou o campo de treinamento para ficar com ela em Minnesota. Foi uma notícia muito comentada nos jornais de Kansas City o fato de o zagueiro famoso ter deixado o campo no meio do treinamento.

Por fim, fomos a um gastroenterologista pediátrico do Hospital Infantil de Minneapolis, que disse: "Eu acho que sei o que está errado com sua filha". Ele interrompeu todos os exames e fez uma endoscopia. "Ela tem doença celíaca", ele disse. Nós perguntamos: "O que é isso?". Nunca tínhamos ouvido falar naquilo; não tínhamos ideia do que era glúten. Mas, ainda assim, depois de meses de doença e frustração, foi um grande alívio saber que poderíamos ajudá-la. Isso aconteceu em 1998. Demorou 14 meses para Danielle receber o diagnóstico correto.

A vida sem o glúten

Dr. Fasano: Acredito que muitos dos leitores irão sentir um *déjà vu* ao ouvir essa história. Tenho certeza de que muitos de vocês que têm um filho diagnosticado com doença celíaca podem ter passado pelas mesmas batalhas, pelos mesmos medos, pelas mesmas incertezas e, finalmente, pelo mesmo alívio que Shelley compartilhou conosco ao descrever como a família foi iniciada na comunidade celíaca.

O próximo passo também é um ponto em comum para os pacientes que fazem uma transição de estilo de vida após terem sido diagnosticados com a doença celíaca – aprender a comer de forma segura em uma dieta sem glúten.

Shelley Gannon: Em primeiro lugar, aprender a alimentar Danielle na dieta sem glúten foi uma curva de aprendizagem muito difícil. Depois que Danielle foi diagnosticada, nós nos reunimos com a nutricionista do hospital por meia hora. Ela nos deu uma lista de duas páginas com os alimentos que poderíamos dar para nossa filha.

Enquanto isso, Danielle estava comendo sua última refeição antes de ser liberada após o diagnóstico de doença celíaca. Eles lhe deram flocos de milho que continham glúten. O conhecimento sobre a doença celíaca e as informações sobre a dieta sem glúten eram praticamente inexistentes naquela época – até mesmo no hospital.

Deixamos o consultório da nutricionista, e Rich teve de viajar de volta para o campo de treinamento. Lá estava eu, dirigindo para casa com Alexis, que tinha 3 anos de idade na época, e Danielle, que imediatamente vomitou nela mesma e em seu assento no carro. Além disso, eu tinha de encontrar algum tipo de alimento seguro para ela. Parei em um mercado da comunidade e perguntei onde eles mantinham os alimentos sem glúten. Eles não tinham ideia de como me ajudar. Nossa, eu ainda tinha muito a aprender.

No início, era realmente assustador não saber o que era seguro e o que não era. Se os profissionais da saúde no hospital não sabiam, nem as pessoas no mercado da comunidade local, como eu conseguiria descobrir? Lembro-me de ter pensado: "O que eu vou dar de comida para minha filha?".

Então pensei que talvez os rótulos dos alimentos fossem me mostrar o que era seguro para Danielle. Isso também não funcionou. Foi muito antes de a lei Food Allergen Labeling and Consumer Protection Act ser aprovada em 2004. Depois de tentar decifrar os rótulos dos alimentos no supermercado para encontrar comidas seguras para Danielle – uma tarefa que levou horas –, fiquei ainda mais confusa e frustrada. Lembro-me que Rich me ligou uma tarde e perguntou se eu ainda estava no mercado. Eu tinha passado três horas lendo rótulos.

A salvação veio quando o médico de Danielle me conectou a outra mãe cujo filho tinha sido diagnosticado um mês antes de minha filha. Nós duas nos reunimos com outra mãe e demos início ao grupo R.O.C.K. (Raising Our Celiac Kids). A partir desse começo simples, ele se tornou um grande grupo de apoio e defesa para quase 200 famílias em Minnesota e milhares de outras famílias pelos Estados Unidos. Não tenho certeza se conseguiria cuidar bem de Danielle sem o apoio inicial que tive no R.O.C.K.

Também liguei para a Celiac Society Association (CSA). Eles ajudaram com o essencial sobre a dieta: frutas, legumes, carne, arroz e batatas. Eles também me fizeram perceber quão rígida eu tinha de ser com a dieta de Danielle – isso era muito assustador. Liguei para muitas empresas alimentícias e li um monte de rótulos. Naquela época, não existiam listas na internet com marcas sem glúten. Não era possível simplesmente digitar "sem glúten" no Google ou usar um aplicativo de telefone para encontrar um restaurante sem glúten.

Então, aprendi muito da maneira mais difícil, o que significava ligar para os números de telefone gratuitos das embalagens e tentar encontrar alguém que sabia o que queria dizer sem glúten. Isso também significava contar com as informações de outros pais de crianças com doença celíaca e usar o método de tentativa e erro para descobrir as fontes de glúten escondido.

Fizemos Danielle voltar a tomar mamadeira, e eu dava alimentos semissólidos fazendo um buraco maior no bico da mamadeira. Ela se encontrava tão carente de nutrientes que estávamos fazendo tudo o que podíamos para cuidar de sua nutrição. E ela ingeria essas refeições rapidamente. Ela comeu muita batata e frango naquele primeiro ano.

Shelley e Alexis adotam uma dieta sem glúten

Dr. Fasano: Existem duas atitudes que as famílias com um membro recentemente diagnosticado com doença celíaca podem tomar em termos de hábitos alimentares. São feitos ajustes para a pessoa recentemente diagnosticada com doença celíaca, enquanto o restante da família continua consumindo alimentos que contêm glúten, ou toda a família adota a dieta sem glúten. Os Gannon escolheram a segunda opção. E tiveram uma surpresa...

Shelley Gannon: Com o diagnóstico de Danielle, tive de repensar sobre o que nossa família comia. Comecei a cozinhar como minha avó costumava fazer, preparando tudo do zero. Danielle ainda ficava doente, e eu tinha de resolver o mistério de onde a contaminação de glúten estava vindo. Uma vez isso aconteceu por causa de uma mistura de farinha sem glúten que tinha a inscrição "sem glúten" por toda a embalagem. Posteriormente, descobri que a mistura tinha sofrido uma contaminação cruzada durante a produção.

Havia um monte de coisas frustrantes como essa. Eu anotava os alimentos que dava a Danielle. Quando algo assim acontecia, recorria às anotações e procurava pistas sobre o motivo de ela ter ficado tão inquieta e nos manter acordados à noite. Agora posso rir e dizer que era como um mistério de uma série de investigação criminal – encontrar o glúten desaparecido. Mas, naquela época, algumas vezes isso realmente era devastador.

Na cozinha, fiz todas as mudanças convencionais, como usar uma torradeira separada e utensílios, potes e panelas para cozinhar e servir a comida de Danielle. Nos primeiros anos, mantivemos as coisas separadas, e eu tomava cuidado com a contaminação cruzada. Com o passar do tempo, descobri que tinha problemas relacionados ao glúten e, por fim, fui diagnosticada com sensibilidade ao glúten, mas não com doença celíaca. Alexis também teve problemas com o glúten após um surto de infecção na garganta no terceiro ano do ensino fundamental. Ambas carregamos o gene DQ8 para a doença celíaca, mas as endoscopias não apresentarem nenhuma lesão intestinal, por isso o diagnóstico de sensibilidade ao glúten.

Consequentemente, nossa cozinha se tornou uma área sem glúten, com exceção dos pães e cereais de Rich. Mesmo Rich tendo três membros de sua família com a doença celíaca, ele não sofre disso. Nós dois queríamos ter descoberto mais sobre a doença celíaca antes, principalmente sobre o fato de ela ser genética, pois aumentamos os membros da família com essa condição. Dessa forma, saberíamos o que procurar quando Danielle estava tão doente, e ela poderia ter sido diagnosticada mais cedo. É muito importante informar a todos os membros de sua família sobre quaisquer doenças genéticas, para que eles possam ser examinados e estar cientes dos riscos potenciais.

Desde o diagnóstico de Danielle, os outros membros de nossa família têm sido incríveis ao aprender sobre a dieta e garantir que tenhamos opções sem glúten disponíveis sempre que estamos juntos. Quando eles viram quão doente Danielle estava, nunca existiram dúvidas quanto ao seu apoio.

No começo, levou cerca de seis meses para eu realmente compreender os princípios básicos da dieta. Não havia muita informação disponível, e eu também era uma cozinheira muito inexperiente. Por fim, aprendi a cozinhar como minha avó, mas demorou um ano todo até que Danielle estivesse realmente melhorando depois de adotar a dieta em glúten. Quando ela ficava inquieta, adorava ser segurada no colo. E, claro, sua posição favorita era quando seu pai a aninhava nos braços.

Chili do Super Bowl
Por Shelley Gannon

Ingredientes:
- 450 g de carne bovina ou carne de peru moída
- 1 cebola grande picada
- 1 xícara de aipo picado
- 1 pimentão verde picado
- 2 dentes de alho picados
- 1 lata grande ou 2 latas de 473 ml de feijão-vermelho, ou um feijão de sua escolha
- 1 lata grande de suco de tomate
- 1 lata pequena de molho de tomate
- 1 lata grande de tomates inteiros, cortados em cubos
- 2 pacotes de tempero para chili
- sal, pimenta e sal de alho a gosto
- molho Worcestershire, despejado diversas vezes
- 1 pacote de macarrão sem glúten, preparado conforme as instruções da embalagem
- queijo cheddar ralado
- cebolinha picada

Cozinhe a carne moída em uma panela grossa; depois, adicione o alho, a cebola, o aipo e o pimentão verde. Cozinhe em fogo médio até que os ingredientes fiquem macios. Adicione todos os outros ingredientes e mexa; em seguida, cozinhe em fogo brando por pelo menos 20 minutos. Cozinhe o macarrão sem glúten de acordo com as instruções da embalagem. Sirva o chili por cima do macarrão; cubra com queijo ralado e cebolinha. Rende de quatro a seis porções.

Ensinando hábitos saudáveis desde cedo

Dr. Fasano: Como muitas outras pessoas que seguem uma dieta sem glúten, os Gannon passaram a apreciar uma dieta mais saudável, porque preparavam muitas de suas próprias refeições com ingredientes frescos. À medida que as crianças foram crescendo, elas se juntaram a Shelley na cozinha, tornando a preparação de alimentos sem glúten um verdadeiro negócio de família.

Shelley Gannon: Conforme tornei mais experiente na dieta sem glúten, aprendi quão pouco sabemos sobre o que é usado na preparação de nossa comida. De repente, quando a vida de seu filho depende disso, a lista de ingredientes assume um significado totalmente novo. No começo, fiquei surpresa com a longa lista de ingredientes na maioria das vezes impronunciáveis nos rótulos de muitos alimentos. Então consegui um livro de leitura de rótulos da CSA; foi realmente como aprender outro idioma. Na dieta sem glúten, nossos hábitos alimentares se tornaram muito mais saudáveis, o que foi um bônus para o atleta profissional da família.

Conforme Danielle começou a crescer, ela se interessou pelos alimentos e pela prática de cozinhar ainda muito nova. Incentivei minhas duas filhas a "fazerem bagunça" na cozinha. É importante ensinar às crianças com distúrbios relacionados ao glúten como se alimentar de forma segura – em casa e fora de casa. E, para nossa família, isso começou muito cedo em nossa cozinha.

Suflê de chocolate derretido do Roy (bolo de chocolate sem farinha)

Ingredientes:
- 6 colheres de sopa de manteiga sem sal
- aproximadamente 110 g de chocolate meio amargo
- ½ xícara de açúcar
- 1 ½ colher de sopa de amido de milho
- 2 ovos e 2 gemas de ovo

Em uma panela em fogo baixo, derreta a manteiga e o chocolate juntos. Reserve. Em uma tigela, misture o açúcar e o amido de milho. Em uma tigela separada, bata os ovos e as gemas juntos. Adicione a mistura de manteiga e chocolate derretido à mistura de açúcar e mexa bem com um batedor de claras. Misture os ovos e bata até ficar macio. Coloque na geladeira durante a noite.

Preaqueça o forno a aproximadamente 200°C. Divida a mistura igualmente em quatro forminhas ou ramequins (de cerca de cinco centímetros de diâmetro por sete centímetros de altura) untados com manteiga e açúcar. Coloque a mistura, preenchendo dois terços das forminhas.

Coloque as forminhas ou ramequins em uma assadeira e asse na grade superior do forno por 20 minutos. Usando luvas de forno ou pegadores de panela, retire as forminhas do forno e vire-as para baixo, colocando os suflês em pratos individuais. Adicione uma concha de sorvete de baunilha e uma pitada de açúcar de confeiteiro.

Eu colocava um grande avental em Danielle, fazia com que ela se sentasse em uma cadeira e lhe dava uma tigela com uma grande colher de pau e alguns ingredientes, e ela ficava contente por horas. Assistíamos a programas de culinária na televisão, e ela adorava fazer experiências na cozinha. Agora, seus experimentos com a culinária sem glúten são alguns dos melhores alimentos que já provamos – e já experimentamos muitas comidas sem glúten!

Logo aprendemos que, ao contrário dos alimentos com farinha que contém glúten, a culinária sem glúten tem mais variáveis que podem dar errado: a quantidade de líquido, espessante ou óleo na receita, e até mesmo a temperatura do forno, podem ser cruciais para o sucesso. Um dos fracassos mais espetaculares de Danielle foi um bolo de chocolate com calda quente baseado na receita deliciosa de um restaurante incrível chamado Roy's, em Honolulu. As primeiras vezes que ela tentou fazê-lo foi uma deliciosa bagunça de chocolate. Mas ela persistiu, e essa receita se tornou uma das favoritas da família para as ocasiões especiais.

Minhas duas filhas têm muito cuidado com o que comem e são responsáveis por sua própria dieta na escola. Elas levam seus lanches na maior parte do tempo, o que facilita muito. A parte arriscada na escola são as guloseimas e os doces em sala de aula. Barras de chocolate e alcaçuz são apenas duas fontes doces que podem conter glúten. Quando possível, verifique sempre os ingredientes daquilo que seus filhos podem consumir na escola (ver Capítulo 11).

É claro que nenhum aluno do jardim de infância é capaz de fazer isso, portanto é bom dar à professora do seu filho um pequeno pote com doces para ele poder comer um doce seguro quando as outras crianças estiverem comendo algo que contenha glúten (os *cupcakes* de aniversário são uma tentação). O ambiente escolar representa mais desafios para Alexis, que foi diagnosticada aos 8 anos de idade com a sensibilidade ao glúten. Ela já experimentou um bolo de aniversário de verdade. Foi mais fácil com Danielle, que foi tratada com a dieta sem glúten desde bebê.

Uma forma de garantir uma alimentação saudável é pegar receitas existentes e transformá-las em receitas sem glúten, e essa é uma atividade divertida em família. Gostamos de adaptar receitas das culinárias mexicana e italiana (pense em tortilhas de milho e massas sem glúten). Danielle também prepara uma maravilhosa pizza sem glúten – essa receita também é uma das favoritas da família. Já experimentamos muitas pizzas sem glúten, mas nenhuma delas é tão boa quanto a pizza de Danielle. Ela gosta de usar as misturas da marca Chebe, e a massa fica bem fina. Ela acrescenta molho, queijo e nosso recheio favorito de manjericão fresco (você pode plantar essa erva aromática em sua janela), cebola, pimentão e linguiça. O pão de banana sem glúten é outra receita favorita que muitas vezes preparamos para presentear. Adaptamos essa receita da avó de Danielle para uma versão deliciosa sem glúten.

Pão de banana da Nana Kay
Por Shelley Gannon

Substituímos a farinha nessa receita pela mistura sem glúten da marca Pamela's. As misturas da marca Pamela's incluem goma xantana, bicarbonato de sódio, sal e fermento em pó. Você precisa acrescentar esses ingredientes se estiver usando uma farinha sem glúten comum que não os inclui.

Ingredientes:
- 3 xícaras de farinha sem glúten*
- 2 ½ colheres de chá de goma xantana
- 1 colher de chá de vinagre de sidra
- 2 colheres de chá de bicarbonato de sódio
- 1 colher de chá de sal
- 2 xícaras de bananas amassadas (3 a 4 bananas bem maduras)
- 2 xícaras de açúcar
- ½ xícara de óleo vegetal
- 4 ovos
- 1 embalagem de gotas de chocolate

* Ou use a mistura da marca Pamela's e elimine os próximos quatro ingredientes.

Aqueça o forno a aproximadamente 170°C e unte a base de duas fôrmas de pão de 23 centímetros x 13 centímetros x 7 centímetros. Se não estiver usando uma mistura já preparada, acrescente a farinha, a goma xantana, o vinagre de sidra, o bicarbonato de sódio e o sal em uma tigela; misture bem com uma batedeira em velocidade baixa. Bata as bananas separadamente em uma tigela grande; depois, acrescente todos os ingredientes, exceto as gotas de chocolate, às bananas e bata em velocidade baixa por um minuto.

Coloque as gotas de chocolate e despeje a mistura uniformemente nas fôrmas. Asse por cerca de 50 a 60 minutos ou até que um palito de madeira espetado no pão saia limpo. Deixe esfriar por dez minutos e, depois, retire das fôrmas para esfriar completamente. Se você está fazendo *muffins*, leve ao forno por 20 minutos, testando o cozimento com um palito de madeira. Rende dois pães ou 12 *muffins*.

Enfrentando mais desafios com o glúten

Dr. Fasano: Com base na história de Shelley, parece que tudo é muito fácil e simples. O problema foi identificado, a solução foi implementada e o retorno do investimento veio não apenas com a resolução da doença celíaca de Danielle, mas também da sensibilidade ao glúten de Shelley e Alexis. Então, fazer com que a casa inteira adotasse uma dieta sem glúten (com exceção dos produtos de Rich) não foi um empreendimento tão complicado, afinal de contas.

Espere um minuto... não tão rápido!

Shelley Gannon: Mesmo tendo as coisas sob controle em casa, às vezes pode ser difícil quando estamos na estrada. E, é claro, ainda sentimos falta de algumas coisas. Quando saímos para comer em um restaurante, ainda sentimos falta de pegar a cesta de pães. Embora os pães estejam ficando cada vez melhores, é difícil reproduzir a textura macia, úmida e com glúten. Sair para comer quando Danielle era pequena era bem difícil. Eu tinha de conversar com o gerente do restaurante com antecedência e me preocupava constantemente com a contaminação cruzada.

Isso ainda é uma grande preocupação se estamos viajando ou comendo fora, mas é muito mais fácil agora com opções saborosas sem glúten em muitos restaurantes. Além disso, com aplicativos de celular e mensagens de texto, posso procurar cardápios e opções sem glúten e compartilhá-los com as garotas enquanto elas estão fora acampando ou viajando.

Nossa vida é tão agitada que agora o desafio é embalar a comida para levar para o carro. Com as atividades das garotas, às vezes é lá onde elas precisam fazer suas refeições. Fica cada vez mais difícil fazer uma refeição sentada com elas estudando no ensino médio, mas ainda fazemos disso uma prioridade sempre que possível. Quando não conseguimos, tento propiciar um momento de qualidade para elas, enquanto estamos indo de um lugar para outro. E, às vezes, é quando ocorre uma exposição acidental ao glúten – se eu estou apressada e acabo comprando alguma coisa da qual não tenho certeza. Aplicativos de celular e pesquisas na internet sobre a dieta sem glúten podem ajudar com isso também.

Da nossa família para a sua

Dr. Fasano: Com base no que Shelley compartilhou conosco até agora, fica bastante evidente que estamos lidando com uma especialista do mundo sem glúten. Assim como Shelley aprendeu com a experiência de outra mãe de uma criança com doença celíaca no começo de sua jornada, ela compartilha suas palavras de sabedoria com outros pais e familiares.

Shelley Gannon: A primeira coisa que tenho a lhe dizer é que ouça sua intuição. Você é o pai/mãe e conhece seu bebê ou sua criança. Você sabe quando algo não está certo. Com os bebês, você tem de prestar atenção ao número de fraldas que eles estão usando, à quantidade de líquido que estão ingerindo e ao seu estado de ânimo.

Você também precisa saber o que eles podem ter colocado na boca, o que representa uma informação crucial para uma criança com doença celíaca. E seus sintomas e comportamentos podem não ser causados por uma reação ao glúten; pode ser outra alergia alimentar ou alguma coisa totalmente diferente. Mas, se você suspeitar de doença celíaca ou uma reação ao glúten, faça com que toda a sua família seja examinada.

A segunda coisa é não deixar um médico ou profissional da saúde ignorá-lo. Lembre-se de que perguntar nunca é demais. Se você encontrar resistência, contorne a situação e nunca deixe de defender seu filho. Existem muito mais opções sem glúten disponíveis atualmente, além de uma conscientização maior sobre a doença celíaca e a sensibilidade ao glúten. Está muito mais fácil na escola e nos eventos sociais do que costumava ser.

Meu terceiro conselho é se juntar a um grupo de apoio. É inestimável ter a ajuda de pessoas que estão enfrentando os mesmos problemas que você. Não tenho certeza do que eu teria feito sem as mães do grupo de apoio R.O.C.K. Então, depois que você compreender bem a dieta e todo mundo estiver saudável, participe do Center for Celiac Disease. Ajude participando da caminhada anual de nosso centro para arrecadar fundos para a conscientização e a pesquisa sobre a doença celíaca e outros distúrbios relacionados ao glúten.

Dessa forma, você pode trazer esperança para outras famílias que enfrentam os mesmos desafios pelos quais passamos. Temos tido muita sorte. Apesar de ter demorado um tempo para Danielle ser diagnosticada, ela se recuperou completamente. Outras famílias não têm tanta sorte, e crianças e adultos podem sofrer desnecessariamente por anos com uma doença celíaca mal diagnosticada ou não diagnosticada.

A última coisa que eu quero enfatizar é quanto é importante manter uma atitude positiva. Apesar de ter sido muito complicado nos primeiros anos, nunca achei que deixar de ingerir glúten fosse uma dificuldade. Em vez disso, conforme fui aprendendo mais sobre todas as opções incríveis – e saudáveis –, comecei a observar isso como uma oportunidade para melhorar a saúde de nossa família.

Agora, consideramos uma aventura comer um alimento delicioso sem glúten – e estamos felizes em compartilhar essa aventura com outras pessoas ao longo do caminho.

Dr. Fasano: Acredito que, ao debater o estilo de vida familiar, eu não conseguiria fazer tanto jus ao tema quanto Shelley conseguiu fazer de maneira tão eloquente. Sua filha Danielle, agora uma estudante do ensino médio em Minnesota, também já percorreu um longo caminho desde seus primeiros experimentos na cozinha. O estilo de vida sem glúten é tão natural para ela quanto respirar, e ela está sempre feliz em poder compartilhar isso com seus familiares e novos amigos.

Um tempo na cozinha
Por Danielle Gannon

Minhas comidas favoritas

Eu tenho muitas comidas favoritas. De lanche, eu costumava adorar o salgadinho Fritos, mas atualmente gosto de pipoca – e de sanduíche de manteiga de amendoim e geleia em um pão sem glúten com uvas de acompanhamento. E, é claro, eu gosto de pizza.

Minha mãe sempre me deixou cozinhar, mesmo quando eu era pequena. Agora, faço minha própria massa de pizza. Gosto de misturá-la e abri-la, deixando-a bem fina. Já comemos muitas pizzas sem glúten em lugares diferentes, mas minha mãe diz que minha massa é a melhor que ela já experimentou.

Nossa família gosta de comida mexicana e italiana. Quando morávamos na Califórnia, comíamos muita comida mexicana. Um de meus alimentos favoritos é simplesmente tortilha de milho esquentada em uma frigideira na grelha ou no fogão, com recheio de queijo derretido; ou você pode colocar frango, cebola, azeitona e molho de pimenta – o que você quiser!

Os alimentos que mais gosto de cozinhar

Gosto de preparar alimentos como *muffins*, bolos e *cupcakes* – e de decorar os *cupcakes*. Dois dos meus programas de culinária favoritos são Cake Boss e Ace of Cakes. Sempre tentamos fazer experiências com receitas comuns de alimentos como *scones* e *cookies* para transformá-los em sem glúten. Às vezes, é preciso um tempo até deixá-los perfeitos usando ingredientes sem glúten. Minha mãe tem uma receita realmente boa de pão de banana sem glúten (ver anteriormente).

Adoro sobremesas e doces, e gosto de fazer biscoitos *puppy chow* para meus amigos.

Biscoitos *puppy chow* de Danielle

Ingredientes:
- 4 colheres de sopa de manteiga
- ½ xícara de manteiga de amendoim cremosa
- ¾ de xícara de gotas de chocolate meio amargo
- 2 xícaras de cereal de arroz
- ½ xícara de açúcar de confeiteiro (adicione mais se necessário para cobrir)

Derreta a manteiga, a manteiga de amendoim e as gotas de chocolate em uma tigela de vidro no forno de micro-ondas. Derreta por 30 segundos e mexa bem. Isso pode ser complicado, dependendo da potência de seu forno de micro-ondas; portanto, fique atento. Adicione o açúcar de confeiteiro à mistura derretida e mexa. Coloque o cereal de arroz na mistura derretida e mexa delicadamente. Uso uma colher de pau para colocar os biscoitos *puppy chow* em um filme plástico.

Como me alimento na escola

Mesmo quando eu era pequena, sabia o que podia ou não comer. A maioria dos alunos em minha escola leva lanches; portanto, ficar longe do glúten na escola é muito fácil. Além disso, minha mãe me levou à escola no primeiro dia e contou a todos sobre minha doença celíaca. Isso realmente não é uma grande coisa para mim. Todo mundo tem de lidar com algo, como a intolerância à lactose, uma dificuldade de aprendizagem ou algo do tipo – no meu caso, eu tenho doença celíaca.

Uma de minhas grandes amigas na escola tem doença celíaca. Nós duas levamos nossos lanches e também saímos para comer juntas. É muito bom ela poder ir até minha casa e comer qualquer coisa que quiser. Quando ela chegou à escola, eu a ajudei a se acostumar com coisas como o refeitório e a fila do lanche. Um repórter do noticiário local foi até a nossa escola e fez uma reportagem sobre nós.

Comidas simples ou sofisticadas?

Uma das melhores refeições que já comi foi no MGM Grand Hotel & Casino, em Las Vegas. Ela era muito simples, mas realmente deliciosa. O *chef* apareceu e conversou conosco sobre o que ele podia fazer sem glúten. Comemos hambúrguer de angus caseiro e batata frita caseira com *ketchup* caseiro, e, em seguida, um *sorbet* como sobremesa, e era tudo sem glúten. Uma delícia!

Então, acho que gosto de coisas bem simples, como uma salada com frango grelhado para o almoço. Mas às vezes, quando cozinho, gosto de preparar comidas sofisticadas. Um ano, quando meu pai estava no Pro Bowl, comemos um maravilhoso suflê de chocolate no Havaí (veja a receita anteriormente). Minha vizinha e eu nos divertimos muito tentando descobrir como prepará-lo. Você tem de fazer a massa no dia anterior e se certificar de que tudo esteja certo antes de assá-lo – verificando a temperatura do forno e o *timer* de cozinha. Eu tive de fazer esse bolo algumas vezes até acertar. Agora nós amamos prepará-lo para ocasiões especiais.

Olhando para o futuro

Bem, eu realmente gosto de cozinhar. Adoro as culinárias francesa e italiana, e gosto de ver Emeril e *Barefoot Contessa*. Toda a nossa família vê Gordon Ramsay e *Hell's Kitchen*. Talvez eu tente descobrir para onde o interesse pela culinária pode me levar. Mas realmente gosto de ciências também – sobretudo de biologia. Acho que vou esperar para ver o que irá acontecer!

Capítulo 13

Seguindo uma Dieta Sem Glúten Durante a Faculdade

"Nunca deixe seu pão e sua manteiga."
Provérbio inglês

Siga o conselho dos especialistas

Embora eu pudesse escolher entre muitas pessoas e famílias, sabia desde o começo da ideia deste livro quem seria a melhor pessoa para ajudar a nos orientar sobre a dieta sem glúten durante os anos da faculdade. Uma grande amiga e ex-colega da Universidade de Maryland, a dra. Mary McKenna, é uma das principais pesquisadoras do mundo sobre lesão no cérebro em desenvolvimento. Ela também tem um conhecimento direto sobre a doença celíaca.

Nutricionista licenciada, Mary compartilha a doença com seu filho, John Mink, que se formou recentemente na faculdade. Eles também são meus pacientes. Em muitas ocasiões, discutimos os desafios de viver sem glúten durante a faculdade.

Com a orientação de sua mãe e a ajuda de outras pessoas, John seguiu seu caminho com segurança em uma dieta sem glúten em duas faculdades diferentes. Mãe e filho aprenderam – algumas vezes da maneira mais difícil – como tirar o máximo proveito da experiência de comer na faculdade mantendo-se em uma dieta sem glúten. Neste capítulo, eles compartilham conselhos sobre como planejar suas visitas às faculdades, como interagir com os funcionários do serviço de alimentação e como avaliar os serviços de alimentação em cada faculdade ou universidade que você visita.

Entrar em contato com vários *campi* – com frequência e antecedência – é um dos segredos para ter uma experiência sem glúten bem-sucedida na faculdade. Mary e John fornecem informações detalhadas sobre quais departamentos você pode precisar contatar, inclusive os serviços de saúde aos alunos, os serviços de acomodações especiais, o alojamento, entre outros. Eles compartilham experiências únicas para um aluno em transferência e discutem os prós e os contras de morar em um dormitório ou em um apartamento.

Desde que John se formou na faculdade, existe um movimento positivo em direção à melhoria das condições nos refeitórios das faculdades e universidades, impulsionado pela demanda e também pela legislação recente. Em 2012, a Lesley University, em Cambridge, Massachusetts, enfrentou uma ação judicial interposta por vários alunos sobre a falta de opções sem glúten e as condições de segurança dos alimentos para os alunos com alergias alimentares no refeitório. A universidade chegou a um acordo fora dos tribunais com o Departamento de Justiça, em uma decisão passada pela lei Americans with Disabilities Act (ADA). Conforme discutido no Capítulo 11, essa lei proíbe a discriminação contra pessoas com deficiências pelas instituições públicas, inclusive faculdades e universidades, "em sua apreciação plena e igual dos bens, serviços e instalações".

Desde o famoso frango ensopado sem glúten a amêndoas torradas (sopas a nozes), essa dupla de mãe e filho fornece uma ampla lista de alimentos e suprimentos para levar para a faculdade, assim como livros úteis, sites, links de serviços de alimentação nas faculdades e alguns ótimos aplicativos para download. Ao seguir a orientação de Mary e John, o estudante universitário em sua família pode se concentrar em aprender e se divertir na faculdade, enquanto a mãe e o pai podem ficar um pouco mais tranquilos em relação ao filho comer com segurança em um novo ambiente.

Suas ideias são poderosas, e suas experiências próprias são únicas, por isso lhes pedi para compartilhar essas experiências com você neste livro.

Os anos da faculdade

Pela dra. Mary C. McKenna e John M. Mink

Estudando com segurança

Ir para a faculdade ou universidade deve ser um momento emocionante de ampliar os horizontes, no qual um aluno cresce pessoalmente, assim como intelectual e socialmente. O objetivo mais importante é encontrar a faculdade ou universidade com excelentes programas acadêmicos em sua área de interesse e o tipo de ambiente de *campus* apropriado a você. Depois dessa decisão, é hora de enfrentar a parte sem glúten da equação acadêmica.

Como John pode confirmar, uma pessoa com doença celíaca pode estudar em qualquer faculdade ou universidade e, dependendo do ambiente, com pouco ou muito esforço, comer de forma segura. A cada dia, está ficando mais fácil comer refeições sem glúten saudáveis nos *campi* norte-americanos. Porém, fazer sua lição de casa sem glúten com antecedência fará uma enorme diferença em sua adaptação e na paz de espírito de seus pais.

Planejar com antecedência é a chave para conseguir encontrar uma faculdade e ter uma alimentação sem glúten segura na faculdade ou universidade que você finalmente escolheu. Além do departamento de orientação do ensino médio, muitos sites e livros fornecem um aconselhamento sobre o processo de seleção.

Algumas faculdades e universidades apresentam uma lista de alimentos sem glúten e outras opções em seus sites, oferecendo alternativas sem glúten, vegetarianas, veganas e sem lactose em seus cardápios. Com grandes publicações na mídia, como o *The Wall Street Journal*, escrevendo sobre as opções de refeições nas faculdades, a lista tem realmente crescido. A internet é um excelente recurso inicial para determinar o "clima sem glúten" no *campus*, mas a melhor coisa é visitar o refeitório sem um aviso prévio. Quando você selecionar sua opção de faculdade, estará pronto para sua primeira visita a um *campus*.

Passos que devem ser seguidos antes de escolher sua faculdade

Esse é um momento muito emocionante para você e sua família. Mas lembre-se de quanto é importante entrar em contato antecipadamente com os departamentos de serviços aos alunos para garantir que suas necessidades sejam atendidas. E, quanto mais cedo você entrar em ação a respeito da dieta sem glúten, mais fácil será sua transição.

Mas, primeiramente, alguns avisos para os pais: não esperem que o departamento de acomodações saiba da necessidade de uma dieta sem glúten de seu filho. Por causa das regulamentações da HIPPA, o serviço de saúde dos alunos não pode compartilhar informações médicas sobre o aluno com o departamento de acomodações, o departamento de deficiências e os serviços de alimentação. É preciso que você e seu filho verifiquem se esses departamentos estão cientes de suas necessidades.

- Envie um e-mail para os serviços de alimentação avisando que você estará presente. Diga a eles as datas exatas (uma visita noturna ou orientação, etc.). Agradeça-os com antecedência pela ajuda com suas necessidades.
- Envie, para o serviço de saúde aos alunos, formulários com informações sobre a doença celíaca e uma lista de todos os medicamentos sem glúten que você toma. Inclua informações de seu médico, com a documentação da doença celíaca ou da intolerância ao glúten.
- Forneça suas informações ao departamento para os alunos com deficiência. Esse departamento pode ajudar a facilitar as questões e garantir que as adaptações sejam feitas.
- Certifique-se de enviar seu formulário de acomodação com antecedência – isso é muito importante! Se você pode escolher dormitórios em um *campus* grande, escolha um dormitório perto de um refeitório específico, se necessário. Alguns refeitórios podem ser mais bem equipados para lidar com necessidades alimentares especiais, ou alguns alimentos sem glúten podem ser armazenados em um refeitório específico.
- Prepare-se para lidar com muitos departamentos e pessoas diferentes na faculdade ou universidade, inclusive serviços de alimentação, serviços de saúde, departamento de deficiência, alojamento, coordenador de visitas de estudantes, fornecimento de alimentos, orientadores de alunos, conselheiros e o assistente residente no dormitório (pense nas festas com pizza, sorvetes, etc.). Seja paciente e educado, mas firme e insistente sobre suas necessidades.
- Documente toda a sua correspondência. Envie um e-mail de acompanhamento após as conversas telefônicas, para garantir que todos tenham conhecimento.

- Envie tanto uma cópia impressa quanto um PDF listando seus alimentos e medicamentos sem glúten para o departamento de serviços de saúde.
- Algumas instituições podem solicitar um "plano 504" para ser arquivado com o departamento de serviços de saúde. Para preencher os requisitos de um plano 504 (ver Capítulo 11), o aluno precisa de uma carta do médico confirmando o diagnóstico de doença celíaca ou outro distúrbio relacionado ao glúten. Um plano 504 descreve especificamente o que a faculdade ou universidade deve fazer para adaptar as necessidades alimentares médicas do aluno.
- Não aceite algo que irá criar um problema (por exemplo, uma acomodação fora do *campus* para estudantes transferidos). Esteja preparado para explicar diversas vezes para as pessoas com as quais você está lidando até que entendam a natureza do problema.
- Faça uma pergunta ao Celiac List Serv (<celiac@listserv.icors.org>) para obter um retorno sobre a comida em sua faculdade.
- Faça amizade com o pessoal dos serviços de alimentação e sempre agradeça.

Verificando as opções sem glúten

Você precisa saber se alimentos seguros, saudáveis e sem glúten estão disponíveis nas faculdades que você escolheu visitar – algo que pode não ser tão fácil quanto parece. Encontrar os membros da equipe de serviços de alimentação e avaliar o estado atual e futuro das refeições sem glúten no *campus* deve ser uma parte integrante de cada visita de *campus*.

Se você estiver realmente interessado em uma faculdade em especial, descubra se conseguir alimentos sem glúten será um problema nela. O apoio e a disposição da equipe de serviços de alimentação em fornecer opções de alimentos sem glúten podem influenciar sua decisão sobre essa faculdade em especial. Não deixe de pesquisar!

É uma boa ideia ir até a faculdade durante uma visita comum de dia ou em um programa específico para essa finalidade. Esses programas estruturados normalmente têm refeições; portanto, inscreva-se e solicite sua refeição sem glúten com antecedência, se possível. Você pode tentar fazer isso para ver que tipo de retorno recebe em resposta à sua solicitação. Se a faculdade não conseguir adaptar sua solicitação de um alimento sem glúten, esse pode ser o primeiro alerta.

No entanto, isso pode não ser um empecilho, pois existem dois pontos importantes a ser considerados: 1) você avisou adequadamente que necessita de uma refeição especial? Fazer a preparação para um dia de visitas é complicado; você precisa solicitar uma refeição especial com pelo menos uma semana de antecedência; 2) as refeições para os eventos de visitação muitas vezes são servidas e preparadas pelos serviços de refeições comuns. Certifique-se de perguntar sobre isso, pois pode ser necessário conversar com esse departamento durante sua visita. Além disso, lembre-se de verificar com quem preparou sua refeição para ter certeza de que é realmente sem glúten.

Durante sua visita, tente comer no refeitório. Isso é especialmente importante se forem servidas refeições durante sua visita nesse período. O refeitório é onde o aluno comerá todos os dias, e a qualidade da comida é importante. Combine com antecedência uma visita ao diretor dos serviços de alimentação, a um nutricionista e aos funcionários dos serviços de alimentação que terão contato com seu filho diariamente. Agradeça-lhes pela ajuda, e lembre-se de enviar um e-mail de acompanhamento agradecendo-lhes por servirem uma refeição sem glúten durante sua visita.

Comer no refeitório

Para as pessoas com distúrbios relacionados ao glúten, comer com segurança significa atentar para os mínimos detalhes de armazenamento, preparação de alimentos e nomes de marcas. Você e seu filho devem estar preparados para fazer o que for necessário para ter certeza de que ele está se alimentando de forma segura.

Descubra quantos refeitórios a faculdade possui e quais oferecem alimentos sem glúten. Parece uma questão simples, mas é realmente importante. Você não irá querer ficar em um dormitório que seja muito longe de onde você e seus amigos comem.

Se necessário, quando for solicitar sua acomodação, peça dormitórios específicos perto do refeitório. Isso pode ser classificado como uma "consideração especial" ou "acomodação com base em necessidades", o que provavelmente tem prioridade sobre as acomodações comuns. Isso é especialmente importante em *campi* grandes com acomodações limitadas.

Perguntas para os funcionários dos serviços de alimentação

1. Atualmente, quantos alunos, se houver, recebem alimentação sem glúten?
2. Que tipos de refeições eles servem aos alunos?
3. Eles têm um modelo de cardápio que você possa ver?
4. Peça para ver onde os alimentos sem glúten são mantidos e observe o seguinte:
   - Onde eles armazenam os produtos alimentícios especiais para os alunos com necessidades de alimentação sem glúten?
   - Verifique o armazenamento seco, frio e congelado. Os alunos podem ter acesso aos espaços de armazenamento?
   - Já ocorreu algum problema com o armazenamento dos alimentos? (por exemplo, os produtos já desapareceram ou foram contaminados?)
   - Como eles fornecem pães sem glúten? Os alunos podem pedir alimentos assados ou outros itens sem glúten?
   - Eles têm uma torradeira exclusiva para pães sem glúten em uma área segura, reservada para pães sem glúten?
   - Você precisa falar com uma pessoa específica na hora das refeições? Você precisa ligar com antecedência para solicitar refeições especiais?
   - Os alunos podem pedir pizza sem glúten? Eles precisam pedir um dia antes?
   - Que tipo de condimentos e molhos para salada eles usam?
   - Quais bebidas são normalmente servidas? Eles têm leite com lactase?
   - Peça para ver as marcas de produtos específicos (por exemplo, bacon, frios e outros produtos).
   - Quais tipos de ovos são usados, e eles são em pó ou pasteurizados?
   - Quem prepara os ovos e como as pessoas são treinadas em relação aos alimentos sem glúten e à prevenção da contaminação cruzada?
   - O que há no cardápio de sobremesas sem glúten? O sorvete é sem glúten? Verifique a estrutura para observar se há risco de contaminação cruzada. Por exemplo, é possível que outro aluno da faculdade use a concha do pote de massa de biscoito no sorvete de baunilha?

- Quais tipos de batatas chips, nachos e molhos picantes eles servem?
- Com qual frequência eles mudam os fornecedores de alimentos? (insista para que você seja avisado com antecedência se eles fizerem isso)
- O que eles preparariam para uma "refeição de emergência"?
- Você pode levar produtos específicos que gostaria de comer? (se eles disserem não, pergunte o motivo)
- O que eles preparam nos feriados ou nas refeições especiais? (no dia de retorno às aulas ou no final de semana em família, por exemplo)
- Existe um cardápio fixo (você escolhe a partir de sua lista de uma dúzia de itens) ou segue o cardápio comum? Se você quiser algo diferente do cardápio fixo, quanto tempo a comida irá demorar para ser preparada?)

Entendendo os planos de refeições

Nos Estados Unidos, a maioria das faculdades tem várias opções de plano de refeições que os alunos podem selecionar. Geralmente, elas são uma combinação de certo número de refeições no refeitório (por exemplo, de uma a três refeições por dia), além de uma quantia em dinheiro fixa para comer em outros lugares no *campus* (por exemplo, de 100 a 500 dólares). Muitas faculdades pedem que os alunos adquiram planos de refeições, especialmente durante o primeiro ano, mas esses planos são opcionais em algumas faculdades.

No começo, você tem de supor qual plano de refeições funcionará melhor para seu filho. É importante perguntar se ele pode mudar de opção se escolher o plano errado. Você muitas vezes pode alterar os planos nas primeiras semanas de um semestre, e a maioria das faculdades permite que os alunos mudem a cada semestre.

As perguntas específicas que devem ser feitas sobre as refeições e os planos de refeições incluem:

- Se você está em uma equipe esportiva ou em uma banda que se apresenta em outros lugares, etc., pergunte quais provisões são feitas para as refeições durante as viagens.
- Quais são as opções de refeições em uma fraternidade ou irmandade?
- Quais são as opções de refeições para os alunos em acomodações alternativas?

> Essa é uma questão muito importante, pois algumas acomodações alternativas podem ser em hotéis a vários quilômetros do *campus*. Você precisa determinar se os recursos dos serviços de alimentação, bem como a capacidade e a segurança do armazenamento de alimentos, são adequados na localidade da acomodação alternativa. Também é preciso considerar as complicações e os problemas adicionais ao ter de lidar com mais de um departamento de serviço de alimentação. Por exemplo, quando John foi transferido para uma grande universidade, tivemos de pedir e negociar por duas semanas que ele fosse instalado em um dormitório no *campus*.

Explore as opções de alimentação fora *do campus*

A maioria das faculdades tem vários tipos de lugares para comer além dos refeitórios tradicionais. Esses lugares podem incluir opções de *fast-food*, cafeterias e lojas (lojas de conveniência, livrarias, etc.). Dê uma olhada nesses lugares para ver quais opções de comida estão disponíveis. Você pode se surpreender. Encontramos vários tipos de refeições sem glúten congeladas em cada *campus* que John frequentou.

Veja quais outras opções de alimentos sem glúten estão perto do *campus*, ou onde os alunos podem comer algo além da comida oferecida no *campus*. Depois de quatro ou cinco anos comendo a mesma comida, seu filho precisará de uma pausa.

No *campus* ou fora dele?

Morar em um dormitório é uma grande parte da experiência na faculdade. Muitas faculdades e universidades exigem que os alunos do primeiro ano ou até mesmo todos os graduandos morem em acomodações no *campus*. Como as diferentes faculdades têm políticas distintas, temos sugestões a seguir sobre como avaliar a acomodação.

Faça uma visita aos dormitórios e verifique quais instalações de cozinha eles possuem e quais utensílios os alunos podem ter em seus quartos. É importante visitar vários dormitórios, pois as instalações de cozinha podem ser muito diferentes em prédios mais novos e mais antigos. Os dormitórios costumam ter uma cozinha com geladeira, fogão e micro-ondas. Os alunos geralmente podem ter pequenas geladeiras e micro-ondas em seus quartos do dormitório. Fornos elétricos não são permitidos nos quartos do dormitório porque representam um risco de incêndio.

Recomendamos que você compre uma geladeira pequena com um congelador separado para armazenar as pizzas e refeições congeladas. Uma geladeira maior (com aproximadamente 200 litros), com espaço para guardar pães, entre outros alimentos, pode ser uma opção melhor para seu quarto. Alguns *campi* têm um programa de aluguel. Se você está considerando alugar, verifique se as pequenas geladeiras disponíveis fornecem espaço suficiente no congelador para armazenar alguns alimentos sem glúten.

Comidas fáceis para comer no dormitório

Pratos congelados, pão de milho, bolo e misturas de *waffle* sem glúten podem ser preparados no micro-ondas; pipoca de micro-ondas sem glúten, queijos, frutas, cercais, leite e barras energéticas são outras opções comuns.

Lidar com a doença celíaca ou um distúrbio relacionado ao glúten é importante, mas seu objetivo geral é viver sua vida como um estudante universitário. Além de se alimentar, considere as experiências de vida que você terá em um dormitório se comparadas às experiências em um apartamento.

A vantagem de viver em um dormitório é que você provavelmente ficará mais perto do refeitório. A desvantagem é que os planos de refeições são muitas vezes obrigatórios, e você pode ter espaço de armazenamento limitado para os alimentos sem glúten em seu quarto do dormitório.

Morando em um apartamento, você terá mais controle sobre sua comida (sem contar os problemas com os colegas de quarto). A desvantagem é que você pode precisar dirigir um carro, andar de bicicleta ou usar o transporte público para ir até os mercados. Você também terá de instruir seus colegas de quarto sobre os riscos da contaminação cruzada.

Refeições boas levam tempo para ser preparadas. Planejar suas compras e cozinhar com antecedência ajudará a garantir uma alimentação sem glúten segura e nutritiva em seu apartamento. O Capítulo 8 tem dicas úteis sobre como fazer compras e determinar uma área separada sem glúten na cozinha.

Começando

Lembre-se de que, mesmo se um refeitório fornece alimentos sem glúten, alguns dos produtos podem ser diferentes do que você costuma comer. Provavelmente haverá alguns alimentos de que você não gosta. Descobrimos que foi útil levar um pacote inicial para facilitar a transição do refeitório e para dar aos funcionários do serviço de alimentação uma ideia do que você gosta de comer.

Levamos inicialmente os seguintes itens sem glúten: molho para salada, molho de pimenta, pão, *waffles*, xarope de bordo, *muffin* inglês, cereais matinais, barras de cereais, biscoitos e pizzas congeladas sem glúten. É muito importante colocar uma etiqueta em todos os seus recipientes e produtos alimentícios com seu nome, e escrever "alimento sem glúten".

Leve uma variedade de recipientes bons para o armazenamento, prendedores de embalagens e embalagens para sanduíche, assim os produtos abertos podem ser fechados de forma segura e protegidos de contaminação. Uma das faculdades que John frequentou lhe deu dois engradados para armazenamento, um para itens secos, e outro para itens armazenados no congelador.

Mantendo seu filho feliz e bem alimentado

Pais: verifiquem com seu filho a segurança e a qualidade dos alimentos, e se o serviço de alimentação está atendendo às suas necessidades. Se o aluno está tendo problemas com a comida, incentive-o a resolver quaisquer problemas de imediato. Ofereça ajuda se ele não conseguir resolver o problema sozinho. A falta de variedade pode ser um problema em algumas faculdades. E, se frango é a refeição-padrão no refeitório, sirva algo diferente de frango para seu filho na primeira visita de retorno para casa!

Envie pacotes com os alimentos sem glúten favoritos de seu filho e cartões de presente para restaurantes que têm cardápios sem glúten (por exemplo, Outback Steakhouse, P.F. Chang's, Uno Chicago Grill, entre outros). Encontre um ótimo restaurante para comemorar o aniversário de seu filho e ir durante suas visitas. Obtenha recomendações de outros pais, alunos e pessoas que você conheceu no *campus*.

Um *smartphone* pode ajudá-lo a se manter na dieta sem glúten. Algumas faculdades possuem grandes lojas, como Whole Foods, Trader Joe's, Wegmans ou Giant Food, com muitas opções sem glúten e produtos sem glúten de marcas de supermercados. Em outras lojas, um aplicativo de *smartphone* pode escanear o código de barras e determinar se o produto é sem glúten, tornando as compras muito mais fáceis (ver o Apêndice no final do livro para uma seleção de aplicativos úteis).

A faculdade pode ser um dos momentos mais maravilhosos e emocionantes na vida de um jovem. Procure faculdades e universidades que se encaixam em seu perfil pessoal – acadêmico, social, geográfico e outras áreas de interesse – e, em seguida, descubra quão bem eles irão alimentá-lo. Está ficando mais fácil a cada dia obter refeições sem glúten em quase todos os lugares.

Conforme a conscientização continuar aumentando e a rotulagem for aprimorada, isso se tornará ainda mais fácil. Procure novos aplicativos de *smartphone* com frequência para encontrar produtos e lugares que tornam sua vida mais fácil e agradável. Se você fizer sua lição de casa antes de ir para a faculdade, isso irá facilitar sua transição e ajudar a garantir seu sucesso.

Capítulo 14

O Glúten na Terceira Idade

"A velhice não é feita para covardes."
Bette Davis

A doença celíaca atinge todas as idades

Nós percorremos a linha do tempo do desenvolvimento da doença celíaca, desde a fase pré-natal até a idade adulta, e guardamos o melhor para o fim – a terceira idade. Conforme mencionado anteriormente, durante minha formação na escola de medicina, era um dogma indiscutível que a doença celíaca era uma condição pediátrica. Agora, aprendemos mais sobre os mecanismos envolvidos no surgimento da doença e diagnosticamos pessoas em todas as fases da vida. É muito evidente que não existe uma idade poupada por essa condição.

No entanto, como mencionamos no início desta parte, nosso conhecimento atual indica que a doença celíaca pode realmente começar em qualquer idade. Portanto, você pode ser um idoso com doença celíaca, ou porque você foi diagnosticado quando era criança ou porque desenvolveu a doença quando mais velho.

Salvando vidas com bananas

Como gastroenterologista pediátrico, tenho muito respeito pela mais simples das frutas – a banana. Como todas as pessoas que cuidam de crianças pequenas sabem, fatias de banana, banana amassada ou purê de banana são todos alimentos que você quase sempre pode fazer um criança comer quando ela não está conseguindo ingerir nada.

A banana é o primeiro alimento na conhecida dieta BRAT, constituída de banana, arroz, purê de maçã e torrada (em inglês, *banana, rice, applesauce* e *toast*), que costumava ser um recurso vital utilizado pelos pediatras. Embora a dieta BRAT não seja tão popular quanto era para os pediatras – e a torrada seja um alimento proibido para as pessoas em uma dieta sem glúten –, a simples banana continua sendo um ingrediente básico tanto na dieta sem glúten quanto na dieta para se recuperar de distúrbios digestivos.

Associadas à história da doença celíaca, as bananas foram usadas muito antes de Willem-Karel Dicke ter identificado o glúten como o alimento causador do desenvolvimento da doença celíaca. Na época em que a doença celíaca era considerada apenas uma doença da infância, as bananas foram, por vezes, o único alimento dado aos bebês na esperança de salvar as vidas de algumas dessas crianças extremamente doentes.

Como estudante de medicina na Universidade de Nápoles, aprendi sobre o dr. Sidney Haas e a "dieta da banana" que ele desenvolveu na década de 1920 para tratar as crianças em seu consultório pediátrico na cidade de Nova York (ver Capítulo 1). Seu ensaio "The value of the banana in the treatment of celiac disease", publicado em 1924, listou os seguintes alimentos permitidos para uma criança com doença celíaca: leite com albumina, queijo tipo *cottage*, bananas (quantas a criança quisesse comer: de quatro a oito por dia), laranjas, legumes, gelatina e carne.

Curiosamente, a dieta também excluía pães, bolachas salgadas, batatas e todos os cereais. O tratamento bem sucedido que o dr. Haas aplicou a oito crianças e a publicação de seu ensaio fizeram com que a dieta ganhasse uma grande popularidade no tratamento de crianças diagnosticadas com a doença celíaca.

Enquanto eu estava aprendendo sobre o famoso tratamento que, sem dúvida, salvou a vida de muitas crianças, mal suspeitava de que em breve iria conhecer um dos "bebês de banana", como ficaram conhecidas essas crianças que sobreviveram à doença celíaca. Alguns desses indivíduos resistentes ainda estão vivos até hoje, apesar de muitos deles terem passado anos em uma dieta comum.

Naquela época, acreditava-se que a doença celíaca era um problema temporário e as crianças afetadas iriam superá-lo ao longo do tempo. Agora sabemos que, uma vez diagnosticada, a doença celíaca é uma condição para o resto da vida. Além disso, sabemos que é um distúrbio cada vez mais diagnosticado entre os idosos.

Barbara Hudson e a Universidade de Maryland

Em 2006, quando celebramos o décimo aniversário do Center for Celiac Research, tive de escolher um porta-voz ideal para capturar a essência da missão de nosso centro em melhorar a qualidade de vida das pessoas

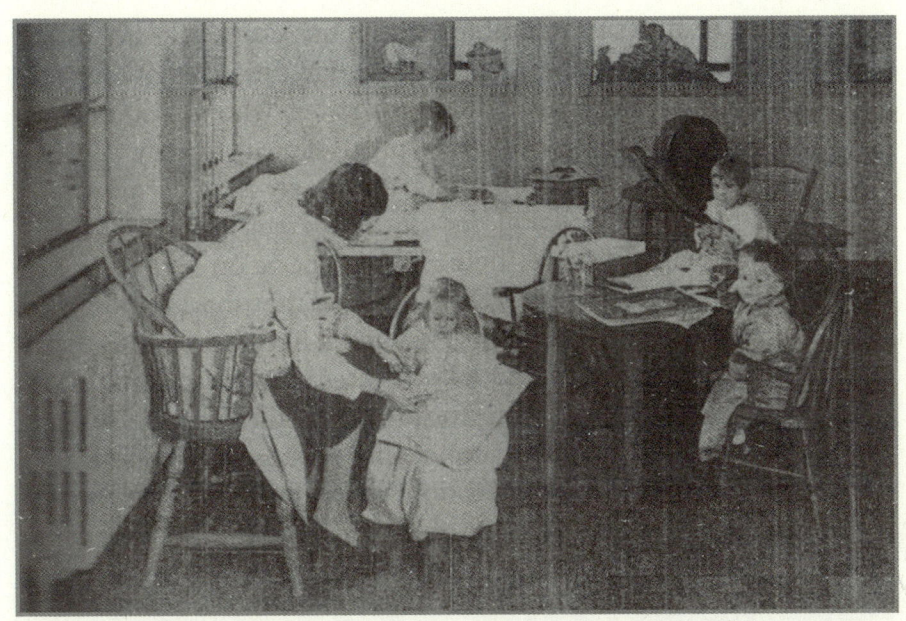

Barbara Hudson (a criança no centro) sendo tratada no hospital da Universidade de Maryland na década de 1930. (Cortesia do jornal *The Baltimore Sun*)

com distúrbios relacionados ao glúten. Eu não tinha dúvida de quem seria a candidata ideal. Em minha opinião, Barbara Hudson era o exemplo perfeito do longo caminho que o centro percorreu e das incríveis realizações que fizemos em um período de tempo tão curto.

Um dos primeiros "bebês de banana" que foi internado no hospital da Universidade de Maryland na década de 1930, Barbara é provavelmente um dos últimos sobreviventes dessa geração de bebês de banana. Quando ela foi até nosso centro para uma consulta, muitos anos depois, levou para mim uma página amarelada do boletim informativo do hospital da universidade. Nele estava relatada a história dessas crianças muito doentes, com sua foto mostrando uma criança de cabelos loiros sendo cuidada por uma enfermeira bondosa.

Um dos comentários mais marcantes que ela fez sobre o artigo era que a enfermeira, agora no final de seus 90 anos, vive na mesma casa de repouso onde a irmã de Barbara, que também sofre de doença celíaca, agora vive. No histórico clínico comum desses bebês de banana, eles estiverem extremamente doentes na infância, foram internados no hospital, alimentados com a dieta de banana e considerados "curados" da doença celíaca, retornaram a uma dieta comum e acabaram sendo novamente diagnosticados mais tarde. Percebi que compartilhar a história de Barbara, que segue essa trajetória, seria como fazer uma retrospectiva de 70 anos da história da doença celíaca nos Estados Unidos em poucos minutos.

Quando mencionei minha ideia para Barbara, achei que ela parecia muito nervosa com isso (eu estava enganado!). Eu disse que, se ela falasse de coração, faria um trabalho maravilhoso. E as pessoas ficariam fascinadas com o avanço da comunidade em relação àquela época. Aqui está a transcrição (ligeiramente adaptada com a permissão de Barbara) do discurso que ela fez em 2006 na sala de conferências do Davidge Hall, o edifício médico mais antigo ainda em uso contínuo para o ensino nos Estados Unidos, no *campus* da Escola de Medicina da Universidade de Maryland.

A história de um "bebê de banana" em Baltimore
Por Barbara Hudson

Eu pesava 3,685 quilos quando nasci no Dia dos Namorados, em 14 de fevereiro de 1936. De acordo com minha mãe, eu era um bebê muito saudável antes de ter sarampo, em abril de 1937. Eles achavam que o sarampo era o problema, porque, depois disso, parei de me "desenvolver", segundo a citação em meu livro de bebê.

Mas isso realmente coincidiu com o fato de que eu tinha passado a comer comida – esse era o verdadeiro problema. Nosso médico de família recomendou que meus pais me levassem a um pediatra em Baltimore. Em 4 de julho de 1937, meus pais me levaram ao Hospital Universitário em Baltimore, onde permaneci por dez dias. Porém, não tive melhoras. Em 21 de setembro de 1937, minha mãe me deixou no hospital novamente e disseram a ela para não ir me ver por seis semanas. Acho que eles não acreditavam que eu fosse sobreviver. Mas minha mãe acreditava. Ela disse que nunca teve dúvidas de que eu voltaria para casa.

Por fim, é claro, voltei para casa, mas não antes de 28 de junho de 1938. Acabei ficando no hospital por nove meses e uma semana. Uma de minhas primeiras lembranças é a de estar em um berço olhando através de uma janela para enfermeiras trabalhando em uma mesa do outro lado.

O dr. Loring Joslin foi meu pediatra, e ele diagnosticou meu problema como doença celíaca. Não sabemos como ele fez isso naquela época. Minha dieta se tornou bananas assadas e leite de manteiga búlgaro, que eu acho que também continha farinha de banana desidratada. Havia outro menino no hospital na mesma época em que eu estava lá. Eles nos chamavam de "bebês de banana".

No obituário do dr. Joslin, em 1958, no jornal *The Baltimore Sun*, ele foi creditado como o primeiro médico a mostrar o "valor da pectina e da farinha de banana desidratada no tratamento da diarreia em bebês e crianças". Vivi de bananas assadas e leite de manteiga búlgaro por dois ou três anos. Naquele tempo, era difícil achar bananas, vivendo a mais de 30 quilômetros ao norte da cidade. Um amigo ou membro da família tinha de ir a Baltimore para comprar o fornecimento semanal de 21 bananas.

Minha mãe disse que a comida parecia ser tão ruim que ela nunca teve vontade de experimentá-la, e eu certamente não me lembro de como era seu gosto. Disseram à minha mãe que eu teria superado essa condição; portanto, outros alimentos foram gradualmente adicionados à minha dieta, e eu parecia conseguir tolerá-los. Os laticínios foram as últimas coisas a ser adicionadas, e pude finalmente tomar sorvete quando tinha 6 anos de idade. Isso foi um verdadeiro marco!

Durante o ensino fundamental e o ensino médio, tive diarreia muitas vezes, mas ninguém associava essa condição à doença celíaca. Em vez disso, eu achava que estava curada da doença celíaca, porque eles tinham dito que eu a teria superado. Depois da faculdade, casei-me. Dei aula no jardim de infância. Tive quatro filhos, e não tive problemas durante as gestações. Mas, em 1963, no hospital da Universidade de Michigan, em Ann Arbor, Michigan, fui diagnosticada com dermatite herpetiforme.

Naquela época, foram usados remédios para controlá-la, não dieta. E nenhum dos médicos fez a conexão com a doença celíaca. Na vida adulta, voltei a ter diarreia e, em 1968, tive diarreia por dois meses. Novamente, os médicos não fizeram nenhuma conexão com meu histórico inicial de doença celíaca. Eu nunca conseguia ficar longe de um banheiro por mais de dez minutos. Minha irmã fez todas as minhas compras de Natal naquele ano, porque eu não podia sair de casa por muito tempo. Sem respostas, os médicos disseram que meu problema era provavelmente "nervoso".

Em 1984, quando eu morava em Connecticut, fiz um exame, e minha médica disse que eu estava muito anêmica. Eu disse: "Estive anêmica durante toda a minha vida". E então ela disse: "Realmente, suas células sanguíneas têm uma aparência muito estranha também". Então ela me encaminhou a um gastroenterologista. Ele pediu meu histórico médico. Forneci todo o meu histórico médico, e ele disse: "Você não poderia ter doença celíaca, o exame para detectar a doença não tinha sido inventado antes da década de 1970!".

Ele fez uma biópsia. E, como esperado, foi constatado que eu tinha doença celíaca. As vilosidades em meu intestino delgado estavam muito achatadas. Nunca mais voltei a me consultar com esse médico. Mais tarde, depois disso, fiz uma biópsia de pele que indicou que eu também tinha dermatite herpetiforme. Então, depois de mais de 40 anos, fui diagnosticada novamente como celíaca e retomei uma dieta sem glúten, que tenho seguido desde então.

Minha pele se recuperou e meu trato gastrointestinal está muito melhor. Minha irmã foi diagnosticada com a doença celíaca em 1976, no Union Memorial Hospital, em Baltimore. Na época, minha mãe ficou aliviada por não ser câncer. Ela tinha certeza de que era câncer, porque minha irmã estava muito doente.

Naquela época, não era fácil para nenhuma de nós encontrar alimentos sem glúten. Ela vivia em Maryland, e eu morava em Connecticut. Nós nos falávamos pelo telefone o tempo todo, compartilhando nossas ideias sobre a variedade de alimentos que podíamos comer. Naquele tempo, não existiam grupos de apoio em Connecticut. Vivíamos no campo, onde servi como um grupo de apoio para outras pessoas com doença celíaca na vizinhança.

Uma noite, uma mulher chegou até minha casa chorando. Ela disse que sua filha de 8 anos tinha acabado de ser diagnosticada com a doença celíaca. Sua filha estava muito triste porque nunca mais poderia comer um biscoito Oreo. Eu disse: "Sim, isso é verdade. Ela nunca mais poderá comer outro biscoito Oreo, mas ela pode comer muitas outras coisas". E então conversamos sobre esses outros alimentos. Eu também disse: "Existem muitas doenças que são bem piores do que a doença celíaca". E, quando essa mãe saiu, ela tinha uma nova confiança sobre sua filha e a dieta sem glúten.

Atualmente é muito mais fácil se alimentar com uma dieta sem glúten. Existem produtos sem glúten em todos os supermercados ao redor. Mas eu ainda preparo boa parte de minhas refeições – especialmente sopas. É verdade que às vezes essa doença pode ser um verdadeiro incômodo. Tento sempre levar algo para comer quando vou ficar fora durante a hora das refeições – principalmente quando estou viajando. Por outro lado, já fiz viagens longas sem enfrentar quaisquer problemas relacionados à dieta.

Eu sei que, se você tiver doença celíaca, é possível ter uma vida boa. Estou mais saudável do que muitos de meus amigos da mesma idade. Meu marido por mais de 50 anos, meus quatro filhos e meus 12 netos sabem que eu tenho uma vida boa, apesar do começo em todos aqueles anos atrás como um bebê de banana em Baltimore.

Sopas de verdade para os celíacos
Por Margaret Flaherty, Sudlersville, Maryland

As sopas constituem uma refeição maravilhosamente restauradora em qualquer época do ano. Mas essas duas receitas sem glúten de Margaret Jane Flaherty (mãe de Susie Flaherty) são um verdadeiro deleite nos meses frios do inverno. Sirva com biscoitos salgados sem glúten, pão ou *muffins* de sua escolha.

Sopa de galinha com arroz de Margaret Jane

Ingredientes:
- 4 a 5 pedaços de frango (peito, coxa ou perna)
- 6 xícaras de caldo de galinha sem glúten (caseiro ou de alguma marca; com pouco sódio ou sem sódio)
- ½ cebola grande picada
- 2 cenouras grandes, descascadas e picadas
- 2 talos grandes de aipo picados
- 1 ½ xícara de arroz cru (o arroz arbório é uma boa opção)
- ½ colher de chá de tempero de frango ou sálvia
- sal e pimenta a gosto
- 1 colher de chá de açúcar
- 1 colher de chá de suco de limão
- 1 colher de sopa de manteiga (opcional)
- Salsa fresca

Coloque os pedaços de frango cru em uma panela grande e cubra com o caldo de galinha. Ferva e cozinhe em fogo brando até que a carne esteja pronta (cerca de 30 a 40 minutos). Retire o frango e deixe esfriar. Coe o caldo com uma peneira fina em um recipiente limpo e coloque-o na geladeira. Esfrie até a gordura subir e remova-a com uma colher. Retire a carne do frango, descarte a pele, os ossos e a cartilagem, e corte a carne em pedaços.

Coloque o caldo no fogão, adicione os legumes e temperos, e cozinhe em fogo médio apenas até ficar macio. Adicione o arroz, cubra e cozinhe em fogo brando até que o arroz esteja pronto. Adicione o açúcar, o suco de limão e os pedaços de frango, aquecendo bem. Ajuste os temperos a gosto. Se desejar, adicione a manteiga para dar mais sabor e decore com raminhos frescos de salsa antes de servir. Rende seis porções.

Sopa de ervilha com pernil de Margaret Jane

Ingredientes:
- pernil ou joelhos de porco (pergunte ao açougueiro se você tiver dúvida sobre qual comprar)
- 6 xícaras de caldo de galinha sem glúten (caseiro ou de alguma marca; com pouco sódio ou sem sódio)
- 1 cebola média picada
- 2 cenouras grandes, descascadas e picadas
- 2 talos grandes de aipo, descascados e picados
- 2 xícaras de ervilhas secas
- 1 folha de louro
- ½ colher de chá de tomilho seco
- ¼ de colher de chá de manjericão seco
- 1 colher de chá de açúcar
- sal e pimenta a gosto
- 1 colher de sopa de manteiga (opcional)
- tomilho fresco

> Cubra o pernil com o caldo de galinha, deixe ferver e cozinhe em fogo brando por 45 minutos a uma hora. Retire o pernil e coe o caldo com uma peneira fina em outro recipiente. Coloque o caldo na geladeira e deixe esfriar até que a gordura suba. Retire a gordura com uma colher, coloque o caldo no fogão e adicione as ervilhas. Ferva, abaixe o fogo e cozinhe as ervilhas por 45 minutos a uma hora, até elas ficarem macias.
>
> Enquanto estiver cozinhando as ervilhas, corte o pernil em pedaços pequenos, retirando a gordura e a cartilagem. Quando as ervilhas estiverem macias, adicione os legumes, os temperos e o açúcar, cozinhando até ficar macio. Adicione o pernil e corrija os temperos para aprimorar o sabor. Se desejar, adicione a manteiga. Decore com raminhos frescos de tomilho. Rende seis porções.

A pior consequência possível

A história de Barbara tem um final feliz. Infelizmente, existem muitas outras histórias não contadas que têm um resultado muito diferente. Essas pessoas não estão mais por perto para nos contar sobre suas experiências, mas me sinto obrigado a dar voz a uma dessas histórias.

Essa é a história de outra mulher. Vamos chamá-la de Helen, embora esse não seja seu nome verdadeiro. Assim como Barbara, ela desenvolveu a doença celíaca na infância e, posteriormente, disseram que ela havia superado essa condição. No final da década de 1970, sua mãe seguiu as instruções recomendadas pelo médico e colocou Helen de volta em uma dieta comum. Ela melhorou e teve uma vida adulta saudável. Ela se casou e deu à luz duas crianças sem problemas.

De repente, quando ela estava com seus quarenta e poucos anos, desenvolveu sintomas abdominais graves e foi conduzida de sua casa no campo para a sala de emergência do hospital de referência na Pensilvânia. Para o médico da sala de emergência, ficou imediatamente óbvio que Helen estava sofrendo de uma obstrução intestinal, o que significa que o intestino estava bloqueado para a passagem de alimentos e gás.

Esse é um dos cenários mais assustadores que um médico pode enfrentar, pois as consequências de tais condições podem ser devastadoras se não tratadas imediatamente. Ainda mais preocupante é o fato de que essas obstruções geralmente são causadas por condições graves, como tumores. Como previsto, Helen foi diagnosticada com linfoma intestinal, uma complicação extremamente rara e a mais grave que um paciente celíaco pode enfrentar. Essa condição é observada em adultos que têm doença celíaca não responsiva por mais de 20 a 30 anos.

Na época em que Helen foi internada, o linfoma intestinal tinha causado uma obstrução completa do intestino. Era tarde demais para intervir. No entanto, quando ela ficou sabendo do diagnóstico, pediu para ser transferida para nosso centro. Infelizmente, além de confirmar o diagnóstico feito originalmente por meus colegas na Pensilvânia, eu tinha pouco a fazer por Helen.

Passei horas ouvindo sua história e respondendo às suas diversas perguntas, inclusive seu maior medo de que tivesse desenvolvido o linfoma intestinal porque tinha sido exposta novamente ao glúten por muitos anos. É claro que, infelizmente, não havia nenhuma maneira de aliviar suas suspeitas dizendo que ela tinha desenvolvido linfoma intestinal por conta do "destino". Ainda não temos totalmente certeza do que teria, no final das contas, causado esse resultado infeliz, mesmo se uma predisposição genética específica parecesse ser um dos fatores.

Helen sabia que iria morrer. Ela me fez prometer que aquilo que tinha acontecido com ela nunca iria acontecer de novo – começando por sua família. Obviamente, examinei os membros de sua família e, como esperado, sua filha foi diagnosticada com a doença celíaca.

Helen estava aliviada pelo fato de que sua família estaria em boas mãos. Sua história me ensinou que as declarações de missões como a de nosso centro – de melhorar a qualidade de vida de pessoas com distúrbios relacionados ao glúten – não são palavras meramente abstratas, mas, para as pessoas de quem cuidamos e para suas famílias, elas realmente exemplificam o poder de cura que os profissionais da saúde têm o privilégio de possuir.

Desde que Helen faleceu, meus colegas e eu temos trabalhado intensamente para aumentar a conscientização sobre a doença celíaca e a importância de um diagnóstico rápido, de modo que os linfomas sejam detectados em um estágio inicial e histórias como a de Helen não aconteçam novamente. Eu sei que Helen ficaria contente com o incrível progresso que alcançamos, já que atualmente a doença celíaca, a sensibilidade ao glúten e a dieta sem glúten ganharam um reconhecimento muito maior por parte dos profissionais da saúde e da população geral. Outra história dramática de um paciente que foi diagnosticado com a doença celíaca aos 65 anos teve um resultado muito diferente.

A doença celíaca pode atingir qualquer idade

O auditor financeiro Tom Hopper é muito bom em controlar os números. Com o surgimento tardio da doença celíaca diagnosticada aos 65 anos de idade, Hopper agora é um especialista em cuidar de sua saúde em uma dieta sem glúten – e ele se sente melhor do que esteve por anos. Mas ele passou por meses de crises gastrointestinais agonizantes, vários atendimentos na sala de emergência, mais médicos do que ele se lembra (inclusive, pelo menos, sete gastroenterologistas) e uma evacuação de emergência no aeroporto Logan, em Boston, antes de sua saúde começar a melhorar. Pedi para Tom compartilhar sua história e suas dicas para seguir uma dieta sem glúten.

"Nem tudo é vírus"
Por Tom Hopper

"Não vou sair daqui até vocês descobrirem o que há de errado comigo." Essas foram minhas palavras para os médicos do Hospital Geral de Massachusetts, depois de eu ter permanecido lá por cinco dias. Era a segunda equipe de médicos que ainda não tinha respostas para a condição debilitante que havia prejudicado minha vida por quase seis meses.

Minhas crises – como eu as chamava – sempre começavam com câimbra nas pernas, logo depois eu começava a vomitar e, em seguida, a ter diarreia grave. Eu também tinha câimbras debilitantes nas pernas que faziam com que às vezes tivesse de segurar na parte superior da porta do banheiro. Horas depois, eu ficava exausto e esgotado com essa difícil experiência.

A primeira crise, em 25 de setembro de 2007, durou sete horas e me levou à sala de emergência do Howard County General Hospital (HCGH), no Condado de Howard, Maryland. Eles me reidrataram, verificaram se meus sinais vitais estavam de acordo e me mandaram para casa.

Em 3 de outubro, eu estava de volta à mesma sala de emergência com a mesma queixa. Dessa vez, eles me internaram por três dias e fizeram muitos exames, inclusive ressonâncias magnéticas e ultrassom. Os resultados do hospital indicaram uma possível "infecção viral sistêmica causando testes de função hepática anormais". Um ultrassom abdominal apresentou cálculos biliares que poderiam afetar o duto biliar, mas, além disso, tudo estava normal. Sem bloqueios. Eles não conseguiram encontrar nada realmente errado.

Porém, em 11 de outubro, tive outra série de crises e voltei para o HCGH por mais quatro dias. Fiz ressonâncias magnéticas novamente, exames de tomografia computadorizada, uma endoscopia gastrointestinal superior e uma colonoscopia. Os resultados do hospital indicaram uma melhora nas enzimas do fígado, mas um gastroenterologista escreveu: "Eu gostaria de descartar a doença celíaca, especialmente por causa das transaminases elevadas. A doença celíaca é associada a dores gastrointestinais e transaminases elevadas".

As transaminases são enzimas no fígado que – conforme esse médico experiente apontou – podem ficar elevadas se você tem doença celíaca. Por alguma razão desconhecida, a doença celíaca não foi verificada, para minha angústia posterior. Por fim, os gastroenterologistas informaram que os revestimentos da mucosa do esôfago e do cólon estavam normais. Três gastroenterologistas me examinaram.

(Nota do dr. Fasano: Quando Tom compartilhou essa informação comigo, fiquei intrigado com o fato de eles não terem encontrado nada de errado como resultado da endoscopia. No entanto, existe chance de que, se a pessoa que fez a endoscopia não tenha observado qualquer inflamação grande no intestino de Tom, ela decidiu não realizar uma biópsia. Às vezes, a lesão intestinal da doença celíaca pode ser caracterizada por um intestino que aparenta estar muito intacto, mas a biópsia revela uma mucosa intestinal totalmente lesionada. Portanto, a regra deveria ser que, se existe suspeita de doença celíaca, uma biópsia intestinal seja realizada independentemente de quão saudável o intestino aparente estar durante a endoscopia.)

Para um acompanhamento, os médicos do HCGH me encaminharam para um hematologista que confirmou, em 19 de outubro, que eu estava anêmico – uma condição que tinha conhecido havia anos. Ele disse: "Vamos apenas ficar de olho nisso".

Mais tarde naquele dezembro, consultei-me com um dos gastroenterologistas e, como resultado dessa consulta (depois de uma crise que consegui controlar), submeti-me a um exame de cápsula endoscópica. Engoli um comprimido eletrônico e usei um monitor por 24 horas. Não foram detectados resultados ou bloqueios anormais.

Mas, então, no dia 2 de fevereiro de 2008, tive uma crise e fui atendido novamente em uma sala de emergência. Mais uma vez, o diagnóstico foi de irritação viral do estômago e do trato intestinal. O médico da emergência disse para eu não comer manteiga de amendoim nem chocolate. Ele não conseguiu realmente me dar um motivo para eu não poder comer meus alimentos favoritos, mas disse que isso poderia ajudar.

Nesse período, minha esposa estava ficando muito frustrada porque ninguém conseguia descobrir o que estava acontecendo. Ela entrou em contato com o criador de uma prática médica especializada em doenças do aparelho digestivo, e consultei-me com ele em 6 de fevereiro. Ele recomendou que eu me submetesse a um procedimento chamado CPRE (colangiopancreatografia retrógrada endoscópica) com uma esfincterotomia. Tive outra crise no dia seguinte, e o médico da emergência concordou que eu deveria fazer uma CPRE.

Em uma CPRE, um tubo fino e flexível com uma câmera na extremidade passa pelo estômago e a parte superior do intestino delgado para abrir o duto biliar. O especialista disse que iria examinar a abertura do duto biliar e ampliá-la se necessário, raspando um pouco do músculo.

Fiz o procedimento ambulatorial em uma terça-feira, 26 de fevereiro de 2008. O cirurgião me visitou na sala de recuperação. Ele disse que tudo tinha corrido bem. Ele também me disse: "Você nunca mais precisará ir a outro médico pelo resto de sua vida".

Passando mal no aeroporto Logan

Após a CPRE, pensei que o pior já tinha passado, mas estava enganado – o pior ainda estava por vir. Comecei a comer alimentos macios e a voltar a uma dieta normal. Senti um pouco de náusea na quarta-feira, o que me disseram que poderia acontecer após o procedimento.

Nesse meio tempo, tive uma reunião de negócios fora da cidade marcada na sexta-feira, 29 de fevereiro, para entrevistar candidatos para minha empresa. Fui ao BWI (Aeroporto Internacional de Baltimore-Washington Thurgood Marshall) para um voo para Boston que sairia às 6h30. Comi um sanduíche de ovo e tomei um suco de laranja antes de entrar no avião.

Assim que embarquei no avião, as crises ocorreram novamente e comecei a vomitar. Eu estava no banheiro na hora de decolar. A comissária de bordo me pediu para eu sentar no meu lugar; eu estava usando o quarto saco de vômito quando pousamos. Assim como tinha acontecido com todas as minhas outras crises, a diarreia começou durante o vômito e as câimbras nas pernas continuaram. Eu estava no banheiro do avião depois que pousamos. Eles não podiam embarcar ninguém enquanto eu ainda estava no avião – nem mesmo os funcionários da limpeza poderiam entrar a bordo.

Tive uma pequena pausa e saí do avião. Mas passei uma hora e meia no banheiro do aeroporto Logan. Eu sabia que tinha um voo de volta para Baltimore às 00h30, e queria voltar para casa e buscar ajuda. Fui ver um agente da companhia aérea, mas eu estava tão fraco que não conseguia ficar em pé na fila.

Eu estava ajoelhado quando um representante da companhia aérea veio até mim e perguntou se eu precisava de assistência médica. A equipe de emergência do aeroporto chamou uma ambulância, e eu fui levado para o Hospital Geral de Massachusetts.

No hospital, as crises de vômito e a diarreia continuaram até eu vomitar uma bile verde. Eu sabia que isso aconteceria e, em seguida, a crise terminaria – da mesma forma como tinha acontecido todas as vezes quando fui para a sala de emergência do HCGH. Foi exatamente o mesmo padrão que aconteceu antes da CPRE.

Todo esse tempo, ninguém em meu escritório sabia o que estava acontecendo, e minha esposa também não sabia onde eu estava. Por fim, a empresa descobriu e fez minha esposa pegar um voo até Boston e providenciou que ela ficasse em um hotel por perto. Eles também providenciaram a ela o transporte para ir e voltar do hospital. Eles foram incríveis!

Procurando respostas no Hospital Geral de Massachusetts

Fui encaminhando para uma equipe de médicos e fiz exames de sangue para começar. Disse a eles que tinha acabado de fazer esse procedimento de CPRE, mas estava enfrentando os mesmos problemas que tinham começado seis meses antes. E, então, depois de cinco dias, meu caso foi intensificado. Enquanto isso, meus registros médicos haviam sido enviados por fax para o Hospital Geral de Massachusetts, e eu tinha recebido um novo médico de atenção primária.

Os médicos fizeram muitos testes e análises. Eles me reidrataram e me colocaram de volta em uma dieta comum. As crises começaram novamente, e passamos pela mesma coisa. Depois que a crise parou, eles me reidrataram e me colocaram de volta em uma dieta comum, e começou de novo.

Em certo ponto, um exame de medula óssea foi feito para medir a quantidade e a qualidade de minhas células sanguíneas. Mas, com esse padrão, os médicos começaram a entender que poderia ser algo na dieta que estava causando minhas crises. Ainda demorou um tempo para descobrirem o que era.

Naquele momento, eu já estava internado havia sete dias. Meu médico de atenção primária apareceu com alguns assistentes e começou a me fazer todas estas perguntas: mais alguém em sua família já teve problemas gastrointestinais? (meu avô paterno faleceu quando estava de férias no Maine em 1940, depois de ter algum tipo de bactéria gastrointestinal.) De onde são seus ancestrais? (o lado do meu pai era holandês; o lado da minha mãe era inglês.) Ele disse: "Ah, norte-europeu – isso é bom". E eu disse a ele que meu pai teve câncer de bexiga e de fígado.

Minha esposa ficou bastante intrigada e perguntou do que se tratava tudo aquilo. Ele disse: "Achamos que você pode ter uma coisa chamada doença celíaca". Ele começou a explicar sobre a condição e disse que eles queriam me examinar para ver se eu era suscetível à doença celíaca. Nesse meio tempo, eles me colocaram em uma dieta líquida.

Nesse ponto, eu lhe disse que não deixaria o hospital até eles me provarem que eu estava bem. Você provavelmente pode adivinhar o que aconteceu em seguida. Eles fizeram um teste de DNA com um exame de sangue para verificar um marcador genético celíaco e receberam os resultados de uma endoscopia digestiva alta com uma biópsia para examinar se havia lesões nos gânglios e vilosidades intestinais. Os dois testes deram positivo.

Eles me disseram que eu tinha doença celíaca. Eu estava com 65 anos de idade. Muitos testes e procedimentos diferentes foram feitos – certamente havia alguns que deveriam ter indicado isso anteriormente –, e existiam muitos médicos especializados em doenças digestivas envolvidos.

Uma jovem nutricionista apareceu e se sentou na beirada de minha cama enquanto explicava o que é o glúten, e que eu não poderia comer alimentos com trigo, cevada, aveia (se houvesse uma contaminação cruzada) ou centeio. Perguntei-lhe se poderia comer manteiga de amendoim. "É claro", ela respondeu. Perguntei se poderia tomar leite achocolatado. Também fiquei aliviado quando ela me disse que eu podia consumir laticínios.

Minha esposa passou os dois dias seguintes no supermercado Whole Foods, perto do hospital, verificando as prateleiras de alimentos sem glúten. Iniciei uma dieta sem glúten. Minha condição se estabilizou e, em 11 de março de 2008, fui liberado para retornar para Baltimore.

A cirurgiã que fez a endoscopia digestiva alta que confirmou a doença celíaca me disse que eu deveria fazer um exame de acompanhamento em dois meses para verificar se meus intestinos estavam se curando. Eu perguntei a ela: "Você irá realizá-lo?".

Peguei um voo de volta para Boston em 6 de maio para realizar o procedimento, que indicou que meus gânglios e vilosidades intestinais estavam sendo curados. Quando eu estava saindo da anestesia, abri os olhos e meu médico de atenção primária estava em pé ao lado de minha cama. "Eu só queria ver como você está", disse ele. Eu estava tão agradecido. Foi uma surpresa.

Aprendendo sobre o Center for Celiac Research

Então, permaneci em uma dieta sem glúten e fiquei muito bem, exceto por algumas crises quando ingeri glúten acidentalmente e me contaminei. Em 12 de agosto de 2010, tive uma crise muito forte e minha esposa ligou para o meu médico de atenção primária do Hospital Geral de Massachusetts. Ele recomendou que eu procurasse um especialista em doença celíaca na minha região para fazer um acompanhamento. Minha esposa fez algumas pesquisas e ficamos surpresos ao descobrir que tínhamos um especialista mundial em distúrbios relacionados ao glúten e doença celíaca aqui mesmo em Baltimore.

Comecei a ir até o dr. Fasano para minhas consultas de rotina naquele setembro. Depois de aprender sobre o grande trabalho do Center for Celiac Research, tornei-me um mediador ao ensinar sobre a doença celíaca. O dr. Fasano e o centro formam uma equipe médica incrível. Suas atividades de apoio são excelentes.

Não quero que ninguém passe por um período horrível como passei antes de descobrir o que estava causando todo o meu sofrimento. Tive o privilégio de ajudar a aumentar a conscientização sobre a doença celíaca e o trabalho do centro compartilhando minha história com as revistas *Allergic Living* e *AARP*, e em produções da National Public Radio, da CNN e da MEDSTAR Television.

Eu provavelmente me sinto melhor agora com os alimentos que como do que me sentia cinco anos atrás. Embora tenha perdido peso, porque meus gânglios e vilosidades não estavam fornecendo nutrientes para minha corrente sanguínea, tenho tentado manter meu peso sob controle agora que meu aparelho digestivo está funcionando adequadamente de novo.

> Compreender quais são seus limites e aceitar esse fato é o primeiro passo para cuidar de sua saúde. Com o apoio da minha esposa e de minha filha, aprendi a me alimentar sem glúten – não conseguiria ter feito isso sem elas.
> É claro que sinto falta de algumas coisas – principalmente quando estou comendo em restaurantes, mas não tenho nenhum arrependimento sobre o que tenho de fazer na minha seleção de alimentos. Muitas coisas melhoraram em quatro anos. Gostamos de convidar os amigos para comer, e muitas vezes eles dizem: "Eu realmente me senti bem depois de comer na sua casa". Nada de glúten!
> Meu conselho para as pessoas que estão apenas começando a dieta sem glúten é: "Prestar mais atenção, e ler os rótulos e ingredientes". Mesmo estando na dieta durante quatro anos, tive uma crise causada por glúten na Páscoa de 2012, só porque eu realmente não estava pensando no que estava comendo.
> Minha esposa, Leeda, é armênia, e toda Páscoa fazemos uma refeição apostólica tradicional com a família dela. Parte do ritual é partir um pequeno pedaço de pão bento armênio e colocá-lo em sua taça de vinho antes de beber o brinde.
> Bem, nem sequer pensei sobre o fato de que se tratava de pão – eu estava pensando nele no sentido da refeição tradicional e do significado religioso. Havia glúten suficiente no pão para provocar uma crise de oito horas na segunda-feira seguinte. Você precisa estar sempre atento!
> Meu conselho para as pessoas mais velhas, em geral, é ser examinadas se sentirem qualquer sintoma que possa estar relacionado ao glúten ou à doença celíaca e fazer os respectivos testes. Você aprende a entender o que seu corpo está lhe dizendo. As pessoas que têm sensibilidade ao glúten, que é diferente da doença celíaca com lesões intestinais, muitas vezes sofrem de inchaço e náuseas. Lembre-se: nem tudo é vírus!

Resolvendo o mistério das reações ao glúten

Embora Barbara e Tom compartilhem a alegria de viver sem glúten na terceira idade, você deve compreender que eles chegaram a seu destino final por dois caminhos completamente diferentes. Barbara teve doença celíaca durante a maior parte de sua vida, mas foi informada incorretamente que superaria a doença. Portanto, ela foi diagnosticada novamente quando tinha seus 40 anos. Tom foi saudável a maior parte de sua vida, mas desenvolveu a doença celíaca aos seus 60 anos.

Por que algumas pessoas desenvolvem a doença celíaca aos 2 anos e outras, aos 62 anos? Por que a doença celíaca cessa por um tempo em algumas pessoas quando elas voltam a uma dieta comum e acaba ressurgindo anos depois com consequências controláveis, como no caso de Barbara, ou com consequências devastadoras, como ocorreu com Helen? Por que a inflamação e, portanto, os sintomas se limitam ao intestino em algumas pessoas, enquanto se espalham para outras partes do corpo em outras pessoas?

Não temos respostas definitivas para essas perguntas, mas na Parte IV iremos oferecer algumas hipóteses plausíveis com base em uma série de avanços recentes sobre as pesquisas relacionadas. Isso nos dará uma dica de como será o futuro da doença celíaca e dos outros distúrbios relacionados ao glúten. De uma coisa tenho certeza: quando estivermos celebrando o 25º aniversário de fundação do nosso centro (em 2021), nossa compreensão sobre os distúrbios relacionados ao glúten, e o equilíbrio entre a saúde e a doença, e o tratamento e a prevenção, irá apresentar um cenário muito diferente.

A vida em uma casa de repouso e a dieta sem glúten

Dependendo das circunstâncias, existem várias considerações em relação a uma pessoa com doença celíaca em uma casa de repouso. Se você já tem doença celíaca há muito tempo, estará familiarizado com a dieta e será capaz de avaliar casas de repouso ou situações de moradia compartilhada.

Se você foi diagnosticado recentemente, revise as informações do Capítulo 8 sobre sair para comer e viajar, e do Capítulo 13, sobre como comer com segurança na faculdade, as quais oferecem conselhos bons para lidar com as instituições e os departamentos de serviços de alimentação. Se você está participando de refeições comunitárias, converse com os funcionários dos serviços de administração e de alimentação sobre o que eles oferecem em termos de culinária sem glúten.

As mesmas regras básicas para evitar a contaminação cruzada em qualquer ambiente externo são aplicadas ao se alimentar com segurança em situações diferentes de sua própria cozinha. Outras circunstâncias especiais que podem afetar pacientes mais idosos incluem o número de medicamentos que eles podem estar tomando. Verifique com o farmacêutico e, se necessário, com o fabricante do remédio, para se certificar de que seus medicamentos não contenham glúten (ver Capítulo 7). Se outra pessoa fizer suas compras de supermercado, faça uma lista com seus alimentos permitidos e proibidos para ter uma boa experiência de compra sem glúten (ver Capítulo 8).

Se você cuida de uma pessoa idosa que segue uma dieta sem glúten, familiarize-se com essa dieta e acompanhe o paciente em suas consultas com o médico e o nutricionista. Se a pessoa estiver em uma casa de repouso ou em uma moradia em grupo, certifique-se de que a dieta sem glúten seja respeitada nos preparos das refeições. Se necessário, converse com o administrador, o enfermeiro, o nutricionista ou com a equipe de serviços de alimentação na casa de repouso. Preste atenção em sintomas de contaminação cruzada, que podem incluir diarreia, perda de peso repentina ou perda de apetite.

Tenha em mente que os pacientes idosos podem ser diagnosticados com doença celíaca a qualquer momento. Os alertas que indicam que um exame para doença celíaca deve ser considerado incluem distúrbios gastrointestinais, perda de peso repentina e anemia. Às vezes, demência ou sintomas semelhantes aos do Alzheimer podem ser o resultado da doença celíaca (ver Capítulo 6). Também podem ser causados por outros fatores, como uma deficiência de vitamina B12. É importante que os pacientes idosos com distúrbios relacionados ao glúten façam exames com frequência para verificar a falta de vitaminas e trabalhem com seu nutricionista certificado para manter uma boa nutrição.

PARTE IV

Superando o Glúten

Capítulo 15

Prevenindo os Distúrbios Relacionados ao Glúten

"Podemos não ser capazes de obter a certeza, mas podemos obter a probabilidade, e metade de um pão é melhor do que nenhum pão."
C. S. Lewis

Buscando respostas alternativas

Quando realizei minha pesquisa informal com pacientes celíacos, em 1994 (você se lembra da lâmpada de Aladim da Introdução?), percebi que o desejo mais comum dos pacientes com doença celíaca era voltar a ter uma dieta normal. Na época, pensei que essa era apenas uma ilusão que nunca viria a acontecer.

Mal sabia então sobre os avanços extraordinários que faríamos nas duas décadas seguintes, alguns dos quais ocorreram em nosso centro. Em outra parte deste livro, indiquei que os outros dois desejos – evitar uma biópsia e aumentar a conscientização sobre a doença celíaca e os outros distúrbios relacionados ao glúten – foram alcançados. Conseguimos fazer esses desejos se tornarem realidade com muito esforço. Mas esse esforço foi inspirado pelas necessidades das pessoas da comunidade celíaca.

Então, qual é nossa relação com os tratamentos alternativos para a dieta sem glúten? Há apenas oito anos, isso teria rendido um capítulo pequeno. Não havia nenhuma expectativa de dar uma esperança aos pacientes celíacos de algo diferente da abstinência total de alimentos e produtos alimentícios que continham glúten.

Tratamentos e prevenções alternativas para a dieta sem glúten

Tratamento	Método	Status
Inibidor de zonulina	Bloqueia a zonulina e reduz a permeabilidade intestinal	Testes clínicos da Fase IIb concluídos com êxito, com planos para testes da Fase III sendo realizados pela Alba Therapeutics
Romper os fragmentos indigeríveis do glúten para impedir que eles causem uma resposta imunológica	Tratamento com o medicamento ALV003	ALV003: resultados promissores em muitos testes clínicos, inclusive os testes da Fase IIa recentemente concluídos pela Alvine Pharmaceuticals
Inibidores da transglutaminase tecidual	Evitar que as tTGs entrem em contato com o glúten para conter o processo autoimune	Vários testes sendo realizados em diferentes localizações
Vacina terapêutica	Desenvolver a tolerância ao glúten ao vacinar com fragmentos do glúten selecionados	Nexvax2: testes clínicos sendo realizados nos Estados Unidos, na Austrália e na Nova Zelândia
Prevenção	**Método**	**Status**
Retardar a introdução ao glúten	Retardar a introdução ao glúten em crianças de até 1 ano de idade	Sem medicamentos: resultados promissores de pequenos estudos separados feitos na Universidade de Maryland, Baltimore, e na Universidade Politécnica de Marche, Itália; um grande estudo em fase de recrutamento
Modificar a introdução ao glúten	Introduzir pequenas quantidades de glúten em crianças geneticamente predispostas durante o período de amamentação	PreventCD: projeto internacional patrocinado pelo 6º Programa Estrutural da União Europeia para investigar a hipótese de desenvolver uma tolerância inicial ao glúten

O avanço para mim veio em um congresso internacional em Florença, na Itália, em 2005. Nesse congresso, pediram que eu falasse mais a respeito da possibilidade de um novo tratamento para a doença celíaca. Nós estávamos trabalhando na tecnologia para inibir a zonulina, que é responsável pelo aumento da permeabilidade no intestino (ver Capítulo 4). A Alba Therapeutics tinha sido criada para investigar o composto promissor AT-1001 (agora chamado de acetato de larazotide) para o tratamento da doença celíaca. A forma como meus colegas reagiram à minha palestra foi outro momento de *déjà vu*.

Foi semelhante à reação cética e fria quanto à minha afirmação anterior de que a doença celíaca existia nos Estados Unidos, mas era ignorada. Recebi um retorno muito duvidoso de muitos de meus colegas. Na verdade, eles consideravam que quaisquer tratamentos alternativos para a dieta sem glúten eram impensáveis, inviáveis e inatingíveis.

No entanto, em apenas nove anos, temos visto um aumento constante de testes clínicos avaliando várias tecnologias para tratamentos alternativos para a doença celíaca. Mais uma vez, mesmo meus colegas mais céticos aceitaram o conceito de que, com nosso conhecimento mais avançado sobre os distúrbios relacionados ao glúten, tratamentos alternativos ou complementares são uma possibilidade real.

Desde 2005, mais de 75 testes clínicos relacionados ao glúten de diversas maneiras, desde o tratamento do transtorno do espectro autista a uma vacina em potencial ou tratamento com ancilóstomo, foram registrados (ver <www.clinicaltrials.gov>). Qual é a ciência por trás de tudo isso? O que aprendemos que faz com que esse terceiro desejo, se não for possível, seja pelo menos plausível? A fim de fornecer o raciocínio para todos esses estudos, precisamos observar algumas das principais conclusões que tornaram essas investigações possíveis.

Você é aquilo que você come

Meu avô costumava dizer: "Diga-me o que comes e eu te direi quem és". Quando eu era novo, suas palavras não faziam muito sentido para mim. Agora, admiro muito a filosofia por trás dessa simples declaração.

Durante os últimos 20 anos, nosso conhecimento sobre a saúde humana e a doença tem desfrutado de uma mudança extraordinária em alguns paradigmas científicos essenciais. Os médicos e filósofos gregos e romanos antigos identificaram quatro elementos básicos – o ar, o fogo, a terra e a água – que ditavam o equilíbrio entre a saúde e a doença. Eles acreditavam que, quando esses elementos estavam fora de equilíbrio, a doença ocorria. Ao colocar esses elementos de volta ao equilíbrio utilizando ervas, dietas ou outros meios, o paciente seria curado, de acordo com esses antigos terapeutas.

Na época dos médicos gregos e romanos, e até 20 anos atrás, pouquíssimo progresso tinha sido feito quanto à compreensão da base da saúde humana ou sobre o que faz uma pessoa manter ou perder esse equilíbrio saudável. Mas a era dos estudos de um tema em sua totalidade começou há quase duas décadas, e o ritmo da descoberta sobre o equilíbrio entre o estado da saúde humana e a doença tem crescido exponencialmente desde então.

Decifrando o genoma humano

Com o desenvolvimento da genômica, médicos e cientistas estavam convencidos de que decifrar o genoma humano seria a chave para preparar o caminho para compreender e erradicar todas as doenças humanas. Apesar de ter sido um exercício difícil decifrar o código do genoma humano, dois grandes esforços começaram ao longo de caminhos paralelos.

O primeiro era apoiado pelo governo federal, sob a liderança de Francis Collins, diretor do National Human Genome Research Institute [Instituto Nacional de Pesquisa do Genoma Humano], do National Institutes of Health. O segundo era apoiado pela indústria privada, sob a liderança de um cientista visionário, mas controverso, chamado Craig Venter. A corrida envolveu centenas de cientistas e vários bilhões de dólares.

O presidente Bill Clinton, ladeado por Francis Collins e Craig Venter, anunciou os resultados em uma conferência de imprensa em 26 de junho de 2000. A primeira pesquisa abrangente sobre o genoma humano estava concluída. E, naquele dia, muitas de minhas hipóteses científicas essenciais deixaram de existir enquanto eu contemplava o anúncio que proclamava a nova era da "medicina personalizada".

Fiquei chocado ao saber que os seres humanos são geneticamente bastante rudimentares. Em 2004, cientistas do The International Human Genome Sequencing Consortium [Consórcio Internacional de Sequenciamento do Genoma Humano] alteraram sua estimativa de 35 mil genes codificadores de proteínas em humanos para 20 mil a 25 mil. Os 80% restantes de nosso material genético foram considerados dispensáveis, apenas DNA inútil, o material que sobrou dos erros evolutivos. Agora, os nossos números de pares de genes estão quase iguais aos de uma minhoca comum de jardim.

Por outro lado, cientistas da Universidade da Geórgia projetaram uma estimativa conservadora de 164 mil a 334 mil genes codificadores de proteínas no genoma do trigo. Com números como esses, parece que estamos na parte inferior da escala genética de sofisticação.

Com a decodificação do genoma humano, o conceito de um gene controlando uma doença não permanece mais verdadeiro. Aprendemos que muitos genes poderiam estar envolvidos na evolução de uma doença. Quando começamos a compreender que a genômica não se mostrava uma resposta simples para acabar com todas as doenças, a segunda era de descoberta começou.

Solucionando o enigma proteômico

Com foco na expressão de proteínas, a "proteômica" se tornou o centro seguinte de nosso universo científico. Se o paradigma de um gene para uma doença não era verdade, tínhamos de encontrar outra resposta. Um gene poderia determinar a expressão de várias proteínas, o que, por sua vez, dita a cor de nossa pele, de nossos olhos e de nosso cabelo, além de nossa altura e, de acordo com alguns cientistas, até mesmo nossa inteligência?

Porém, mais uma vez, assim como acontece com a genômica, o estudo das proteínas expressadas na saúde e na doença (proteômica) não nos oferece respostas simples para nossas perguntas complicadas. Então, aprofundamo-nos de maneira ainda mais microscópica, em uma busca paradoxal por organismos muito pequenos em um universo extremamente diversificado. Por meio do estudo do microbioma, estamos considerando a microbiota do intestino humano a fim de obter respostas para as perguntas sobre o equilíbrio entre a saúde e a doença.

As recentes descobertas parecem estar de acordo com o sentimento do meu avô de que nós somos o que comemos – literalmente! Os avanços tecnológicos nos ofereceram as ferramentas de pesquisa para estudar a composição das bactérias que vivem em simbiose conosco, desde o nascimento até a morte. Em detalhes, podemos examinar essa civilização paralela, chamada microbioma, que parece ter uma grande influência sobre o equilíbrio entre a saúde e a doença.

Com base no que estamos aprendendo sobre o microbioma do intestino, estou agora convencido de que a humanidade é composta de dois genomas. O primeiro é o genoma humano. Esse é o que conhecemos há muito tempo, que herdamos de nossos pais. Às vezes, esses genes são defeituosos. Se sua informação é traduzida na produção de proteínas, eles podem aumentar o risco de doenças. Esse genoma é fixo. Ele não muda ao longo do tempo, e é transmitido para nossos descendentes.

O segundo genoma, e provavelmente o mais importante, é aquele expressado pelas muitas bactérias que vivem conosco. Elas contêm, coletivamente, cem vezes mais genes do que nós.

Se tivermos muita sorte, herdamos esse segundo genoma de nossas mães durante o parto natural no nascimento. Se herdarmos as bactérias boas selecionadas por nossas mães para viver em paz com seus genes, é provável que essas bactérias também viverão em paz com nossos genes. Afinal, metade de nossos genes vem de nossas mães.

Se, por outro lado, nascemos por cesariana, em seguida todos os visitantes, ou seja, as bactérias boas e as bactérias ruins, podem habitar os nossos intestinos. Esse cenário pode aumentar a chance de mudar de um estado de saúde para um estado de doença. Essa teoria já é apoiada por muitas observações na literatura que sugerem que o risco de desenvolver doenças autoimunes, inclusive a doença celíaca, é muito mais alto em bebês nascidos por cesariana.

Ao contrário do genoma humano, o microbioma humano pode mudar com o tempo. Ele é influenciado por muitos fatores ambientais, inclusive dietas, infecções, cirurgias e uso de antibióticos, para citar apenas alguns. Em minha opinião, o resultado dessa interação entre o genoma humano e o microbioma humano, em última análise, é a chave para a resposta de como manter o equilíbrio entre a saúde e a doença.

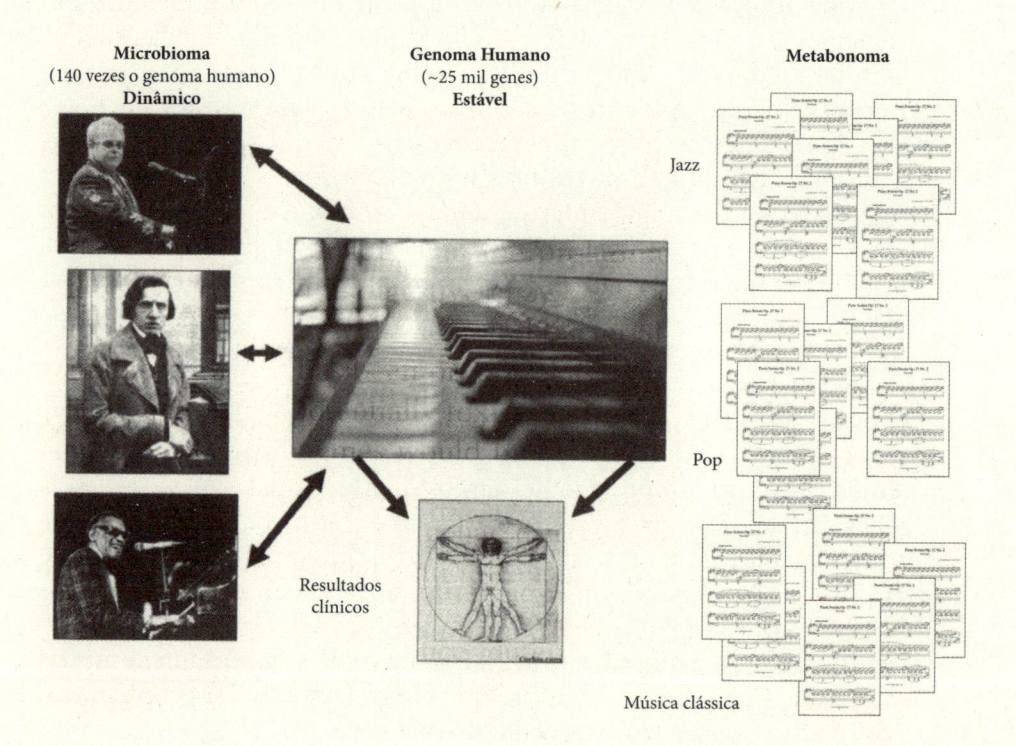

Microbioma
(140 vezes o genoma humano)
Dinâmico

Genoma Humano
(~25 mil genes)
Estável

Metabonoma

Jazz

Pop

Resultados clínicos

Música clássica

Tocando o "piano" do genoma humano

Para esclarecer melhor esse conceito, suponhamos que o genoma humano pode ser comparado a um piano com 20 mil notas, e cada nota corresponde a um gene. Suponhamos também que, para desenvolver doenças complexas como a doença celíaca, mais do que um único gene deve ter um defeito para aumentar a predisposição genética.

Assim como com qualquer piano, até mesmo o "piano do genoma humano" irá permanecer em silêncio, a menos que um pianista toque as teclas. De meu ponto de vista, é o microbioma o responsável por tocar o piano do genoma humano. E, como o microbioma pode mudar com o tempo, a música que é tocada também pode mudar.

O que torna a história ainda mais fascinante é a descoberta muito recente, o resultado de mais de dez anos do trabalho realizado por 440 pesquisadores em todo o mundo, de que aquilo que era considerado como DNA inútil não é inútil, no final das contas! Na verdade, esses pequenos fragmentos de DNA são estações de controle por meio das quais os fatores ambientais, inclusive o microbioma, determinam se e quando as notas (ou seja, os genes) são tocadas (ou seja, expressados).

Digamos que, para tocar a música da doença celíaca, 200 das 20 mil notas precisam ser tocadas. Um microbioma bom, que vive em paz conosco e é propício a um bom estado de saúde, só pode tocar uma parte dessas 200 notas. Portanto, a predisposição genética para desenvolver a doença celíaca não resulta necessariamente na manifestação da doença.

No entanto, se somos expostos a um dos fatores ambientais mencionados anteriormente que podem mudar o microbioma, a nova composição das bactérias pode levar à expressão de todos os 200 genes necessários para desenvolver a doença celíaca. Essa teoria é apoiada por diversas observações que vieram de nosso centro. Na verdade, descobrimos que o microbioma de bebês com risco de doença celíaca é diferente do microbioma de bebês que não estão em risco.

Também respondemos a outra pergunta aparentemente inexplicável relacionada a um dogma que anteriormente considerei um dos pilares da autoimunidade da doença celíaca. Se a doença celíaca resultava da interação entre os genes que herdamos de nossos pais e o glúten (o incontestável causador da doença celíaca), pensamos que a doença teria de começar com a introdução do glúten em sua dieta. Isso acontece quase de maneira unânime no primeiro ano de sua vida com a introdução de alimentos sólidos.

Então, como explicamos o surgimento da doença celíaca na idade adulta? Os pesquisadores pensavam que o sistema imunológico desses indivíduos era menos agressivo. Eles pensavam que a lesão intestinal característica da doença celíaca começava com a introdução do glúten na dieta. Eles também pensavam que, para aqueles pacientes que desenvolveram sintomas posteriormente na vida, a concentração crítica de dano que causa os sintomas ocorreu ao longo de um período de anos. Isso contrastava com os casos de doença celíaca com lesão intestinal em bebês diagnosticados nos primeiros dois anos de vida.

Foi surpreendente para nós descobrirmos o contrário. Um estudo que publicamos em 2010 acompanhou mais de 3 mil adultos saudáveis por um período de 50 anos durante seu tempo de vida. Como muitas vezes parece ocorrer nesses estudos, o escopo principal de nosso estudo era bem diferente de seu resultado final.

Desenvolvendo a doença celíaca na velhice

Antes desse estudo, eu acreditava que o jogo da doença celíaca acabava quando os genes interagiam com o primeiro contato do bebê com o glúten. Nosso objetivo nesse estudo com adultos aparentemente saudáveis do Condado de Washington, Maryland, era descobrir como os celíacos assintomáticos (pessoas que não tinham sido diagnosticadas com a doença celíaca, mas que tinham a lesão intestinal característica sem sintomas visíveis, como o distúrbio gastrointestinal) desenvolveriam sintomas clínicos com o tempo.

Para minha surpresa, descobrimos que, nesse conjunto de amostras de sangue de mais de 3 mil indivíduos aparentemente saudáveis, a incidência da doença celíaca duplicou a cada 15 anos. Era de uma em cada 500 pessoas na década de 1970, uma em cada 250 pessoas no final da década de 1980 e aproximadamente uma em cada cem pessoas no início da década de 2000. Entre as pessoas que acabaram por desenvolver a doença celíaca, havia muitas que conseguiram comer glúten com segurança por décadas. Então, depois de um período longo de tempo (para algumas pessoas foi mais de 70 anos), elas perderam o privilégio de tolerar o glúten e desenvolveram a doença celíaca.

Essas descobertas surpreendentes suscitaram duas perguntas interessantes e importantes. Quais tipos de truques fisiológicos seus organismos utilizaram para tolerar o que foi o fator desencadeante indiscutível (glúten) por tanto tempo? Estou convencido de que, independentemente de quem for capaz de responder a essa pergunta, terá a chave para desvendar o segredo por trás de muitas doenças que afetam a humanidade, inclusive muitos tipos de câncer, doenças autoimunes e doenças degenerativas como o Alzheimer e a demência.

A segunda pergunta importante é: o que acontece com essas pessoas para elas irem da tolerância à resposta imunológica que causa a doença celíaca? Acredito que a resposta para essa segunda pergunta está realmente relacionada às mudanças no microbioma.

Acredito que essa é a única forma de explicar a aparente dicotomia de pessoas que desenvolvem a doença celíaca em diferentes idades. Ainda mais intrigante é a discrepância da doença celíaca entre gêmeos idênticos. Mesmo que gêmeos idênticos tenham os mesmos genes e ambos sejam expostos ao glúten, sabemos que em 25% dos casos de gêmeos idênticos um deles irá desenvolver a doença celíaca, e o outro, não.

Tendo isso em mente, vamos observar dois caminhos principais sendo explorados como alternativas para a dieta sem glúten: 1) a prevenção das pessoas com risco de doença celíaca, mas que ainda não a tenham desenvolvido; e 2) o tratamento para aqueles que já têm a doença, o que é descrito no capítulo final. Vamos começar com a prevenção.

Comer para ter uma boa saúde

Assim, para nos trazer de volta à filosofia de meu avô, sabe-se muito bem que a dieta, aliada ao uso e abuso de antibióticos, é o fator ambiental mais influente que determina o microbioma intestinal. Isso também poderia explicar, em parte, por que vivenciamos uma epidemia de doenças imunológicas durante os últimos 50 anos.

Com o crescimento da industrialização e nossos estilos de vida cada vez mais acelerados, muitas pessoas não têm tempo para cozinhar refeições frequentemente. Muitas vezes dependemos de alimentos pré-embalados, que têm uma composição muito diferente em comparação à comida que os seres humanos consumiam durante os milênios de nossa evolução.

Criado no sul da Itália há algum tempo, pertenço a uma geração que ainda se lembra da sazonalidade dos produtos. Os morangos estavam disponíveis apenas no verão, e não havia frutas exóticas. Havia apenas um período curto do ano quando era possível desfrutar de certos vegetais frescos, tais como tomates, pepinos, abobrinhas e milho doce.

Agora, todos esses produtos, e muitos outros, estão disponíveis durante todo o ano. Eles podem ser geneticamente modificados para ser resistentes a vírus, insetos e herbicidas. Por questões de *marketing*, algumas vezes são modificados para ter uma cor uniforme, sem manchas. E, no caso das melancias, algumas até mesmo têm suas sementes geneticamente removidas para nossa comodidade ao nos alimentarmos.

Ter acesso durante todo o ano a frutas, verduras e legumes frescos e uma grande variedade de outros alimentos pode contribuir muito para nossa saúde e nossa sensação de bem-estar. Como todos os nutricionistas (e muitas mães) sabem, comer uma variedade de alimentos é essencial para uma boa nutrição. No entanto, para mim, é difícil acreditar que essas mudanças súbitas e bastante drásticas em nossos hábitos alimentares não devem ter consequências na composição de nosso microbioma e, por conseguinte, em nossa saúde e nosso bem-estar.

É tudo uma questão de equilíbrio

Então, qual é minha mensagem para você, como resultado de nossa pesquisa atual e da situação de nossos mercados? Uma lição muito estimulante que aprendi com esses estudos no Center for Celiac Research é que você não nasce com a doença celíaca. Não é um destino você desenvolver a doença celíaca só porque é geneticamente predisposto.

Isso me diz que deve haver uma forma de mudar o destino, certificando-se de que as bactérias boas, aquelas que vivem em paz conosco, permaneçam. Se elas são incomodadas por uma mudança no estilo de vida, inclusive modificações na dieta, uso de antibióticos e abuso de alimentos pré-embalados e altamente processados com muitos conservantes e recheios desnecessários, isso é algo que você deve tentar minimizar tanto quanto for possível.

Para cada pessoa, e para o intestino de cada pessoa, parece que o equilíbrio entre a saúde e a doença é uma questão muito individual. Conforme mapeamos mais o microbioma e aprendemos como distinguir atentamente entre micro-organismos amigáveis e inimigos, esperamos nos aproximar do aprendizado sobre como criar esse equilíbrio em um mundo tão complexo. Para preencher essa lacuna, três grandes estudos prospectivos foram publicados na Europa e nos Estados Unidos.

O estudo "PreventCD"

O estudo "PreventCD", apoiado por uma associação europeia, inscreveu mil bebês que foram selecionadas aleatoriamente para receber traços de glúten (cerca de cem miligramas) no início da infância ou permanecer sem glúten até serem desmamados entre 4 a 7 meses de idade.

Alguns pesquisadores acreditam que a exposição muito precoce a uma quantidade mínima de glúten pode induzir a tolerância e, portanto, evitar que o sistema imunológico reaja à exposição posterior ao glúten, com o início da doença celíaca. É um conceito semelhante para o efeito preventivo da vacinação. Nesse momento, não há informações disponíveis sobre a eficácia dessa intervenção na prevenção da doença celíaca, em razão de o estudo não ter sido revelado ainda.

Estudo preventivo italiano sobre a doença celíaca

Colaborando com uma associação de colegas italianos e sob a liderança de seu codiretor, o dr. Carlo Catassi, o Center for Celiac Research colaborou com um estudo em progresso que começou em 2004, envolvendo mais de 700 bebês em risco. Um grupo de bebês era introduzido ao glúten no momento recomendado pela Academia Americana de Pediatria (entre 4 a 7 meses). Outro grupo de bebês não recebeu glúten até os 12 meses de idade.

Depois de quase dez anos de acompanhamento, os resultados do estudo indicam que a introdução tardia do glúten na dieta irá atrasar o início da doença, mas parece não fazer nenhuma diferença em sua prevenção, pelo menos no intervalo de tempo de dez anos. Esse limite de idade pode aumentar conforme as crianças crescem. Uma lição importante aprendida por meio desse estudo é que as crianças que perderam o breve período de oportunidade para a introdução do glúten de 4 a 7 meses de idade não têm um risco aumentado de desenvolver a doença celíaca.

Se esses dados forem confirmados por meio de estudos de acompanhamento mais longos, um atraso na introdução do glúten pode ser considerado. Dessa forma, a qualidade de vida pode ser melhorada ao diminuir o período necessário para seguir uma dieta sem glúten. O atraso na introdução do glúten pode ser ainda mais recompensador para as crianças com duas cópias dos genes HLA-DQ2 que parecem estar em um risco muito maior de desenvolver a doença (ver Capítulo 5). Com base em nossos resultados de pesquisa, essas pessoas podem desenvolver a doença celíaca em qualquer idade; as crianças desse estudo precisam ser acompanhadas de perto para que seja observado o início da doença celíaca posteriormente.

Outra lição aprendida a partir desse estudo é que o nível de anticorpos pode variar ao longo do tempo. Um subgrupo dessas crianças pode, inicialmente, apresentar o aparecimento de anticorpos anti-tTG, um sinal característico da perda de tolerância ao glúten, que leva à lesão intestinal autoimune típica da doença celíaca. Mas essa perda de tolerância não é necessariamente permanente, o que significa que o destino dessas crianças em desenvolver definitivamente a doença celíaca ao longo do tempo não cstá assinado, selado e entregue.

No estudo, os exames de sangue de 96 crianças deram resultado positivo, e 72 crianças apresentaram lesão intestinal após as endoscopias.

As outras 24 crianças não tiveram nenhum dano. Elas tinham os anticorpos e o potencial para a doença celíaca, mas não a enteropatia.

Pensávamos que era apenas uma questão de tempo até todas essas crianças desenvolverem a doença celíaca. Mas algo ainda mais intrigante ocorreu. Após refazermos os testes nelas, 21 tinham desenvolvido anticorpos negativos com o tempo, embora estivessem em uma dieta comum. Das três restantes com anticorpos positivos, uma criança desenvolveu a doença celíaca e outras duas tiveram variações nos anticorpos nos dois anos seguintes.

Isso significa que o equilíbrio entre a tolerância e a resposta imunológica ao glúten não é uma via de mão única. Às vezes, essas crianças podem perder a batalha, mas não a guerra. Esse caminho fascinante da tolerância ao glúten e da resposta imunológica ao glúten se torna mais uma oportunidade de aprender como reverter um processo que acreditávamos ser irreversível – o ataque imunológico que causa a doença autoimune.

O estudo do Center for Celiac Research

O terceiro e último estudo foi desenvolvido por nosso centro para reunir aproximadamente 500 crianças em situação de risco que serão acompanhadas por cinco anos sem qualquer intervenção dietética. O que queremos descobrir com esse novo estudo é a história natural da doença celíaca, como seu surgimento está relacionado ao regime de alimentação (amamentação × alimentação por fórmulas) e como o uso de antibióticos pode ter um impacto sobre a perda de tolerância ao glúten.

Também estamos verificando qual composição específica do microbioma tem o risco de provocar a doença celíaca em crianças geneticamente predispostas e, o mais importante, se podemos identificar moléculas específicas (chamadas metabólitos) que podem prever quem tem o risco de perder a tolerância ao glúten mais tarde durante a vida.

Em um estudo anterior de prova de conceito, reunimos aproximadamente 60 bebês. Nesse estudo, aprendemos que o microbioma de bebês com risco de doença celíaca é diferente quando comparado com o microbioma de bebês que não têm risco de desenvolver a doença celíaca.

Também aprendemos uma lição que poderia ter consequências notáveis para o controle futuro de doenças autoimunes. De fato, nesse estudo-piloto, conseguimos identificar um metabólito chamado "lactato", produzido por um grupo específico de bactérias chamadas lactobacilos.

O número dessas bactérias presentes no microbioma foi elevado nos meses antes do surgimento da autoimunidade e, em seguida, caiu logo antes de as crianças desenvolverem suas doenças. Se o declínio é o sinal do surgimento da doença celíaca, talvez possamos manter essas crianças em tolerância constante ao conservar o número de lactobacilos em sua microbiota em níveis elevados, assim seus níveis de lactato não diminuirão com o tempo.

Curiosamente, observamos essa tendência em um bebê que desenvolveu a doença celíaca e em um bebê que desenvolveu o diabetes tipo 1. Dada a comorbidade entre essas duas doenças autoimunes, não é uma surpresa o fato de as crianças com risco de ter a doença celíaca poderem desenvolver o diabetes tipo 1.

Se essas descobertas forem confirmadas em grandes números, tais resultados podem representar a bola de cristal clássica para prever o futuro das crianças que desenvolverão doenças autoimunes posteriormente. Se, de fato, pudermos confirmar que o lactato e suas mudanças ao longo do tempo podem ser o alerta para a evolução autoimune futura em bebês com risco, podemos, por fim, intervir para manter a produção de lactato em um nível mais alto. Dessa maneira, podemos manter esses bebês em um estado constante de tolerância ao glúten e, portanto, conseguir evitar o surgimento da doença celíaca.

Em outras palavras, teríamos a capacidade de saber qual criança está prestes a perder a guerra que leva à autoimunidade. Nesses casos, poderíamos intervir restabelecendo um microbioma favorável para mantê-la em um estado de tolerância constante. Presumindo que essas descobertas preliminares sejam verdadeiras, existe uma chance de que, em alguns anos a partir de agora, poderemos observar uma grande mudança de paradigma na prevenção em vez do tratamento das doenças autoimunes.

Em nosso estudo-piloto, um dos bebês no grupo que recebeu glúten cedo (aos 4 meses) desenvolveu a doença celíaca aos 10 meses. Embora sua mãe e sua avó tenham doença celíaca, sua irmã de 4 anos de idade não tem sequer os marcadores genéticos. Sua mãe, Meghan, manifestou a doença celíaca após uma cirurgia, um estressor que pode ativar a mudança da tolerância para a autoimunidade.

Você deve se lembrar da história dela no Capítulo 10, no qual ela também compartilha dicas sobre como cuidar de uma criança com doença celíaca. A seguir, no Capítulo 16, iremos explorar tratamentos e terapias novos e promissores como alternativas para a dieta sem glúten.

Capítulo 16

Novos Tratamentos e Terapias

"Você só sente falta da água quando seu poço seca."
William Bell

Fazendo um teste clínico

Muitos anos atrás, Roberto Concepción foi um jogador de futebol muito bom (seu nome e as características que o identificam foram alterados para a confidencialidade do paciente). Ele começou a jogar quando era novo e fez sucesso durante seus anos escolares. Um centroavante rápido e agressivo, ele cresceu em sua carreira até jogar por sua nação em partidas internacionais ao redor do mundo.

Pelos padrões desportivos internacionais, Roberto tinha alcançado um grande sucesso. Ele se aposentou em seus vinte e tantos anos para criar um dos campos de treinamento de futebol mais competitivos nos Estados Unidos. Ele permaneceu ativo e em forma ensinando uma nova geração de jogadores de futebol no campo. Mas, quando estava se aproximando dos 30 anos, Roberto notou que não parecia ter a mesma energia e motivação que o haviam impulsionado para o mundo competitivo do futebol internacional. Ele começou a ter um distúrbio gastrointestinal e percebeu que ficava cansado com mais facilidade do que antes.

Depois de falar com o médico e o nutricionista de sua equipe, Roberto passou por uma série de exames minuciosos para identificar as condições que poderiam estar causando os sintomas. Após os exames darem negativo, o médico e o nutricionista ficaram perplexos. Mas, como um atleta profissional, Roberto conhecia muito bem seu corpo. Ele sabia que não estava tendo seu melhor desempenho. Uma coisa que percebeu foi que, quando parou de comer produtos com glúten, experimentou um pouco de alívio nos sintomas de inchaço, cólicas e fadiga.

O médico de Roberto o encaminhou a um gastroenterologista, que recomendou exames de sangue para a doença celíaca. Os resultados deram positivo. O passo seguinte foi fazer uma endoscopia para analisar o tecido intestinal e biópsias para examinar as vilosidades microscópicas no intestino. Como esperado, Roberto apresentou a lesão intestinal clássica resultante da doença celíaca não tratada. Ele iniciou a dieta sem glúten, mas os níveis de anticorpos em seu sangue permaneceram elevados.

Roberto estava viajando muito e sua adaptação à dieta sem glúten não era a ideal, o que levou a sintomas persistentes e níveis elevados de anticorpos. Ele foi até nosso centro para ver qual ajuda poderíamos lhe oferecer. Nossa nutricionista trabalhou com Roberto para implementar uma dieta sem glúten rigorosa por três meses. Ele ainda sofria com os sintomas, e seus exames de anticorpos estavam elevados.

Roberto era um candidato muito bom para os testes clínicos do novo composto inibidor de zonulina, o acetato de larazotide (ver Capítulo 4). Ele se inscreveu para participar desses testes que estavam sendo realizados pela Alba Therapeutics, Inc., em Baltimore, Maryland.

Nos testes duplos-cegos controlados por placebos, nem os pesquisadores nem os pacientes sabiam quem estava recebendo o medicamento e quem não estava. Portanto, eu não sabia se Roberto estava ou não recebendo o acetato de larazotide. O ensaio clínico durou apenas algumas semanas e não ajudou Roberto a resolver seu problema.

O próximo passo para Roberto era a Dieta Fasano (ver Capítulo 5), que é uma versão muito restritiva da dieta sem glúten. Colocamos Roberto na Dieta Fasano por vários meses, e seus níveis de anticorpos finalmente diminuíram pela primeira vez desde que ele começou a fazer os exames de sangue. Ele voltou a uma dieta sem glúten menos restritiva, e seus níveis de anticorpos subiram novamente e seus sintomas retornaram.

Então, Roberto teve de voltar para a Dieta Fasano, que ele tem adotado há alguns meses. Com sua agenda de viagens e a exposição à contaminação cruzada em muitos ambientes diferentes, uma tratamento alternativo para a doença celíaca como o acetato de larazotide seria um verdadeiro benefício para Roberto.

Em toda a minha vida, sempre fui fã de futebol, e não me importaria em apostar qual time irá ganhar a próxima Copa do Mundo – é um jogo emocionante e inconstante. E mesmo Roberto sabendo que o teste clínico não seria a solução atual para seus problemas, ele estava disposto a assumir um risco para o bem da ciência. Ele desempenhou um papel pequeno, porém importante, na missão de nosso centro de "aumentar a conscientização sobre a doença celíaca e os outros distúrbios relacionados ao glúten, a fim de proporcionar um cuidado maior, uma qualidade de vida melhor e um apoio mais adequado para a comunidade celíaca".

Novas noções sobre como a doença começa

A missão descrita no parágrafo anterior surgiu como resultado do meu experimento da lâmpada de Aladim, quando perguntei a pacientes com doença celíaca quais eram seus três principais desejos. Você deve se lembrar de que o desejo número um era conseguir comer qualquer coisa que quisessem, sem nenhuma restrição ao consumo de glúten.

Naquela época, essa era uma proposta absurda, pois ninguém podia sequer imaginar explorar alternativas para a dieta sem glúten, uma das maneiras mais seguras e eficazes para tratar uma doença autoimune. No entanto, descobertas no final da década de 1990 e início da década de 2000 nas áreas de biologia celular, biologia molecular e imunologia mudaram a maneira como definimos e diagnosticamos não só a doença celíaca, mas também a autoimunidade em geral.

Desenvolvemos uma ferramenta de diagnóstico para testar os níveis de autoanticorpos tTG, agora implementada pelos Estados Unidos, em nosso centro no final da década de 1990. Em 2000, nossa equipe de pesquisa descobriu a zonulina, uma proteína intrigante que aparece em alguns lugares inesperados. Você já encontrou a zonulina em outra parte deste livro. Ela parece estar envolvida no início da doença, pelo papel que desempenha no desenvolvimento do intestino permeável (ver Capítulo 4).

Com essas descobertas e outras semelhantes, os cientistas criaram novos conceitos de fisiopatologia que oferecem possíveis alvos de alternativas de tratamento, como o acetato de larazotide, para a dieta sem glúten. Conforme expandimos nossa compreensão dos mecanismos moleculares complexos dos distúrbios relacionados ao glúten, e aprendemos mais sobre o fascinante universo em miniatura chamado microbioma, pesquisas sobre os tratamentos alternativos para a doença celíaca e outros distúrbios relacionados ao glúten estão crescendo em um ritmo rápido e promissor.

Realmente precisamos de uma alternativa?

Glúten nunca mais – ponto. Essa é a base do tratamento da doença celíaca. Parece bem simples, certo? Porém, em muitos países, o glúten é um ingrediente comum (e nem sempre descrito no rótulo) na dieta da maioria dos seres humanos.

Isso representa um enorme desafio para os pacientes. Produtos sem glúten nem sempre estão amplamente disponíveis, e são mais caros que seus equivalentes que contêm glúten. E, como no caso de Roberto, adotar a dieta nem sempre é a melhor solução para uma grande proporção de pacientes.

Pesquisas mostram que mais de 50% das pessoas que adotam uma dieta por razões médicas (por exemplo, por causa de hipertensão arterial, colesterol alto, diabetes, insuficiência renal, entre outros) deixam de cumpri-la com o tempo. Isso faz de qualquer terapia com dieta uma proposta de alto risco.

Além disso, mesmo quando a adesão não é um problema, uma porcentagem alta de pacientes com doença celíaca em uma dieta sem glúten apresenta uma lesão intestinal persistente, mesmo quando eles não têm sintomas e os exames de sangue dão resultado negativo. Em outras palavras, embora essa seja a alternativa mais segura que temos atualmente, a dieta sem glúten não é um método infalível para evitar danos causados pela doença celíaca em desenvolvimento em indivíduos suscetíveis.

A contaminação por glúten: quanto é demais?

Uma dieta completamente desprovida de glúten é, muitas vezes, irreal. As pessoas com doença celíaca e sensibilidade ao glúten estão expostas a produtos que contêm traços de glúten, mesmo quando os produtos são vendidos como naturalmente "sem glúten". Por exemplo, a aveia e até mesmo o arroz, que são naturalmente sem glúten, podem sofrer uma contaminação cruzada com o trigo, a cevada ou o centeio, se não forem manuseados adequadamente durante o processamento.

Para estimar um limite seguro para a ingestão diária de glúten, vamos dar uma olhada no glúten residual em produtos sem glúten e no total de ingestão de alimentos sem glúten. Se você consumir uma variedade de produtos sem glúten e seus sintomas clínicos e lesões intestinais melhorarem, então podemos presumir que o nível de glúten é aceitável.

A maioria dos produtos sem glúten que é feita com amido de trigo contém traços de glúten (ver Capítulo 7). Em um estudo prospectivo controlado, esses produtos foram verificados como sendo seguros. Em outras palavras, se os pacientes ingerirem produtos naturalmente sem glúten ou produtos sem glúten com amido de trigo, não há diferença na saúde de seu tecido intestinal, nos exames de sangue para detectar autoanticorpos ou em sua qualidade de vida.

Não temos muitas pesquisas disponíveis sobre os níveis mínimos de glúten que irão afetar os indivíduos sensíveis. Para descobrir mais sobre como devem ser esses níveis aceitáveis, o Center for Celiac Research colaborou com a Associação Celíaca Italiana. Avaliamos os efeitos da exposição ao glúten de 10 miligramas ou 50 miligramas de glúten purificado por dia durante três meses.

Os resultados publicados em 2007 dos 49 indivíduos no teste duplo-cego controlado por placebo mostraram que alterações mínimas na mucosa ocorreram mesmo quando os pacientes seguiram uma dieta sem glúten rigorosa. Também provamos que, embora tanto dez miligramas quanto 50 miligramas de glúten por dia são clinicamente bem tolerados, existe uma tendência de ocorrerem mudanças na mucosa em uma dose de 50 miligramas. Os resultados provaram para mim que precisamos de alternativas terapêuticas seguras e eficazes para a dieta sem glúten.

Um estudo mais recente realizado com pacientes europeus portadores de doença celíaca sobre o consumo de produtos manufaturados sem glúten (pães, massas, biscoitos, bolos, etc.) mostrou o mínimo de risco de contaminação cruzada que pode levar a problemas para pessoas com doença celíaca. Essa é uma boa notícia para os consumidores nos Estados Unidos, onde a fabricação sem glúten está alcançando os avanços feitos na Europa.

A matemática do tratamento

Como médico, quando trato alguém para corrigir uma condição ou distúrbio indesejável, retiro alguma coisa para prevenir uma reação ou acrescento algo para criar algum tipo de reação no organismo. Por exemplo, com a alergia ao trigo, ao leite ou ao amendoim, apenas retiramos esses itens da dieta. Com a doença celíaca, os pacientes eliminam todo o glúten de sua dieta. Então, temos a parte da subtração da equação muito bem calculada no tratamento de distúrbios relacionados ao glúten.

Agora estamos trabalhando em terapias alternativas, muitas das quais acrescentam algo para gerar ou prevenir uma reação particular no metabolismo do paciente. Nas últimas duas décadas, aprendemos muito sobre os mecanismos celulares e moleculares da doença celíaca. Estamos apenas começando a distinguir os diferentes mecanismos moleculares que compõem a doença celíaca, a sensibilidade ao glúten e a alergia ao trigo.

Ao desenvolver compostos farmacológicos e enzimas, os pesquisadores estão tentando descobrir como manipular o que aprendemos para criar novos propósitos terapêuticos.

Os defensores do corpo

Por muitos anos, acreditamos que a principal função do intestino estava limitada à digestão e à absorção dos alimentos. No entanto, ao observar mais detalhadamente a disposição anatômica e funcional do trato gastrointestinal, descobrimos que há muito mais acontecendo do que havíamos percebido antes.

Conforme discutimos no Capítulo 4, além da digestão e da absorção, o intestino regula o tráfego de moléculas entre o lúmen intestinal e seu corpo. Agindo como um guarda em uma fronteira, o intestino, com suas junções de oclusão, controla o que entra e sai do complexo mundo de seu intestino.

O controle desse tráfego está realmente na essência do equilíbrio entre a tolerância (estado de saúde) e a resposta imunológica (doença). Quando esse controle de tráfego de moléculas bem sintonizado é perdido, como acontece quando a zonulina é produzida em excesso, as doenças causadas por uma reação imunológica podem ser desenvolvidas em indivíduos geneticamente suscetíveis (para mais detalhes, ver Capítulo 4).

Tomando um comprimido para a doença celíaca

Conforme discutido na Parte I, o desenvolvimento do inibidor de zonulina acetato de larazotide proporcionou a possibilidade de tratar as doenças autoimunes corrigindo os defeitos na barreira intestinal. Essa possibilidade já havia sida explorada com sucesso no modelo animal de autoimunidade.

Após esses experimentos de prova de conceito, o acetato de larazotide foi analisado em testes clínicos duplos-cegos controlados por placebo em humanos feitos pela Alba Therapeutics. Quase 800 pacientes que foram expostos ao acetato da larazotide (em comparação ao placebo) não tiveram efeitos adversos. Após uma exposição intensiva ao glúten, os sintomas gastrointestinais foram significativamente mais frequentes entre os pacientes do grupo expostos somente ao glúten quando comparados com o grupo que recebeu glúten mais larazotide e o grupo que recebeu placebo.

Combinados, os dados sugerem que o acetato de larazotide é bem tolerado e parece ser eficaz na prevenção dos sintomas causados pela ingestão de glúten por pessoas com doença celíaca. A Alba Therapeutics recentemente concluiu com sucesso um estudo duplo-cego de Fase IIB controlado por placebo para avaliar a eficácia de acetato de larazotide em pessoas que não respondem a uma dieta sem glúten.

Planos para um estudo da Fase III estão em andamento. Se a Fase III for concluída com sucesso, o próximo passo mais provável é a aprovação pela FDA para o uso na população geral. Com a designação de "via rápida" (*fast track*) do acetato de larazotide pela FDA, esse desenvolvimento pode acontecer em um futuro próximo.

Tirando a toxicidade do trigo

Primeiro foi a natureza, depois foram os primeiros fazendeiros e, mais tarde, os cientistas que hibridizaram o trigo pela combinação de diferentes variedades genéticas para obter características, como um maior rendimento ou um menor tempo de cultivo. Em outra aplicação subtrativa de minha equação do tratamento terapêutico, uma proposta é eliminar os peptídeos tóxicos do trigo. Isso parece uma solução bem simples, mas, infelizmente, não é.

Desvendar o enigma do DNA no século XX, por fim, levou ao desenvolvimento da tecnologia transgênica. Esse é um método altamente preciso de introdução de um novo gene em um organismo vivo para fazer alterações permanentes na próxima geração. Enquanto esse método levou à difusão de colheitas geneticamente modificadas de soja, milho e algodão, sua aplicação para o trigo tem sido especialmente controversa, embora alguns testes tenham sido realizados na Europa e na Austrália.

No entanto, esses testes transgênicos não são concebidos para retirar os peptídeos tóxicos do glúten no trigo, o que é uma perspectiva muito desencorajadora. Embora a gliadina seja o principal peptídeo potencialmente tóxico no trigo que parece ser responsável pela maior parte da resposta imunológica que leva à doença celíaca, existem ainda vários outros fragmentos tóxicos no glúten (até 50!) que, teoricamente, podem causar inflamação em indivíduos geneticamente suscetíveis.

Um novo método para restaurar os grãos antigos nos quais o teor de glúten é muito menor do que aquele presente no trigo na atualidade pode ser mais atraente. Várias empresas estão explorando esse método para desenvolver grãos com quantidades mínimas de glúten sem alterar o sabor, a cor, o aroma e a sensação do grão.

No entanto, como as pessoas com doença celíaca devem evitar o glúten completamente, essa restauração dos grãos antigos pode ser útil somente para aqueles indivíduos afetados pela sensibilidade ao glúten, na qual uma quantidade mínima de glúten é inofensiva. Tratamentos enzimáticos, como os descritos a seguir, também podem ser aplicados a esses grãos para reduzir a exposição ao glúten.

Terapia enzimática

Os peptídeos de gliadina encontrados na proteína prolamina no glúten são altamente resistentes às enzimas digestivas de nosso pâncreas. A terapia suplementar enzimática, com o uso de enzimas derivadas de bactérias que podem digerir a gliadina, tem sido proposta como uma maneira de os seres humanos digerirem completamente as proteínas potencialmente tóxicas encontradas no trigo, na cevada e no centeio. Essas enzimas quebrariam os fragmentos de gliadina e os tornariam invisíveis para as células imunológicas que desencadeiam o processo autoimune característico da doença celíaca. Precisamos de mais pesquisas para verificar se essa intervenção pode desintoxicar tais peptídeos no intestino delgado.

Outro método para reduzir a toxicidade do glúten é tratar previamente todo o glúten ou os alimentos que contêm glúten com enzimas derivadas de bactérias. A desintoxicação do glúten por meio da terapia enzimática pode ser um método eficaz para produzir alimentos sem glúten mais saborosos e possivelmente tratar a doença celíaca e os outros distúrbios relacionados ao glúten. Por fim, o tratamento enzimático pode ser ainda mais eficaz quando realizado em grãos antigos com baixo teor de glúten.

Quando uma célula T é como uma camiseta?

As camisetas são um componente básico de muitos guarda-roupas de homens e mulheres de todas as idades. Na fase inicial de fabricação, elas têm o mesmo desenho básico – o formato em T. Mas, quando o desenhista e o estampador se reúnem, tudo é possível. De pele falsa a ouro metálico e todas as cores disponíveis, o desenho da camiseta é uma expressão humana básica em todo o mundo. Pense nas muitas camisetas diferentes que você possuiu, e terá uma ideia de quantas células T diferentes estão presentes no corpo humano.

Parte do sistema imunológico adaptativo sofisticado, as células T são tão versáteis e potencialmente complexas quanto uma simples camiseta. O primeiro passo na fabricação das células T ocorre na medula óssea. Depois que as células imaturas se desenvolvem nela, elas migram para a glândula timo, localizada no pescoço (o "T" significa timo). Nesse local de fabricação, as células T básicas obtêm sua própria impressão personalizada para reagir a qualquer ameaça ou invasão que o corpo esteja combatendo.

> Os imunologistas ainda estão tentando identificar as funções dos muitos tipos diferentes de células T maduras. Algumas células T se juntam a outras células e liberam as "citocinas", que normalmente são criadas para combater as infecções. Um tipo especial de célula T, chamado de T auxiliar, une-se ao antígeno (um invasor estranho, que é o glúten no caso da doença celíaca) e produz anticorpos que resultam na inflamação. Estudos contínuos sobre as células T e o papel que elas desempenham na autoimunidade podem conduzir a terapias específicas para condições como a doença celíaca.

Mudando a equação no nível molecular

Quando você ingere glúten, ele causa um vazamento no nível celular do intestino. Isso acontece quando a zonulina abre as passagens entre as células, permitindo que o glúten tenha acesso por baixo da camada de células epiteliais. Como o glúten não é bem-vindo nessa parte do corpo, o sistema imunológico persegue o inimigo, o que provoca a inflamação.

A inflamação cria danos colaterais ao destruir as células, o que faz o conteúdo vazar da célula. Entre as muitas substâncias expressadas dentro de uma célula, existe uma enzima muito especial chamada transglutaminase tecidual (tTG), que conhecemos no Capítulo 5. Normalmente usamos essa enzima para reparar as feridas unindo duas proteínas. A tTG faz isso alterando a composição dessas proteínas, de forma que elas se tornem aderentes e se juntem.

Usando o mesmo truque, essa enzima também consegue modificar o glúten de uma maneira que a molécula de glúten se ajuste perfeitamente ao encaixe das proteínas DQ2 e DQ8, que estão presentes na superfície de células imunológicas especializadas chamadas células apresentadoras de antígeno. A entrada de glúten nesse encaixe inicia uma sucessão de eventos, conduzindo ao processo autoimune característico da doença celíaca. Essa enzima tTG é decisiva para o surgimento da doença celíaca e da lesão intestinal.

O glúten nesse encaixe é apresentado às células imunológicas chamadas células T. Sob circunstâncias normais, e em pessoas sem doença celíaca, as células T iriam eliminar esse inimigo – sem problemas. Essas células T auxiliadoras são como guardas muito eficientes. Fazem exatamente o que devem fazer com grande eficiência e sem desvios.

Em pessoas com doença celíaca, as células T são mais como guardas muito lentos. Em vez de arrumar a bagunça, elas começam a produzir substâncias químicas (chamadas citocinas) que criam o dano colateral conhecido como a inflamação que atinge especificamente as células intestinais e, por fim, resulta no dano autoimune característico da doença celíaca.

O desenvolvimento de uma vacina terapêutica

Uma vacina para a doença celíaca mudaria a mentalidade de guarda lento para um guarda eficiente, mas esse é um processo muito difícil. Ao abastecer o inimigo agressor (três peptídeos potencialmente tóxicos: a gliadina no trigo, a hordeína na cevada e a secalina no centeio) em pequenas quantidades, há a possibilidade de reprogramar as células imunológicas para que façam seu trabalho de uma maneira rápida e eficiente.

No entanto, é mais provável que seja como minha pesquisa muitos anos atrás com a vacina potencial contra a cólera. Ela parecia muito boa no papel, mas não funcionou muito bem ao ser testada.

Embora uma vacina para a doença celíaca fosse como o "santo graal" para uma alternativa à dieta sem glúten, acredito que esse método demoraria mais tempo para se tornar disponível às pessoas em comparação a outros tratamentos alternativos que já discutimos. Ela também seria eficaz em apenas 90% a 92% das pessoas com doença celíaca, pois a vacina é específica somente para aqueles indivíduos que carregam o gene DQ2. Neste momento, a pesquisa está em andamento apenas para uma vacina potencial para indivíduos com DQ2 positivo.

Além de modificar a tTG, alterar outros componentes da rede celular complexa do sistema imunológico pode fornecer ferramentas alternativas para promover a tolerância. Pesquisas recentes mostram que a toxicidade do glúten pode não ser apenas dependente de células T para o reconhecimento. Outros membros do exército imunológico, inclusive os anticorpos para a interleucina-15, estão sendo investigados por seu papel na doença celíaca refratária.

Tratamentos do futuro

Esse panorama é um breve testemunho de quanto conseguimos alcançar na compreensão da doença celíaca e no desenvolvimento de alternativas de tratamento em potencial em um período muito curto de tempo. O campo é tão dinâmico, e o ritmo do novo conhecimento é tão rápido, que eu não ficaria surpreso se essa nova geração de pacientes com doença celíaca visse uma ou mais dessas tecnologias se tornando realidade em um futuro próximo.

Ainda assim, pessoalmente acredito que a dieta sem glúten permanecerá o pilar do tratamento para a doença celíaca. Mas essas alternativas, chamadas mais apropriadamente de tratamentos integrantes ou complementares à dieta sem glúten, podem representar uma rede de segurança para pacientes com doença celíaca. Dessa forma, quando nossos pacientes viajam, comparecem a eventos públicos, comem em restaurantes ou visitam seus amigos e sua família – em outras palavras, sempre que comem fora de casa –, eles estarão em paz quanto a permanecer seguros.

Para as pessoas com sensibilidade ao glúten, o mesmo método alternativo desenvolvido para a doença celíaca pode beneficiá-las também. Mas vamos lembrar que alguns pacientes com sensibilidade ao glúten podem ter um limite maior de sensibilidade ao glúten. Portanto, o retorno aos grãos antigos com um menor teor de glúten ou a grãos sem glúten poderia ser um método valioso para algumas dessas pessoas.

Só o tempo dirá se esse tratamento ou outros que irão evoluir a partir de desenvolvimentos posteriores mais tarde no processo de pesquisa serão seguros e eficazes o suficiente para servir como um substituto para a dieta sem glúten.

Epílogo

Fazendo os Desejos se Tornarem Realidade

Você se lembra de minha história sobre a lâmpada de Aladim e os três desejos dos pacientes com doença celíaca, apresentada na Introdução? Em grande parte, o trabalho realizado pelas pessoas no Center for Celiac Research fez esses sonhos se tornarem realidade.

Começando com o segundo desejo, temos aumentado a conscientização sobre os distúrbios relacionados ao glúten entre médicos e outros profissionais da saúde e a população geral. Quanto ao terceiro desejo, agora é possível diagnosticar a doença celíaca, especialmente em crianças, sem a necessidade de múltiplas biópsias (ver Capítulo 5).

E o primeiro e mais repetido desejo, a capacidade de comer aquilo que quiser sem se preocupar com o glúten ou a contaminação cruzada, está chegando mais perto da realidade. Testes clínicos promissores de um composto farmacológico e de outros avanços apresentados no Capítulo 16 estão trazendo as descobertas feitas na bancada do laboratório de nosso centro a um passo dos tratamentos no leito dos pacientes.

As principais descobertas de pesquisa

Começamos com a pergunta básica sobre a existência da doença celíaca nos Estados Unidos, que respondemos em 2003. Embora fôssemos vistos por muitos outros cientistas e médicos como estando totalmente desinformados, os fatos mostraram que a doença celíaca afeta cerca de um em cada 133 norte-americanos.

Outro exemplo dos modelos de pesquisa pioneiros que criamos em nosso centro é o desenvolvimento do exame de sangue de diagnóstico de autoanticorpos anti-tTG. Esse teste tem ajudado a reduzir o número de biópsias necessárias para o diagnóstico da doença celíaca.

Seguimos nossa inovação diagnóstica do teste tTG com uma proposição para um tratamento alternativo promissor, o acetato de larazotide, com base em nossa nova compreensão sobre a zonulina e o intestino permeável. E novamente nossas novas ideias foram criticadas, mas o papel do aumento da permeabilidade intestinal em doenças autoimunes, inclusive a doença celíaca, agora é um conceito aceito, e os testes clínicos iniciais são promissores.

Atualmente, estamos avançando no estudo sobre a sensibilidade ao glúten, e como ela difere da doença celíaca, para descobrir maneiras de diagnosticar e possivelmente prevenir a resposta dessa prima de segundo grau no espectro dos distúrbios relacionados ao glúten. E, mais uma vez, fomos encarados com algum ceticismo, mesmo diante da pesquisa científica que demonstra as diferenças moleculares básicas nas duas condições.

É claro que cometemos muitos erros ao longo do caminho; nenhum cientista pode estar certo ou ser completamente preciso 100% do tempo. E contamos com nossos colegas para contribuir com a atmosfera saudável de debate que define a boa ciência. Se fico desanimado, lembro-me de que nosso principal objetivo é melhorar a qualidade de vida das pessoas com distúrbios relacionados ao glúten, e concentro-me na evidência que aponta para como podemos alcançar esse objetivo.

Depois de 18 anos, estamos olhando para a frente, em direção à próxima fase da descoberta para o Center for Celiac Research. Em 2013, transferimos nosso centro para uma nova sede em Boston, no Hospital Geral de Massachusetts para Crianças. Além de oferecer cuidados para adultos e crianças com distúrbios relacionados ao glúten, também estamos trabalhando em parceria com colegas do Celiac Center do Beth Israel Deaconess Medical Center e do Hospital Infantil de Boston por meio da combinação do Programa Celíaco da Escola de Medicina de Harvard. Iremos continuar nossa tradição de treinar colegas e médicos para tratar os distúrbios relacionados ao glúten e colaborar com pesquisadores ao redor do mundo para avançar a compreensão e o tratamento de distúrbios autoimunes.

Nessa nova atmosfera amistosa e colaborativa, existem etapas novas e emocionantes à nossa frente que não podemos sequer visualizar. No final das contas, pessoas em todo o mundo serão beneficiadas pelas descobertas feitas pelo Programa Celíaco da Escola de Medicina de Harvard, em colaboração com os pesquisadores nacionais e internacionais.

Um convento medieval se torna um centro biomédico

Outro projeto internacional muito importante para mim, e muito perto de onde cresci, é a restauração do convento San Nicola della Palma, em Salerno, na Itália, em um instituto de pesquisa biomédica moderno. O local do antigo convento começou como um mosteiro beneditino em 1060 e agora se tornou parte de um projeto de renovação urbana bem-sucedido e altamente sofisticado.

Em 2007, comecei a trabalhar com o prefeito de Salerno, Vincenzo DeLuca, para colocar em ação o processo de pegar um edifício completamente destruído e restaurá-lo em um instituto de pesquisa importante para os cientistas de todo o mundo. Em uma linha do tempo mais atípica para uma empresa italiana, e em parceria com o Hospital Geral de Massachusetts para Crianças e outros patrocinadores, alcançamos esse objetivo em apenas cinco anos.

Em outubro de 2013, o European Biomedical Research Institute of Salerno (EBRIS) foi oficialmente inaugurado. Em uma maravilhosa junção entre o antigo e o moderno, os visitantes podem ver as ruínas da antiga igreja por baixo do piso de vidro sob seus pés.

A Fondazione Scuola Medica Salernitana ou Salerno Medical School Foundation, em parceria com o Hospital Geral de Massachusetts para Crianças, agora abriga uma instalação de pesquisa e ensino que ecoa a atmosfera progressiva e iluminada trazida pelos acadêmicos – tanto homens quanto mulheres – vindos de todo o mundo medieval para estudar e ensinar em Salerno. Com a restauração recente do edifício como parte do Umberto I Institute, o EBRIS se juntou ao renascimento cultural e científico de Salerno.

De certa forma, sinto que minha vida, junto com este livro, alcançou um círculo completo enquanto meus dois mundos – os Estados Unidos e a Itália – se unem. A primeira fase incluiu 18 anos promovendo o tratamento e a conscientização dos distúrbios relacionados ao glúten para a comunidade norte-americana e reunindo o conhecimento e a compreensão da experiência europeia com a doença celíaca. No novo instituto, ao unir o conhecimento europeu com a inovação norte-americana em uma atmosfera receptiva, novos avanços surgirão, não apenas para os distúrbios relacionados ao glúten, mas também para o tratamento de doenças autoimunes e para outras áreas.

Aumentando o apoio da comunidade celíaca

"Caro dr. Fasano, eu sinto muito sua falta. Você foi um excelente médico. Boa sorte com seu comprimido. Quando você o tiver concluído, irá voltar e cuidar de seus pacientes? Com muito amor, Lucia."

Essa carta, uma lembrança preciosa de uma de minhas pacientes mais jovens escrita como uma mensagem de despedida quando saí da Universidade de Maryland, tem um lugar de destaque em meu consultório lotado. Ela faz com que eu me lembre do apoio inabalável que os membros da comunidade celíaca têm dado ao nosso centro desde seu início. Da doação de 25 centavos de irmãos e irmãs de crianças com doença celíaca a contribuições maiores que tornaram nossas descobertas possíveis, valorizamos cada doação e doador.

Em nosso novo espaço no Hospital Geral de Massachusetts, em Boston, estamos trabalhando em alguns projetos interessantes: 1) descobrir um biomarcador (um alerta molecular) que podemos usar para desenvolver uma ferramenta de diagnóstico para a sensibilidade ao glúten; 2) procurar diferenças na microbiota intestinal de crianças com transtorno do espectro autista; 3) explorar a conexão bem estabelecida entre a sensibilidade ao glúten e um subgrupo de pessoas com esquizofrenia; e 4) encontrar o melhor momento para introduzir o glúten na dieta de uma criança; e outros tópicos de pesquisa.

A colaboração sempre foi essencial

Quando iniciei este projeto de escrever um livro sobre os distúrbios relacionados ao glúten conforme observados pelo prisma do Center for Celiac Research, tive muitas reservas. Já escrevi muitos livros e artigos científicos, mas nunca tinha tentado contar a verdadeira história do Center for Celiac Research. Eu sabia que essa não seria uma tarefa fácil. Mas estou muito contente por tê-la concluído. Esse exercício fez com que eu revisse 18 anos de minha carreira profissional. Nesse processo, lembrei-me de muitos detalhes que ressurgiram enquanto estava tentando identificar o caminho sinuoso que nos trouxe para nossa posição atual.

Mas não quero deixar o leitor com a impressão de que essa foi uma jornada de um homem só. Ao rever essa história, ela mostra quão notável a dedicação de muitos membros da família do Center for Celiac Research tem sido ao trazer a doença celíaca e outros distúrbios relacionados ao glúten ao centro do palco na posição da comunidade médica.

Usando seu coração e sua alma

Se alguém tivesse me colocado em uma máquina do tempo 18 anos atrás e me transportado para o presente, eu teria, sem dúvida, concluído que tomamos um atalho. Eu não teria imaginado de maneira alguma que poderíamos ter feito tanto progresso em período tão curto de tempo.

Essa jornada de reflexão fez com que me lembrasse de uma grande lição que aprendi muitos anos atrás com meu avô, quando eu era novo. Meu avô, um físico visionário nascido em 1901, mas com uma mente que pertencia ao século XXI, ensinou-me que nada é impossível na vida, desde que seu coração e sua alma estejam prontos.

Com invenções que estavam muito à frente de seu tempo, ele me lembrava muito Leonardo da Vinci. Ser criado com meu avô me deu a convicção de defender minhas ideias se eu estivesse genuinamente convencido de que elas iriam levar a resultados transformadores.

Estas palavras ditas pelo 26º presidente dos Estados Unidos em Paris há mais de 103 anos se revelaram tão inspiradoras para mim como as palavras de meu avô.

> *Não é o crítico que conta, nem o homem que aponta como o homem forte fracassou; ou onde o realizador de proezas poderia ter feito melhor. O crédito pertence ao homem que está realmente na arena; cujo rosto é desgraçado pela poeira, pelo suor e pelo sangue; que luta com coragem; que erra e se ergue de novo e de novo; que conhece os grandes entusiasmos, as grandes devoções, e se esforça em uma causa digna; que, na melhor das hipóteses, conhece no final o triunfo das grandes realizações; e que, na pior das hipóteses, se fracassar, pelo menos fracassa ousando muito, de modo que seu lugar nunca será junto àquelas almas frias e tímidas que não conhecem nem a vitória nem a derrota.*

Theodore Roosevelt

Agora é hora de eu voltar ao trabalho: de passar mais um dia na clínica com meus pacientes, outro dia no laboratório com meus alunos e outro dia com meus colegas enquanto trabalhamos juntos para resolver os enigmas complexos da ciência, analisando-os por partes.

Apêndice

Aplicativos para Celular

AllergyFree Passport Apps
Oferece diferentes aplicativos que as pessoas com doença celíaca, assim como aquelas com alergias alimentares (laticínios, ovos, peixe, amendoim, frutos do mar, soja, etc.), podem personalizar para procurar restaurantes e cardápios.
<www.allergyfreepassport.com/apps/>

Celiac Feed
Descubra com o iPhone locais com alimentos sem glúten nas proximidades e em outras cidades. Junte-se à comunidade e à parte de perguntas e respostas para compartilhar conhecimentos sobre a dieta sem glúten e a doença celíaca.
<www.celiacfeed.com>

Find Me Gluten Free
Esse aplicativo tem endereços, números de telefone e cardápios de restaurantes "perto de mim", "perto de um endereço" ou por cidades.

Gluten-Free App Reviews (Academy of Nutrition and Dietetics)
<www.eatright.org/media/content.aspx?id=6442467101>

Gluten Free Detective (Academy of Nutrition and Dietetics)
<http://tunes.apple.com/in/app/the-gluten-detective/id529788037?mt=8>

Gluten Free Registry
Um aplicativo para iPhone, *smartphones* com Android e iPads com um banco de dados de pesquisa de mais de 23.400 locais comerciais com alimentos sem glúten nos Estados Unidos e em outras localidades internacionais.
<www.glutenfreeregistry.com>

Gluten Free Restaurant Cards (gratuito)

Fornece 40 cartões do CeliacTravel.com em muitas línguas, que podem ser usados em restaurantes e apresentados para os garçons ou *chefs* a fim de explicar a dieta sem glúten.
<www.celiactravel.com/cards/>

Is that Gluten Free? (aplicativo para iPad e iPhone/iTouch)

Esse aplicativo inclui 23 mil produtos sem glúten verificados pelos fabricantes e mais de 510 marcas. Você pode pesquisar por marca, pelo nome do produto ou por uma categoria com a lista de ingredientes.
<http://midlifecrisisapps.com/is-that-gluten-free-eating-out/>

Whole Foods Market Recipes App

Aplicativo gratuito para iPhone, iPod Touch ou iPad que filtra receitas por categorias e dietas especiais, como dieta sem glúten, vegetariana, com baixo teor de gordura, e muito mais. Esse aplicativo também pode encontrar receitas que utilizam ingredientes que você já possui e oferece a opção de criar listas de compras.
<www.wholefoodsmarket.com/apps/index.php>

(Agradecimentos especiais à dra. Mary McKenna e a John M. Mink, pelos aplicativos para celular.)

Leituras Sugeridas

Na última década, o número de referências (livros, artigos e sites), além de grupos de apoio e outras organizações em defesa das pessoas com doença celíaca e sensibilidade ao glúten, tem crescido muito. Essa breve seleção é apenas um ponto de partida; muitos autores listados a seguir têm outros livros e referências para pessoas com distúrbios relacionados ao glúten.

Livros sobre doença celíaca, dieta sem glúten e assuntos relacionados

ADAMSON, E.; THOMPSON, T. *The Complete Idiot's Guide to Gluten-Free Eating.* New York: Penguin, 2007.

BLUMER, I.; CROWE, S. *Celiac Disease for Dummies.* Mississauga, Ontario: John Wiley & Sons Canada, 2010.

BOWER, S. *Celiac Disease: A Guide to Living with Gluten Intolerance.* New York: Demos Medical Publishing, 2007.

BROWN, M. *Gluten-Free Hassle-Free: A Simple, Sane, Dietitian-Approved Program for Eating Your Way Back to Health.* New York: Demos Medical Publishing, 2013.

CANADIAN CELIAC ASSOCIATION. *Acceptability of Foods and Food Ingredients for the Gluten-Free Diet Pocket Dictionary.* <www.celiac.ca>.

CASE, S. *Gluten-Free Diet. A Comprehensive Resource Guide.* Regina, Saskatchewan: Case Nutrition Consulting, 2010.

CAVALLI-SFORZA, L.; MENOZZI, P.; PIAZZA, A. *The History and Geography of Human Genes.* Princeton, NJ: Princeton University Press, 1994.

DENNIS, M.; LEFFLER, D. *Real Life with Celiac Disease: Troubleshooting and Thriving Gluten Free.* Bethesda, MD: AGA Press, 2010.

FASANO, A. (ed.). *Clinical Guide to Gluten-Related Disorders*. Philadelphia, PA: Lippincott, Williams & Wilkins, 2013.

FASANO, A.; TRONCONE, R.; BRANSKI, D. "Frontiers in Celiac Disease". *Pediatric and Adolescent Medicine,* vol. 12. Basel, Switzerland: Karger, 2008.

FENSTER, C. *1,000 Gluten-Free Recipes*. Hoboken, NJ: John Wiley & Sons, 2008.

GREEN, P. H. R.; JONES, R. *Celiac Disease: A Hidden Epidemic*. 2. ed. New York: HarperCollins, 2010.

HOLMES, G.; CATASSI, C.; FASANO, A. *Fast Facts: Celiac Disease*. 2. ed. Oxford, UK: Health Press, 2009.

KOELLER, K.; LAFRANCE, R. *Let's Eat Out Around the World, Gluten Free and Allergy Free*. 4. ed. New York, NY: Demos Health, 2013.

KORN, D. *Living Gluten-Free for Dummies*. 2. ed. Hoboken, NJ: John Wiley & Sons, 2010.

NATIONAL INSTITUTES OF HEALTH CONSENSUS DEVELOPMENT CONFERENCE ON CELIAC DISEASE. Bethesda, MD: 2004. U.S. Department of Health & Human Services.

PACKAGED FACTS. *Gluten-free Food and Beverage Guide in the U.S.* 4. ed. Rockville, MD: Market Research Group, LLC, 2012.

RAMAZZINI, B. *De Morbis Artificum Diatriba (Diseases of Workers)*. Padua, Italy, 1713.

SHEPARD, J. D. *The First Year: Celiac Disease and Living Gluten-Free: An Essential Guide for the Newly Diagnosed*. Cambridge, MA: Perseus Books, 2008.

STATON, H.; LEICHTER, A.; BOUSVAROS, A. *Amy Goes Gluten Free: A Young Person's Guide to Celiac Disease*. Children's Hospital, Boston, MA, 2009.

The Essential Gluten-Free Grocery Guide and The Essential Gluten-free Restaurant Guide, <www.triumphdining.com>.

THOMPSON, Tricia. *The Gluten-Free Nutrition Guide*. <www.glutenfreedietitian.com>

Revistas

Allergic Living Magazine
<www.allergicliving.com>

Delight Gluten Free
<www.delightgfmagazine.com>

Easy Eats
<www.easyeats.com>

Gluten-Free Living Magazine
<www.glutenfreeliving.com>

Living Without Magazine
<www.livingwithout.com>

Simply Gluten Free Magazine

Artigos, resenhas, editoriais e guias selecionados e revisados por especialistas

BAI, J. C.; FRIED, M.; CORAZZA, G. R. et al. World Gastroenterology Organization. "World Gastroenterology Organisation global guidelines on celiac disease." *J Clin Gastroenterol.* 2013: 47(2), p. 121-126.

BARADA, K.; ABU DAYA, H.; ROSTAMI, K. et al. "Celiac disease in the developing world." *Gastrointest Endosc Clin N Am.* 2012: 22(4), p. 773-796.

BARG, W.; WOLANCYK-MEDRALA, A.; OBOJSKI, A. et al. "Food-dependent exercise-induced anaphylaxis: possible impact of increased basophil histamine releasability in hyperosmolar conditions." *J Investig Allergol Clin Immunol.* 2008: 18(4), p. 312-315.

BRANSKI, D.; FASANO, A.; TRONCONE, R. "Latest developments in the pathogenesis and treatment of celiac disease." *J Pediatr.* 2006: 149(3), p. 295-300.

CASCELLA, N. G.; KRYSZAK, D.; BHATTI, B. et al. "Prevalence of celiac disease and gluten sensitivity in the United States antipsychotic trials of intervention effectiveness study population." *Schizophr Bull.* 2011: 37(1), p. 94-100.

CASCELLA, N. G.; SANTORA, D.; GREGORY, P.; KELLY, D. L. et al. "Increased prevalence of transglutaminase 6 antibodies in sera from schizophrenia patients." *Schizophr Bull.* 2012: 39(4). p. 867-871.

CATASSI, C. "Where is celiac disease coming from and why?" *J Pediatr Gastroenterol Nutr.* 2005: 40(3), p. 279-282.

CATASSI, C. Editorial: "Celiac disease in Turkey: lessons from the fertile crescent." *Am J Gastroenterol.* 2011: 106(8), p. 1518-1520.

CATASSI, C.; ANDERSON, R. P.; HILL, I. D. et al. "World perspective on celiac disease." *J Pediatr Gastroenterol Nutr.* 2012: 55(5), p. 494-499.

CATASSI, C.; BAI, J. C.; BONAZ, B. et al. "Non-celiac gluten sensitivity: the new frontier of gluten related disorders." *Nutrients.* 2013: 5(10): p. 3839-3853.

CATASSI, C.; FABIANI, E.; IACONO, G. et al. "A prospective double-blind, placebo-controlled trial to establish a safe gluten threshold for patients with celiac disease." *Am J Clin Nutr.* 2007: 85(1), p. 160-166.

CATASSI, C.; FASANO, A. "Celiac disease." *Curr Opin Gastroenterol.* 2008: 24(6), p. 687-691.

_____. "Celiac disease diagnosis: simple rules are better than complicated algorithms." *Am J Med.* 2010: 123(8), p. 691-693.

_____. "Is this really celiac disease? Pitfalls in diagnosis." *Curr Gastroenterol Rep.* 2008: 10(5), p. 466-472.

_____. "New developments in childhood celiac disease." *Curr Gastroenterol Rep.* 2002: 4(3), p. 238-243.

CATASSI, C.; KRYSZAK, D.; BHATTI, B. et al. "Natural history of celiac disease autoimmunity in a USA cohort followed since 1974." *Ann Med.* 2010: 25(1), p. 530-538.

CATASSI, C.; KRYSZAK, D.; LOUIS-JACQUES, O. et al. "Detection of celiac disease in primary care: a multicenter case-finding study in North America." *Am J Gastroenterol.* 2007: 102(7), p. 1454-1460.

CATASSI, C.; LIONETTI, E. "Case finding for celiac disease is okay, but is it enough?." *J Pediatr Gastroenterol Nutr.* 2013: 57(4), p. 415-417.

CAVELL, B.; STENHAMMER, L.; ASCHER, H. et al. "Increasing incidence of childhood coeliac disease in Sweden: Results of a national study". *ActaPaediatr.* 1992: 81(8), p. 589-592.

COLLIN, P.; KAUKINEN, K.; VÄLIMÄKI, M. et al. "Endocrinological Disorders and Celiac Disease." *Endocrine Reviews.* 2002: 23(4), p. 464-483.

COLLIN, P.; KAUKINEN, K.; VOGELSANG, H. et al. "Antiendomysial and antihuman recombinant tissue transglutaminase antibodies in the diagnosis of celiac disease: a biopsy-proven European multicentre study." *Eur J Gastroenterol Hepatol.* 2005: 17(1), p. 85-91.

COURY, D. L.; ASHWOOD, P.; FASANO, A. et al. "Gastrointestinal conditions in children with autism spectrum disorder: developing a research agenda." *Pediatrics.* 2012: Supl. 2: S160-168.

DE MAGISTRIS, L.; PICARDI, A.; SINISCALCO, D. et al. "Antibodies against food antigens in patients with autistic spectrum disorders." *Biomed Res Int.* 2013: 729349.

DENERY-PAPINI, S.; BODINIER, M.; PINEAU, F. et al. "Immunoglobulin-E-binding epitopes of wheat allergens in patients with food allergy to wheat and in mice experimentally sensitized to wheat proteins." *Clin Exp Allergy.* 2011: 41(10), p. 1478-1492.

DOWD, B.; WALKER-SMITH, J. "Samuel Gee, Aretaeus, and the coeliac affection." *Br Med J.* 1974: 2(5909), p. 45-457.

DRAGO, S.; EL ASMAR, R.; DI PIERRO, M. et al. "Gliadin, zonulin and gut permeability: Effects on celiac and non-celiac intestinal mucosa and intestinal cell lines." *Scand J Gastroenterol.* 2006: 41(4), p. 408-419.

FASANO, A. "Celiac disease – how to handle a clinical chameleon." *N Engl J Med.* 2003: 348(25), p. 2568-2570.

_____. "Intestinal permeability and its regulation by zonulin: diagnostic and therapeutic implications." *Biochim Biophys Acta.* 2012: 10(10), p. 1096-1000.

_____. "Leaky gut and autoimmune diseases." *Clin Rev Allergy Immunol.* 2012: 42(1), p. 71-78.

_____. "Neurologic and psychiatric manifestations of celiac disease and gluten sensitivity." *Psychiatr Q.* 2012: 83(1), p. 91-102.

_____. "Novel therapeutic/integrative approaches for celiac disease and dermatitis herpetiformis." *Clin Dev Immunol.* 2012: 959061.

_____. "Physiological, pathological, and therapeutic implications of zonulin-mediated intestinal barrier modulation: living life on the edge of the wall." *Am J Pathol.* 2008: 173(5), p. 1243-1252.

_____. "Should we screen for celiac disease? Yes." *BMJ.* 2009: 17: 339: b3592.

_____. "Surprises from celiac disease." *Sci Am.* 2009: 301(2), p. 54-61.

_____. "Systemic autoimmune disorders in celiac disease." *Curr Opin Gastroenterol.* 2006: 22(6), p. 674-679.

_____. "Zonulin and its regulation of intestinal barrier function: the biological door to inflammation, autoimmunity, and cancer." *Physiol Rev.* 2011. 91(1), p. 151-175.

_____. "Zonulin, regulation of tight junctions, and autoimmune diseases." *Ann N Y Adac Sci.* 2012: 1258, p. 25-33.

FASANO, A.; BERTI, I.; GERARDUZZI, T. *et al.* "Prevalence of celiac disease in at-risk and not-at-risk groups in the United States: a large multicenter study." *Arch Intern Med.* 2003: 163(3), p. 286-292.

FASANO, A.; CATASSI, C. Clinical Practice. "Celiac disease." *N Engl J Med.* 2012: 367(25), p. 2419-2426.

_____. "Early feeding practices and their impact on development of celiac disease." *Nestle Nurtr Workshop Ser Pediatr Program.* 2011: 68, p. 201-209.

FASANO, A.; SHEA-DONOHUE, T. "Mechanisms of disease: the role of intestinal barrier function in the pathogenesis of gastrointestinal autoimmune diseases." *Nat Clin Pract Gastroenterol Hepatol.* 2005: 2(9), p. 416-422.

FOLSTEIN, S.; RUTTER, M. "Infantile autism: a genetic study of 21 twin pairs." *Journal of Child Psychology and Psychiatry.* 1977: 18(4), p. 297-321.

FRANCO, G.; FRANCO, F. "Bernadino Ramazzini: The father of occupational medicine." *Am J Public Health.* 2001: 91(9), p. 1382.

GILBERT, A.; KRUIZINGA, A. G. *et al.* "Might gluten traces in wheat substitutes pose a risk in patients with celiac disease? A population-based probabilistic approach to risk estimation." *Am J Clin Nutr.* 2013: 98(2), p. 511.

GADEWAR, S.; FASANO, A. "Celiac disease: is the atypical really typical? Summary of the recent National Institutes of Health Consensus Conference and latest advances." *Curr Gastroenterol Rep.* 2005: 7(6), p. 455-461.

GEE, S. J. "On the coeliac affection. St Bartholomew's Hospital Report." 1888: 24, p. 17-20.

GELFOND, D.; FASANO, A. "Celiac disease in the pediatric population." *Pediatr Ann.* 2006: 41(4), p. 408-419.

GOLDBERG, D.; KRYSZAK, D.; FASANO, A. *et al.* "Screening for celiac disease in family members: is follow-up testing necessary?" *Dig Dis Sci.* 2007: 52(4), p. 1082-1086.

GREEN, P. H. "The many faces of celiac disease: Clinical presentation of celiac disease in the adult population." *Gastroenterology.* 2005: 128(4) Suppl 1: S74-S78.

_____. "Trends in the presentation of celiac disease." *Am J Med,* 2006: 119(4).

HARRIS, K. M.; FASANO, A.; MANN, D. L. "Monocytes differentiated with IL-15 support Th17 and Th1 responses to wheat gliadin: implications for celiac disease." *Clin Immunol.* 2010: 135(3), p. 430-439.

HILL, I. D.; DIRKS, M. H.; LIPTAK, G. S. et al. "Guideline for the diagnosis and treatment of celiac disease in children: recommendations of the North American Society for Pediatric Gastroenterology, Hepatology and Nutrition." *J Pediatr Gastroneterol Nutr.* 2005: 40(1), p. 1-19.

HOLLON, J. R.; CURETON, P. A.; MARTIN, M. L. et al. "Trace gluten contamination may play a role in mucosal and clinical recovery in a subgroup of diet-adherent non-responsive celiac disease patients." *BMC Gastroentrol.* 2013: 13(40).

IVARSSON, A. "The Swedish epidemic of coeliac disease explored using an epidemiological approach – some lessons to be learnt." *Best Pract Res Clin Gastroenterol.* 2005: 19(3), p. 425-440.

JACKSON, J.; EATON, W.; CASCELLA, N. et al. "A gluten-free diet in people with schizophrenia and anti-tissue transglutaminase or anti-gliadin antibodies." *Schizophr Res.* 2012: 140(1–2), p. 362-363.

JOSLIN, C. L.; BRADLEY, J. E.; CHRISTENSEN, T. A. "Banana therapy in the diarrheal diseases of infants and children." *Pediatrics.* 1938: 12(1), p. 66-70.

KASARDA, D. D. "Can an increase in celiac disease be attributed to an increase in the gluten content of wheat as a consequence of wheat breeding?" *J Agric Food Chem.* 2013: 61(6), p. 1155-1159.

KASARDA, D. D.; DUPONT, F. M.; VENSEL, W. H. et al. "Surface-associated proteins of wheat starch granules: suitability of wheat starch for celiac patients." *J Agric Food Chem.* 2008: 56(21), p. 10292-10302.

KASARDA, D. D. "Triticum moncoccum and celiac disease." *Scand J Gastroenterol.* 2007: 42(9), p. 1141-1142.

KOGNOFF, M.; ROSTOM, A.; MURRAY, J. "American Gastroenterological Association (AGA) Institute Technical Review on the Diagnosis and Management of Celiac Disease." *Gastroenterology.* 2006: 131(6), p. 1981-2002.

KUDLIEN, F. "Aretaeus of Cappadocia." *Dictionary of Scientific Biography* 1. New York: Charles Scribner's Sons. 1970, p. 234-235.

LAMMERS, K. M.; KHANDELWAL, S.; CHAUDHRY, F. et al. "Identification of a novel immunodulatory gliadin peptide that causes interleukin-8 release in a chemokine receptor CXCR-3 dependent manner only in patients with celiac disease." *Immunology.* 2011: 132(3), p. 432-440.

LAMMERS, K. M.; LU, R.; BROWNLEY, J. *et al.* "Gliadin induces an increase in intestinal permeability and zonulin release by binding to the chemokine receptor CXCR3." *Gastroenterology.* 2008: 135(1), p. 194-204.

LIONETTI, E.; CASTELLANETA, S.; PULVIRENTI, A. *et al.* Italian Working Group of Weaning and Celiac Disease Risk. "Prevalence and natural history of potential celiac disease in at-family-risk infants prospectively investigated from birth." *J Pediatr.* 2012: 161(5), p. 908-914.

LIONETTI, E.; CATASSI, C. "New clues in celiac disease epidemiology, pathogenesis, clinical manifestations, and treatment." *Int Rev Immunol.* 2011: 30(4), p. 219-231.

LUDVIGGSON, J. F.; FASANO, A. "Timing of introduction of gluten and celiac disease risk." *Ann Nutr Metab.* 2012: Suppl 2, p. 22-29.

LUDVIGGSON, J. F.; LEFFLER, D. A.; BAI, J. C. *et al.* "The Oslo definitions for coeliac disease and related terms." *Gut.* 2013: 62(1), p. 43-52.

LUDVIGGSON, J. F.; ZUGNA, D.; RICHIARDI, L. *et al.* "A nationwide population-based study to determine whether coeliac disease is associated with infertility." *Gut.* 2010: 59, p. 1471-1475.

MILLWARD, C.; FERRITER, M.; CALVER, S. J. *et al.* "Gluten and casein-free diets for autism spectrum disorder." *Cochrane Summaries.* Publicação *on-line*: 21 jan. 2009. <http://summaries.cochrane.org>.

REILLY, N. R.; FASANO, A.; GREEN, P. H. "Presentation of celiac disease." *Gastrointest Endosc Clin N Am.* 2012: 22(4), p. 613-621.

ROSSI, F.; BELLINI, G.; TOLONE, C. *et al.* "The cannabinoid receptor type 2 Q63R variant increases the risk of celiac disease: implication for a novel molecular biomarker and future therapeutic intervention." *Pharmacol Res.* 2012: 66(1), p. 88-94.

SAMAROO, D.; DICKERSON, F.; KASARDA, D. D. *et al.* "Novel immune response to gluten in individuals with schizophrenia." *Schizophr Res.* 2010: 118(1-3), p. 248-255.

SAPONE, A.; BAI, J. C.; CIACCI, C.; DOLINSEK, J. *et al.* "Spectrum of gluten-related disorders: consensus on new nomenclature and classification." *BMC Med.* 2012: 10(13).

SAPONE, A.; LAMMERS, K. M.; CASOLARO, V. *et al.* "Divergence of gut permeability and mucosal gene expression in two gluten-associated conditions: celiac disease and gluten sensitivity." *BMC Med.* 2012: 9, p. 9-23.

SAPONE, A.; LAMMERS, K. M.; MAZZARELLA, G. et al. "Differential mucosal IL-17 expression in two gliadin-induced disorders: gluten sensitivity and the autoimmune enteropathy celiac disease." *Int Arch Allergy Immunol.* 2010: 152(1), p. 75-80.

SELLITTO, M.; BAI, G.; SERENA, G.; FRICKE, W. F. et al. "Proof of concept of microbiome-metabolome analysis and delayed gluten exposure on celiac disease autoimmunity in genetically at-risk infants." *PLoS One.* 2012: 7(3): e33387.

THOMAS, K. E.; SAPONE, A.; FASANO, A. et al. "Gliadin stimulation of murine macrophage inflammatory gene expression and intestinal permeability are MyD88-dependent: role of the innate immune response in celiac disease." *J Immunol.* 2006: 176(4), p. 2512-2521.

TRIPATHI, A.; LAMMERS, K. M.; GOLDBLUM, S. et. al. "Identification of human zonulin, a physiological modulator of tight junctions as prehaptoglobin-2." *Proc Natl Acad Sci U S A.* 2009: 106(39), p. 16799-16804.

TYE-DIN, J. A.; STEWART, J. A.; DROMEY, J. A. et al. "Comprehensive, quantitative mapping of T cell epitopes in gluten in celiac disease." *Sci. Transl. Med.* 2010: 2(41), p. 41-51.

VAN BERGE-HENEGOUNEN, G. P.; MULDER, C. J. "Pioneer in the gluten free diet: Willem-Karel Dicke 1905-1962, over 50 years of gluten free diet." *Gut.* 1993: 34(11), p. 1473-1475.

ZAWAHIR, S.; SAFTA, A.; FASANO, A. "Pediatric celiac disease." *Curr Opin Pediatr.* 2009: 21(5), p. 655-660.

ZUIDMEER, L.; GOLDHAHN, K.; RONA, R. J. et al. "The prevalence of plant food allergies: a systematic review." *J Allergy Clin Immunol.* 2008: 121(5), p. 1210-1218.

Outras referências

Fact Sheet on Section 504 of the Rehabilitation Act
<http://www.hhs.gov/ocr/civilrights/resources/factsheets/504.pdf>
FALCPA
<http://www.fda.gov/Food/GuidanceRegulation/GuidanceDocuments-RegulatoryInformation/Allergens/ucm106890.htm>
Healthy Hunger-Free Kids Act of 2010
<http://www.fns.usda.gov/cnd/governance/Legislation/CNR_2010.htm>

National Human Genome Research Institute, National Institutes of Health
<http://www.genome.gov/>
National School Lunch Act
<http://www.fns.usda.gov/nslp/history_5#nationalweekest>
National School Lunch Program
<http://www.fns.usda.gov/nslp/national-school-lunch-program>
University of Georgia, Department of Crop and Soil Sciences
<http://ses.library.usyd.edu.au/bitstream/2123/3389/1/O25.pdf>
U.S. Department of Education Office of Civil Rights
<http://www2.ed.gov/about/offices/list/ocr/504faq.html>

Fontes

Centros e programas celíacos nos Estados Unidos

Costa Leste
Alfred I duPont Hospital for Children
Pediatric GI Division
Wilmington, DE
<http://www.nemours.org/service/medical/gastroenterology.html?location=naidhc>

Beth Israel Deaconess Medical Center, Celiac Center*
Boston, MA
<www.CeliacNow.org>

Boston Children's Hospital Celiac Disease Program*
Boston, MA
<http://www.childrenshospital.org/centers-and-services/celiac-disease-
-program>

Center for Celiac Research, Massachusetts General Hospital*
Boston, MA
<www.celiaccenter.org>

Kogan Celiac Center at the Barnabas Health Ambulatory Care Center
Livingston, NJ
<www.barnabashealth.org/services/celiac/index.html>

The Celiac Center at Paoli Hospital
Paoli, PA
<www.mainlinehealth.org/paoliceliac>

The Celiac Disease Center at Columbia University
Nova York, NY
<www.celiacdiseasecenter.columbia.edu>

The Jefferson Celiac Center at Thomas Jefferson University Hospital
Filadélfia, PA

Centro-oeste/Sul

Center for Digestive Diseases at the University of Iowa Hospitals and Clinics
Iowa City, IA
<www.uihealthcare.org/CeliacDisease/>

Children's Hospital of Wisconsin
Bonnie Mechanic Celiac Disease Clinic
Milwaukee, WI
<http://www.nemours.org/service/medical/gastroenterology.html?location=naidhc>

Digestive Health Center at the University of Virginia Health System
Charlottesville, VA
<www.uvahealth.com/services/digestive-health>

Mayo Clinic in Minnesota
Rochester, MN
<www.mayoclinic.org/celiac-disease>

Nationwide Children's Hospital
Columbus, OH
<www.nationwidechildrens.org>

The Celiac Center at the University of Tennessee Medical Center
Knoxville, TN

The University of Chicago Celiac Disease Center
Chicago, IL
<www.cureceliacdisease.org>

Costa Oeste
Children's Hospital Colorado
Aurora, CO
<www.childrenscolorado.org>

Division of Gastroenterology and Nutrition at the Children's Hospital, Los Angeles
Los Angeles, CA

Stanford Celiac Sprue Management Clinic
Palo Alto, CA
<www.stanfordhospital.com/clinicsmedservices/clinics/gastroenterology/celiacsprue>

The Celiac Disease Clinic at Rady Children's Hospital
San Diego, CA
<www.rchsd.org>

University of Colorado Hospital
Anschutz Medical Campus
Aurora, CO
<www.uch.edu/conditions/digestive-liver-pancreas/celiac-sprue-disease/>

Wm. K. Warren Medical Research Center for Celiac Disease at the University of California, San Diego
La Jolla, CA
<http://celiaccenter.ucsd.edu/>

Agradecimentos especiais a essas três organizações da Nova Inglaterra por fornecerem recursos. Constituindo o Programa Celíaco da Escola de Medicina de Harvard, os médicos, doutores, nutricionistas e outros funcionários desses três grupos estão trabalhando juntos para avançar a pesquisa, aumentar a conscientização e aprimorar o atendimento aos pacientes com doença celíaca e outros distúrbios relacionados ao glúten.

Organizações e grupos de apoio para pessoas celíacas nos Estados Unidos

Academy of Nutrition and Dietetics (antiga American Dietetic Association)
<www.eatright.org>
<www.eatright.org/search.aspx?search=celiac+disease>

American Celiac Disease Alliance
<www.americanceliac.org>

American Gastroenterological Association
www.gastro.org
<www.gastro.org/patient-center/digestive-conditions/celiac-disease>

Canadian Celiac Association
<www.celiac.ca>

Celiac Disease Foundation

<www.celiac.org>

Celiac Sprue Association
<www.csaceliacs.org>

Children's Digestive Health and Nutrition Foundation
<www.cdhnf.org>

Gluten Intolerance Group of North America
<www.gluten.net>

National Foundation for Celiac Awareness
<www.celiaccentral.org>

National Institute of Diabetes and Digestive and Kidney Diseases
<www.niddk.nih.gov>

National Institute of Health Celiac Disease Awareness Campaign
<www.celiac.nih.gov>

North American Society for Pediatric Gastroenterology, Hepatology, and Nutrition (Gastrokids)
<www.gastrokids.com>

North American Society for the Study of Celiac Disease
<www.nasscd.org>

Raising Our Celiac Kids (R.O.C.K.)
<www.celiackids.com>

Nota do Editor

A Madras Editora não participa, endossa ou tem qualquer autoridade ou responsabilidade no que diz respeito a transações particulares de negócio entre o autor e o público.

Quaisquer referências de internet contidas neste trabalho são as atuais, no momento de sua publicação, mas o editor não pode garantir que a localização específica será mantida.

Glossário

Alergia ao trigo: uma alergia a alimentos que contêm trigo.

Algoritmo diagnóstico: um procedimento passo a passo utilizado para diagnosticar uma doença.

Aminoácidos: compostos contendo nitrogênio, que servem como blocos constituintes das proteínas.

Anemia: qualquer condição na qual o sangue não consegue fornecer oxigênio suficiente para o corpo.

Anticorpos: proteínas grandes produzidas pelo sistema imunológico quando o organismo é invadido por substâncias estranhas. Os anticorpos protegem o organismo, desativando os invasores estranhos.

Anticorpos antiendomísio (AAE): nas pessoas com doença celíaca, os anticorpos produzidos em resposta à ingestão de alimentos que contêm glúten.

Anticorpos antigliadina (AAG): anticorpos produzidos pelo organismo quando uma pessoa com doença celíaca consome alimentos que contêm glúten.

Antígeno: uma substância estranha que causa uma reação alérgica no corpo.

Antígeno leucocitário humano (HLA): proteínas que ajudam o sistema imunológico a distinguir entre as proteínas do próprio corpo e as proteínas produzidas por invasores estranhos, como os vírus.

Asma do padeiro: um tipo de asma causado pela inalação de poeira de farinha e outras substâncias encontradas em padarias. Os sintomas incluem tosse, falta de ar, chiado e aperto no peito.

Ataxia por glúten: uma condição neurológica desencadeada pelo consumo de glúten (nas pessoas com doença celíaca). Os anticorpos ao glúten danificam a área do cérebro responsável pela coordenação motora grossa, como caminhar. Esse dano potencialmente pode causar a perda de coordenação, e até mesmo uma deficiência significativa e progressiva em alguns casos.

Atípico: incomum; não típico.

Autoanticorpos: proteínas produzidas pelo sistema imunológico que têm como alvo os próprios tecidos saudáveis do organismo.

Basófilos: glóbulos brancos do sangue envolvidos em reações imunológicas. As células basais produzem substâncias químicas, como a histamina.

Bebê de banana: membro de um grupo de pacientes pediátricos diagnosticados com doença celíaca nos Estados Unidos na década de 1930 que foram alimentados com uma dieta, desenvolvida pelo dr. Sidney Haas, que consistia principalmente em bananas.

Biomarcador: uma característica física mensurável que é usada para detectar a presença ou a gravidade de uma doença ou infecção.

Biópsia: um procedimento no qual uma pequena amostra de fluido ou tecido é retirada do corpo e examinada com um microscópio. É, muitas vezes, usada para diagnosticar uma doença.

Cápsula de Watson: um dispositivo desenvolvido na década de 1960 que já foi amplamente utilizado para diagnosticar a doença celíaca. Uma criança engolia a cápsula, que era do tamanho de um caroço de azeitona. Conectava-se a um tubo comprido que era inserido no intestino, o qual era usado para pegar uma pequena amostra de tecido que podia ser examinada com um microscópio.

Caseína: uma proteína encontrada no leite.

Célula basal: um tipo de célula encontrado nas camadas mais profundas da pele.

Células apresentadoras de antígeno: um grupo de células que processa antígenos no corpo e os "apresenta" a células que estão envolvidas no desencadeamento da resposta imunológica do corpo.

Células B: glóbulos brancos do sangue que fazem parte do sistema imunológico do corpo. Cada célula B produz um anticorpo específico que bloqueia um invasor estranho específico, como um vírus.

Células T: glóbulos brancos do sangue que desempenham um papel importante no desencadeamento da resposta imunológica do organismo a invasores estranhos, como os vírus.

Choque anafilático/anafilaxia: uma reação alérgica que pode ser fatal. A anafilaxia envolve todo o corpo; os sintomas se desenvolvem em segundos ou minutos. Eles incluem dor abdominal, sons respiratórios agudos, ansiedade, aperto no peito, tosse, diarreia, dificuldade para respirar e engolir, tontura, urticária, congestão nasal, náusea ou vômito, palpitações, vermelhidão da pele, fala arrastada, inchaço no rosto ou na língua, inconsciência e chiado no peito.

• **Anafilaxia induzida por exercício dependente de alimentos (AIEDA):** anafilaxia causada pela combinação de ingerir um alimento do qual se tem alergia e iniciar uma atividade física logo depois.

• **Anafilaxia induzida por exercício dependente do trigo (AIEDT):** anafilaxia que ocorre quando uma pessoa que é alérgica ao trigo ingere essa substância e, em seguida, inicia uma atividade física.

Citocinas: um grupo de substâncias químicas envolvidas na resposta imunológica do organismo. Nas pessoas com doença celíaca, a ingestão de glúten desencadeia a produção de citocinas que atacam o intestino e causam danos e doenças.

Cólera: uma infecção do intestino delgado que causa diarreia, vômito, cólicas e desidratação.

Comorbidades: quando duas ou mais doenças ou distúrbios ocorrem em uma pessoa ao mesmo tempo.

Contaminação cruzada: quando bactérias, alérgenos ou outras substâncias em um alimento são inadvertidamente transferidos para outro alimento, consequentemente contaminando-o. As causas mais comuns de contaminação cruzada são tábuas de corte e facas que não são limpas entre as utilizações com diferentes alimentos.

Coorte: um grupo de pessoas, como aquelas que passam por um tratamento como parte de um estudo de pesquisa.

Dermatite atópica: uma doença que provoca coceira e inflamação na pele e que, muitas vezes, começa na infância.

Dermatite herpetiforme: uma doença crônica caracterizada por uma coceira muito forte surgindo como erupções e bolhas na pele ou, menos frequentemente, como marcas de arranhões. Embora a causa da doença seja desconhecida, a dermatite herpetiforme tem sido associada à doença celíaca.

Desafio de glúten: um teste para verificar como o organismo reage ao glúten. Ele consiste em seguir uma dieta sem glúten por um determinado período e, depois, ingerir glúten e fazer exames de sangue que medem a resposta do organismo.

Detecção: o ato de descobrir pessoas que contraíram uma doença ou infecção específica.

Dieta sem glúten: um plano alimentar que não contém nenhum glúten.

Distúrbios relacionados ao glúten: condições causadas por uma reação adversa ao glúten ou ao trigo, como a doença celíaca, a sensibilidade ao glúten e a alergia ao trigo.

Doença autoimune: um distúrbio no qual o organismo inicia uma resposta imunológica anormal e defensiva contra seus próprios tecidos saudáveis.

Doença celíaca: uma doença genética na qual a maioria das pessoas sofre de uma variedade de sintomas, tanto gastrointestinais quanto extraintestinais, depois de ingerir alimentos que contêm glúten. Nas pessoas com doença celíaca, o glúten faz com que o sistema imunológico produza substâncias químicas que podem danificar o trato intestinal. Alguns indivíduos sofrem de "doença celíaca silenciosa".

Doença celíaca refratária: uma condição rara em que há uma ausência de melhoria a longo prazo nos sintomas da doença celíaca quando se segue uma dieta sem glúten.

Doença celíaca silenciosa: também chamada de "doença celíaca assintomática", ocorre quando um indivíduo não tem os principais sintomas, mas foi diagnosticado com a doença celíaca por meio de exames de sangue e endoscopia; ocorre, muitas vezes, em conjunto com outros testes para outras doenças.

Doença de Crohn: uma condição crônica que causa a inflamação do trato gastrointestinal. Os sintomas mais comuns incluem diarreia persistente, sangramento retal, cólicas abdominais e constipação.

Doença de Lyme: uma doença causada por bactérias que é transmitida para as pessoas por meio de picadas de carrapatos. Os sintomas incluem febre, dor de cabeça, fadiga e erupção cutânea. Se não for tratada, a doença também pode afetar as articulações, o coração e o sistema nervoso.

Doença inflamatória intestinal: uma condição caracterizada por uma inflamação crônica no trato gastrointestinal. As duas formas principais da doença imune-mediada são a doença de Crohn e a colite.

Embriogênese: o desenvolvimento de um embrião.

Endorfinas: substâncias liberadas pelo cérebro que aliviam a dor e o estresse.

Endoscopia: um procedimento médico no qual um tubo comprido e fino com uma câmara colocada em sua extremidade é inserido no corpo de uma pessoa, o que permite aos médicos observarem os órgãos internos em uma tela ligada à câmara.

Ensaio imunoabsorvente de ligação de enzimas (ELISA): um teste utilizado para detectar a presença de substâncias específicas, tais como vírus ou alérgenos, em uma amostra de sangue. Ele é frequentemente utilizado como uma ferramenta de diagnóstico.

Enteropatia: doença do trato intestinal.

Enzimas: proteínas que servem como catalisadores no organismo ao ativar reações químicas, como a digestão.

Epidemiologia: o estudo das causas de doenças e como elas se espalham por diferentes populações.

Especificidade: a medição estatística da porcentagem de pessoas que são corretamente diagnosticadas como não tendo uma determinada condição; também conhecida como verdadeiro índice negativo.

Esquizofrenia: um transtorno mental grave caracterizado por alucinações e perda de contato com a realidade.

Estudo duplo-cego: um método experimental em que tanto os participantes de um estudo quanto os cientistas que o estão realizando não sabem quais participantes estão sendo tratados por um método específico. Ou seja, os cientistas e os participantes estão "cegos".

Extraintestinal: localizado ou ocorrido fora do intestino.

Fibrose cística: uma doença crônica causada por um defeito genético que faz com que o organismo produza um muco anormalmente grosso e pegajoso, que obstrui os pulmões e interfere na digestão.

Food Allergen Labeling and Consumer Protection Act of 2004 (FAL-CPA): uma emenda à lei Federal Food, Drug, and Cosmetic Act [Lei Federal de Alimentos, Medicamentos e Cosméticos], que exige que os rótulos de alimentos listem os ingredientes que são importantes alérgenos alimentares ou as proteínas dos principais alérgenos alimentares. Por exemplo, "contém trigo, leite, ovo e soja" ou "ingredientes: farinha enriquecida (farinha de trigo)".

Gliadina: um componente da proteína encontrada em alimentos que contêm glúten.

Gliadorfina: uma substância produzida durante a digestão do glúten.

Glutamina: um aminoácido encontrado em grandes quantidades nas gliadinas.

Glúten: uma proteína encontrada no trigo, com proteínas similares encontrados na cevada (secalina) e no centeio (hordeína). O glúten é constituído por diferentes subproteínas, inclusive a gliadina. O uso do termo "glúten" muitas vezes inclui as proteínas da cevada e do centeio.

Glutenina: a principal proteína encontrada na farinha de trigo.

Histamina: uma substância química liberada pelo sistema imunológico quando o organismo é exposto a um alérgeno. As histaminas causam inflamação e muitos outros sintomas alérgicos.

Histológica: estrutura microscópica do tecido.

HLA-DQ2 e HLA-DQ8: os dois genes principais associados à doença celíaca. Os especialistas acreditam que uma pessoa tem de herdar uma cópia de pelo menos um desses genes para ter essa doença.

Hordeína: uma proteína encontrada no centeio.

Hormônio estimulante da tireoide (TSH): um hormônio responsável por estimular o funcionamento da glândula tireoide.

Humoral: próprio do sistema imunológico que envolve anticorpos e fluidos corporais.

Imunoglobulina A (IgA): os anticorpos circulantes que podem atingir as interfaces das mucosas, inclusive o intestino, e ser segregados em fluidos corporais, como os que são encontrados no intestino. A IgA protege o corpo contra a invasão pela boca, pelos olhos e por outras entradas do corpo.

Imunoglobulina E (IgE): um tipo de anticorpo que é a causa de sintomas alérgicos.

Imunoglobulina G (IgG): o tipo mais comum de anticorpo. A IgG desempenha um papel essencial na defesa do organismo contra a infecção por invasores estranhos, como os vírus.

Imunologia: estudo do sistema imunológico.

Índice de morbidade: a incidência de uma doença em um grupo.

Índice de mortalidade: o número de mortes em um grupo.

Indivíduos: em relação à investigação médica, os participantes de um estudo.

Inibidores de amilase: moléculas que bloqueiam a alfa-amilase, uma proteína que decompõe os amidos nos alimentos durante a digestão. Os inibidores de alfa-amilase são comumente chamados de "bloqueadores de amido".

Junções de oclusão: formadas de proteínas específicas, elas regulam as passagens de substâncias dentro e fora do intestino e afetam a permeabilidade intestinal.

Kwashiorkor: um tipo de desnutrição causado pelo consumo de quantidades inadequadas de proteínas e calorias.

Linfoma: qualquer tipo de câncer que se origina nos gânglios linfáticos e em outros tecidos linfáticos.

Lisina: um aminoácido essencial que tem de ser obtido por meio dos alimentos, porque o corpo não o produz.

Má absorção: dificuldade em absorver os nutrientes dos alimentos.

Macrófago: glóbulos brancos do sangue que desempenham um papel no sistema imunológico.

Mandioca: amido utilizado para fazer tapioca.

Marasmo: inanição causada pela falta do consumo de calorias suficientes.

Mastócitos: glóbulos brancos do sangue envolvidos na reação do sistema imunológico aos alérgenos. Os mastócitos produzem substâncias químicas como a histamina.

Microbioma: a comunidade de micróbios no intestino.

Micróbios: micro-organismos, como as bactérias.

Microbiota: micro-organismos que vivem em uma parte específica do corpo, como o intestino; também conhecida como flora.

Mucoso: que envolve a membrana mucosa.

Neurológico: que envolve os nervos e o sistema nervoso.

Neuropatia periférica: dano causado no sistema nervoso periférico, que é a rede de nervos que transmite os sinais do cérebro e da medula espinhal para todas as outras partes do corpo.

Osteopenia: baixa densidade mineral óssea.

Osteoporose: uma condição na qual os ossos se tornam fracos e porosos.

Parestesia persistente: uma sensação de formigamento na pele.

Patogenia: a origem e o desenvolvimento de uma doença.

Patologia: o estudo das doenças.

Peptídeo: um composto que contém dois ou mais aminoácidos, que são os blocos constituintes das proteínas.

Peptídeo 33-mer: um peptídeo com 33 aminoácidos que é considerado causador da resposta do organismo ao glúten em pessoas com doença celíaca.

Permeabilidade intestinal: também conhecida como "intestino permeável", é uma condição na qual a barreira intestinal que mantém substâncias potencialmente nocivas afastadas não está funcionando corretamente. Muitas doenças autoimunes, inclusive a doença celíaca, são caracterizadas por um aumento da permeabilidade do intestino.

Piloro: a válvula que divide o estômago do intestino delgado.

Placebo: um tratamento simulado, como um comprimido inativo, dado a pessoas que não sabem que esse não é um tratamento realmente viável. Os placebos, muitas vezes, são usados em pesquisas para verificar se as pessoas melhoraram após seu uso, porque elas acreditam que tenham sido tratadas de verdade. Esse fenômeno é conhecido como "efeito placebo".

Predomínio: o número total de pessoas em um determinado grupo que é afetado por uma doença em um período específico.

Prolamina: uma classe de proteínas simples encontradas em grãos, inclusive o trigo, a cevada e o centeio.

Prolaminas do glúten: componentes de proteínas do glúten; gliadinas e gluteninas.

Prolina: um aminoácido encontrado em grandes quantidades nas gliadinas.

Secalina: uma proteína encontrada na cevada.

Seleção natural: o processo na natureza pelo qual as pessoas e outros organismos que são mais saudáveis tendem a sobreviver e produzir descendentes mais saudáveis do que aqueles que são menos saudáveis.

Sem glúten: que não contém glúten.

Sensibilidade: a medição estatística da porcentagem de pessoas que são corretamente diagnosticadas como portadoras de uma condição específica; também conhecida como verdadeiro índice positivo.

Sensibilidade ao glúten ou sensibilidade ao glúten sem doença celíaca: uma reação ao consumo de alimentos que contêm glúten. Os sintomas podem incluir diarreia e inchaço, fadiga, confusão mental, depressão, dor nas articulações e anemia. Os sintomas causados pela sensibilidade ao glúten são geralmente menos graves do que os sintomas associados à doença celíaca, mas isso nem sempre é o caso.

Síndrome do intestino irritável (SII): um conjunto de sintomas, inclusive dor e desconforto abdominal, causado por alterações no funcionamento do trato gastrointestinal.

Sistema imunológico: células e outros tecidos que protegem o organismo contra a invasão de substâncias estranhas, como vírus e bactérias.

Sistema imunológico adaptativo: células e outros tecidos que são ativados quando substâncias estranhas são capazes de superar o sistema imunológico inato do corpo. Uma vez ativado, o sistema imunológico adaptativo cria mecanismos celulares para eliminar os invasores estranhos.

Sistema imunológico inato: células e outros tecidos que servem como a primeira linha de defesa do sistema imunológico. Eles estão sempre prontos e disponíveis para lutar contra invasores estranhos, como os vírus.

Sorológico: pertencente ao estudo dos soros sanguíneos.

Subcutâneo: localizado logo abaixo da pele.

Tireoidite de Hashimoto: uma condição causada pela inflamação da glândula tireoide. A inflamação ocorre quando o sistema imunológico do corpo ataca e causa dano à tireoide. A tireoidite de Hashimoto provoca baixos níveis sanguíneos do hormônio da tireoide (hipotireoidismo).

Transglutaminase tecidual (tTG): uma enzima normalmente presente nos intestinos. Nas pessoas com doença celíaca, o sistema imunológico produz anticorpos que atacam a enzima.

Transtorno do déficit de atenção com hiperatividade (TDAH): uma síndrome comportamental, geralmente diagnosticada na infância, caracterizada por desatenção e outros comportamentos que interferem no desempenho na escola, no trabalho e em situações sociais.

Transtorno do espectro autista (TEA): um termo genérico para um grupo de transtornos do cérebro em desenvolvimento, inclusive o transtorno autista, o transtorno global do desenvolvimento e a síndrome de Asperger.

Urticária: erupção cutânea que causa coceira e é caracterizada por placas salientes vermelho-claras.

Vilosidades: projeções no formato de dedos que revestem o interior do intestino.

Vírus Epstein-Barr: o vírus que causa a mononucleose.

Viscoelasticidade: capacidade de um material permanecer pegajoso, espesso e elástico quando está sob estresse e ainda manter sua forma.

Xilose: um açúcar encontrado nas plantas.

Zonulina: uma proteína que atua como guarda entre o revestimento do intestino e as substâncias no interior do intestino.

***Zot*:** toxina da *zonula occludens*, uma proteína colérica que pode regular as junções de oclusão e afetar a permeabilidade intestinal.

Índice Remissivo

A

AAE (anticorpos antiendomísio) 86, 123, 319
AAG (anticorpos antigliadina) 86, 95, 125, 319
ACDA (American Celiac Disease Alliance) 204, 210, 211
acetato de larazotide (inibidor de zonulina) 72, 75, 273, 286, 287, 290, 291, 298
ácido fólico 194
ADA (Americans with Disabilities Act) 238
adolescentes 115, 119, 206, 218
A Fortaleza Vazia (Bettelheim) 114
afro-americanos 38
AIEDA (anafilaxia induzida por exercício dependente de alimentos) 68, 321
Alba Therapeutics 72, 272, 286, 290
alergias 30, 65, 68, 69, 70, 88, 90, 163, 164, 168, 203, 206, 238, 303
alimentos assados 49, 50, 51, 90, 135, 143, 149, 150, 153, 243
alimentos sem glúten 19, 51, 90, 129, 130, 131, 132, 135, 138, 145, 146, 148, 149, 151, 153, 155, 156, 158, 161, 162, 167, 192, 201, 210, 224, 227, 239, 240, 241, 242, 243, 245, 246, 247, 254, 263, 288, 292, 303
Alvine Pharmaceuticals 272
amamentação 195, 196, 272, 282

amido de trigo 145, 146, 288

aminoácidos 45, 47, 326

anafilaxia 66, 68, 69, 321

anafilaxia induzida por exercício 68

anafilaxia induzida por exercício dependente do trigo (AIEDT) 68

anemia 30, 34, 39, 57, 81, 82, 88, 194, 195, 267, 327

antibióticos 222, 276, 279, 280, 282

anticorpos 29, 44, 47, 48, 55, 58, 59, 66, 67, 69, 76, 77, 86, 87, 91, 92, 94, 95, 96, 97, 99, 100, 101, 102, 103, 110, 111, 123, 124, 125, 134, 187, 188, 198, 200, 281, 282, 286, 293, 294, 319, 320, 324, 328

anticorpos antigliadina deaminada (DGP) 96

anticorpos anti-tTG 92, 94, 95, 96, 99, 103, 110, 111, 123, 187, 188, 281

anticorpos da imunoglobulina A (IgA) 66, 95, 96, 99, 324

anticorpos da imunoglobulina E (IgE) 44, 66, 67, 325

anticorpos da imunoglobulina G (IgG) 96, 325

antígeno leucocitário humano 56

antígenos 320

aparelho digestivo 43, 48, 73, 261, 264

apetite 60, 62, 63, 170, 191, 267

aplicativos para celular 304

Areteu da Capadócia 28

aromatizante natural 140

asma do padeiro 66, 67, 68

AT-1001 273

ataxia por glúten 82, 110

atitude positiva 148, 212, 232

autoanticorpos 37, 39, 44, 45, 56, 66, 81, 82, 110, 145, 216, 287, 288, 297

autoanticorpos antitransglutaminase tecidual (tTG) 39, 44, 110

aveia 65, 136, 137, 139, 140, 263, 288

azia 54, 55

B

basófilos 44

batom 144

bebês 81, 195, 196, 197, 200, 232, 250, 251, 253, 276, 277, 278, 280, 281, 282, 283

bebidas alcoólicas 139, 140, 161

Bettelheim, Bruno 114

biomarcadores 48, 54, 56, 57, 118

biópsia 29, 82, 85, 86, 87, 93, 94, 96, 97, 99, 101, 102, 103, 122, 254, 260, 263, 271

biópsia intestinal 82, 86, 93, 94, 96, 97, 102, 103, 122, 260

Bob and Ruth's Gluten-Free Dining and Travel Club 165, 167

brincar com um amigo 204

bulbo duodenal 99

C

câimbra nas pernas 259

campanha de conscientização 35, 40

câncer 30, 83, 104, 180, 199, 254, 263, 278, 325

cápsula de Watson 77, 85, 86, 99

cardápios de restaurantes 303

cartões de alimentação 164

cartões para cozinhar 164

casas de repouso 266

Cascella, Nicola 121

caseína 62, 116, 117, 118

Catassi, Carlo 9, 32, 56, 100, 196, 281

Cavalli-Sforza, Luigi 31

Celiac List Serv 241

Celiac Society Association (CSA) 224

células apresentadoras de antígeno 47, 293

células B 44, 47

células T 44, 47, 104, 292, 293, 294

centeio 12, 20, 27, 30, 65, 133, 135, 137, 139, 140, 144, 145, 164, 263, 288, 292, 294, 324, 327

Center for Celiac Research 12, 13, 15, 16, 17, 19, 22, 32, 36, 39, 47, 72, 90, 131, 134, 148, 149, 221, 250, 264, 280, 281, 282, 289, 297, 298, 300, 315

cerveja 27, 88, 133, 139, 147, 161, 167, 174

cesariana 276

cevada 12, 20, 27, 30, 65, 133, 135, 137, 139, 140, 144, 145, 164, 166, 263, 288, 292, 294, 324, 327

China 28, 32, 34, 35, 167, 168, 185

citocinas 29, 293, 321

classificação de Marsh-Oberhuber para as lesões intestinais 99

Clinton, Bill 274

colangiopancreatografia retrógrada endoscópica (CPRE) 261

colas de selos 144

cólera 15, 73, 74, 294

Collins, Francis 274

comida simples 165

comorbidades 44, 60

compras 135, 142, 143, 146, 152, 153, 154, 155, 156, 157, 188, 246, 247, 253, 266, 304

comunidade celíaca 12, 130, 138, 165, 223, 271, 287, 300

condimentos 107, 135, 151, 152, 243

constipação 39, 80, 115, 119, 322

contaminação 48, 72, 103, 106, 107, 137, 139, 144, 145, 146, 150, 153, 161, 162, 163, 164, 187, 188, 189, 192, 200, 201, 204, 209, 218, 225, 226, 231, 243, 246, 247, 263, 266, 267, 286, 288, 289, 297, 321

contaminação cruzada 48, 72, 103, 106, 107, 137, 139, 144, 150, 153, 161, 164, 187, 188, 189, 192, 200, 201, 218, 225, 226, 231, 243, 246, 263, 266, 267, 286, 288, 289, 297, 321

convento San Nicola della Palma 299

cosméticos 144

cozinhar alimentos sem glúten 156

CPRE (colangiopancreatografia retrógrada endoscópica) 261, 262

creche 201, 212

CSA (Celiac Society Association) 224, 228

Cureton, Pam 103, 134, 162, 208

D

declínio cognitivo 110

deficiência 75, 96, 109, 207, 210, 211, 215, 216, 217, 240, 267, 320

Departamento de Agricultura dos Estados Unidos (USDA) 140, 207

dermatite herpetiforme 80, 123, 198, 253, 254, 322

descobertas de pesquisa 297

desintoxicação do glúten 292

desnutrição 32, 33, 325

detecção 35, 41, 62, 86, 87, 89, 91, 92, 94, 95, 96, 97, 100, 101, 102, 110, 120, 195

diabetes 40, 44, 75, 81, 83, 90, 283, 288

diagnóstico da doença celíaca 20, 21, 58, 77, 81, 91, 95, 96, 97, 102, 122, 123, 130, 297

diarreia 15, 30, 33, 34, 39, 57, 69, 73, 80, 85, 87, 98, 109, 113, 119, 198, 218, 223, 253, 259, 261, 262, 267, 321, 322, 327

Dicke, Willem-Karel 30, 31, 250, 313

dieta BRAT 249

dieta de eliminação 69, 105

Dieta Fasano 21, 105, 187, 286

dieta sem glúten 12, 16, 19, 21, 22, 29, 30, 34, 45, 47, 48, 50, 51, 52, 53, 55, 58, 62, 63, 72, 79, 82, 83, 86, 93, 94, 96, 97, 100, 102, 103, 104, 105, 106, 109, 110, 111, 113, 116, 117, 118, 122, 124, 125, 129, 130, 133, 134, 135, 136, 137, 139, 142, 143, 146, 147, 148, 149, 151, 152, 155, 157, 163, 168, 169, 170, 172, 176, 182, 185, 186, 187, 188, 193, 195, 199, 200, 201, 203, 204, 205, 206, 207, 208, 216, 218, 219, 221, 222, 223, 224, 225, 227, 228, 229, 231, 237,

239, 247, 250, 254, 255, 258, 259, 263, 264, 265, 266, 267, 271, 272, 273, 279, 281, 285, 286, 287, 288, 289, 291, 294, 295, 297, 303, 304, 305, 322

di Pierro, Maria Rosaria 93

Disability Rights Education and Defense Fund (DREDF) 210

distúrbios da tireoide 60, 62

distúrbios relacionados ao glúten 13, 15, 16, 18, 19, 20, 21, 22, 27, 35, 37, 39, 40, 41, 42, 45, 47, 48, 50, 56, 57, 58, 59, 60, 61, 63, 76, 96, 103, 110, 111, 112, 130, 134, 147, 161, 168, 186, 193, 203, 207, 208, 210, 222, 228, 232, 242, 251, 258, 264, 266, 267, 271, 273, 286, 287, 289, 292, 297, 298, 299, 300, 305, 317

DNA inútil 274, 277

doce 88, 159, 190, 212, 229, 279

doença celíaca não responsiva (refratária) 103, 104, 105, 257

doença celíaca refratária 105, 106, 294

doença celíaca silenciosa 322

doença de Hashimoto 61

doença do refluxo gastroesofágico (DRGE) 199

doenças autoimunes 44, 72, 75, 77, 78, 79, 81, 276, 278, 282, 283, 290, 298, 299, 326

Dowler Shepard, Jules 149, 155, 158, 159

Drago, Sandro 93

duodeno 86

E

Eaton, William 121

EBRIS (European Biomedical Research Institute of Salerno) 299

efeito espectador 78

efeito placebo 57, 326

efeitos colaterais extrapiramidais 125

ELISA (ensaio imunoabsorvente de ligação de enzimas) 92, 323

endoscopia 48, 55, 56, 77, 85, 89, 99, 100, 101, 102, 103, 110, 111, 113, 123, 194, 199, 200, 223, 260, 263, 264, 286, 322

ensaio imunoabsorvente de ligação de enzimas (ELISA) 92
enterocolite autista 115, 118
enteropatia 77, 98, 99, 104, 282
enteropatia ambiental 99
envelopes 144
enzimas 46, 92, 115, 260, 289, 292, 323
erupção cutânea 57, 65, 68, 80, 323, 328
erupção do Vesúvio 64, 78
escolas 34, 111, 121, 196, 197, 205, 207, 208
esôfago de Barrett 199
espinha bífida 194, 195
esportes 205
espru refratário 105
esquizofrenia 21, 63, 113, 120, 121, 122, 123, 124, 125, 300
estudo do microbioma 275
estudos duplos-cegos 57, 116, 145
estudos epidemiológicos 31, 32, 34
estudos semelhantes 37
European Biomedical Research Institute of Salerno (EBRIS) 299
exames de sangue 29, 48, 60, 61, 69, 86, 91, 93, 94, 103, 129, 194, 198, 199, 218, 262, 281, 286, 288, 322
excipientes 143
experimento da lâmpada de Aladim 287

F

faculdade 21, 88, 198, 212, 215, 237, 238, 239, 240, 241, 242, 243, 245, 247, 248, 253, 266
FALCPA (Food Allergen Labeling and Consumer Protection Act) 131, 132, 133, 138, 139, 140, 143, 144, 145, 204, 313, 324
família 12, 13, 21, 22, 45, 48, 58, 60, 61, 62, 63, 67, 86, 95, 101, 110, 111, 116, 135, 148, 151, 152, 154, 156, 158, 161, 177, 180, 185, 192, 200, 201, 204, 211, 213, 217, 219, 221, 222, 223, 225, 226, 228, 229, 231, 232, 233, 235, 238, 239, 244, 252, 253, 258, 263, 265, 295, 300

família Gannon 222

farinha de arroz 50, 167

farinhas sem glúten 157

FDA (Food and Drug Administration) 90, 132, 137, 138, 144, 145, 146, 291

fertilidade 186

feto 76, 194

Folstein, Susan 114

Food Allergen Labeling and Consumer Protection Act 131, 224, 324

funcionários da cozinha 205

G

Gee, Samuel 28, 31, 77, 309

genética 20, 40, 50, 57, 59, 75, 79, 82, 93, 226, 258, 274, 277, 322

genoma humano 274, 275, 276, 277

genômica 274, 275

glândula timo 292

gliadina 46, 55, 96, 112, 118, 291, 292, 294, 324

gliadorfinas 111

glutamina 45

glúten, digestão do 324

gluteninas 46, 50, 327

goma guar 156, 157

goma xantana 156, 157, 230

grãos antigos 291, 292, 295

grãos que contêm glúten 31, 33, 36, 39, 49, 50, 57, 82, 137

gravidez 185, 186, 187, 188, 189, 190, 191, 193, 194, 195

Green, Peter 87

grupos de apoio 18, 19, 34, 40, 129, 153, 161, 215, 254, 305, 317

H

Haas, Sidney 31, 250, 320

Harrington-Patton, Meghan 9, 197
Healthy Hunger-Free Kids Act 207, 313
histamina 44, 67, 320, 325
Hopper, Tom 9, 259
hordeína 27, 133, 294, 324
Horvath, Karoly 37
hóstias 107
Hudson, Barbara 9, 250, 251, 252

I

idosos 21, 185, 250, 266, 267
infertilidade 30, 80, 82, 94, 186
inflamação 30, 39, 46, 55, 61, 82, 88, 111, 112, 113, 115, 118, 119, 124, 260, 266, 291, 293, 294, 321, 322, 323, 324, 328
ingestão de glúten 82, 103, 104, 118, 132, 210, 290, 321
inibidor de zonulina 75, 286, 290
insuficiência de crescimento 85
interleucina-15 294
intestino 12, 28, 29, 30, 33, 39, 40, 43, 44, 45, 46, 47, 48, 65, 66, 71, 72, 73, 74, 75, 77, 79, 80, 81, 82, 86, 90, 97, 98, 99, 101, 102, 103, 104, 109, 112, 113, 115, 118, 119, 123, 124, 130, 132, 155, 194, 198, 199, 216, 254, 257, 258, 260, 261, 266, 272, 275, 280, 286, 287, 290, 292, 293, 298, 320, 321, 324, 325, 326, 327, 328
intimidação 218
intolerância à lactose 115, 136, 155, 234
intolerância ao glúten 62, 240

J

Jelden, Sharone 9, 88
Joslin, Loring 253
junções de oclusão 72, 73, 74, 290, 328

K

Kasarda, Don 138
Kelly, Deanna 125
Kennedy, Ted 131, 132

L

lactato 282, 283
lactobacilos 282, 283
lanches 149, 153, 154, 168, 169, 189, 190, 191, 192, 201, 204, 205, 208, 209, 229, 234
laticínios 62, 88, 136, 143, 154, 155, 156, 159, 170, 174, 191, 193, 203, 253, 263, 303
Lee, Anne 165
Lei de Reabilitação de 1973 210, 215
leis 149, 150, 151, 206, 215, 216, 217
lesão intestinal 59, 81, 90, 101, 102, 111, 146, 193, 226, 260, 278, 281, 286, 288, 293
Lesley University 238
Levario, Andrea 131, 204, 209
levedura de cerveja 139
Levy, Bob e Ruth 167
linfócitos intraepiteliais 59, 98, 106
linfoma 30, 94, 104, 106, 257, 258
lisina 50
loja de alimentos 88, 155
Lowey, Nita 131
lúpulo 139

M

malte 133, 135, 137, 138, 139, 140, 145, 164
Marinha dos Estados Unidos 216
Marsh, Michael 98

mastócitos 44, 325

McKenna, Mary 9, 237, 304

medicamento ALV003 272

medicamento antizonulina (acetato de larazotide) 72

medula óssea 262, 292

mercado 37, 51, 52, 139, 143, 153, 154, 155, 157, 169, 170, 196, 199, 224

metabólitos 282

microbioma 118, 275, 276, 277, 279, 280, 282, 283, 287

microbiota intestinal 300

mimetismo antigênico 78

minerais 134, 147, 187

Mink, John 237

molho de soja 144, 152, 162, 166

mucosa intestinal 44, 56, 71, 79, 260

mundo sem glúten 47, 168, 193, 231

N

Nash, John 120

National Institutes of Health 16, 41, 274, 310, 314

National School Lunch Act 206, 314

neuropatia 55, 111

neuropatia periférica causada pelo glúten 55

Nexvax2 272

Norte da África 32, 33, 49

nutrição 21, 80, 99, 134, 135, 142, 143, 195, 196, 221, 225, 267, 280

nutricionistas 17, 34, 130, 208, 280, 317

O

Oberhuber, Georg 98

osteopenia/osteoporose 82

P

pacientes idosos 267

parestesia persistente 55

patogenia bacteriana 73

peptídeos 20, 41, 44, 45, 46, 47, 96, 112, 118, 133, 139, 146, 291, 292, 294

peptídeos do glúten (proteínas) 20, 41, 44, 46, 47, 139

permeabilidade intestinal 72, 73, 74, 75, 272, 298, 325, 328

piloro 86

planos 504 211

Pompeia 64

povo saariano 32, 33, 35, 80

produtos de soja 154, 155

prolaminas 50

prolina 45

proteínas 27, 45, 46, 47, 50, 51, 65, 66, 67, 68, 104, 133, 135, 191, 274, 275, 292, 293, 319, 320, 323, 324, 325, 326, 327

proteômica 275

Q

Quigg, Anna 186, 188, 190

R

Raising Our Celiac Kids (R.O.C.K.) 224, 318

Ramazzini, Bernardo 64

receitas 21, 129, 130, 133, 149, 154, 155, 156, 157, 158, 159, 172, 174, 188, 213, 229, 233, 255, 304

recursos 33, 206, 208, 245, 317

refluxo gastroesofágico 115, 199

resposta imunológica humoral 96

resposta imunológica inata 40, 45, 54, 58, 112

restaurantes 16, 19, 51, 107, 161, 162, 163, 164, 165, 168, 192, 231, 247, 265, 295, 303, 304 revolução da agricultura 27, 52

rótulos de alimentos 324

Rutter, Martin 114

S

Saara Ocidental 32, 80

sair para comer 148, 161, 219, 266

Sapone, Anna 53, 56

saúde mental 110, 111, 125

Sblattero, Daniele 92

Schuppan, Detlef 91

secalina 27, 133, 294, 324

Segunda Guerra Mundial 30, 120, 121

seleção natural 31

sensibilidade ao glúten sem doença celíaca 16, 39, 45, 327

serendipismo 72

Shepard, Jules Dowler 149, 155, 158, 159

síndrome de Turner 198

sintomas 27, 30, 32, 39, 41, 44, 45, 48, 53, 54, 55, 57, 58, 59, 65, 66, 67, 68, 69, 80, 81, 82, 85, 86, 87, 89, 93, 95, 100, 101, 102, 103, 104, 105, 106, 109, 110, 111, 112, 113, 115, 116, 119, 120, 125, 129, 130, 134, 137, 145, 180, 187, 188, 189, 193, 194, 195, 197, 198, 199, 200, 201, 210, 216, 218, 219, 232, 257, 266, 267, 278, 285, 286, 288, 290, 319, 321, 322, 323, 324, 325, 327

sintomas de refluxo ácido 54

sintomas extraintestinais 32, 82

sintomas neurológicos 55, 80, 82

sintomas semelhantes aos do Alzheimer 267

sistema imunológico 30, 43, 44, 47, 54, 61, 65, 76, 77, 78, 79, 103, 104, 105, 112, 124, 181, 277, 280, 292, 293, 294, 319, 320, 321, 322, 324, 325, 327, 328

sistema imunológico adaptativo 44, 76, 77, 112, 292, 327

sistema reprodutor 82, 186

sobrediagnóstico de doença celíaca 95
subdiagnóstico da doença celíaca 94
supermercado 153, 154, 155, 224, 263, 266
suplementos herbais 136, 143

T

TDAH (transtorno do déficit de atenção com hiperatividade) 39, 328
TEA (transtorno do espectro autista) 328
terapia enzimática 292
tireoidite linfocítica crônica 61
transaminases 260
tratamentos alternativos para a dieta sem glúten 271, 273
trigo 11, 12, 19, 20, 27, 28, 29, 30, 33, 34, 41, 42, 44, 45, 48, 49, 50, 52, 54, 56, 57, 58, 59, 61, 62, 63, 64, 65, 66, 67, 68, 69, 70, 79, 90, 106, 121, 131, 133, 134, 135, 136, 137, 138, 139, 140, 143, 144, 145, 146, 156, 157, 161, 163, 164, 165, 166, 167, 196, 198, 199, 204, 207, 209, 263, 274, 288, 289, 291, 292, 294, 319, 321, 322, 324, 327
triticale 135, 145

U

Uma Mente Brilhante (filme) 120
universidade 110, 111, 237, 238, 239, 240, 241, 245, 251
USDA (Departamento de Agricultura dos Estados Unidos) 139, 140

V

vacinas 77
Venter, Craig 274
viajar 148, 169, 172, 224, 266
vibrião 73, 74
vilosidades intestinais 48, 89, 98, 130, 200, 263, 264
vinagre 137, 138, 164, 171, 212, 213, 214, 215, 230

vinho 139, 174, 175, 176, 177, 179, 181, 213, 214, 265
vitaminas 134, 136, 143, 147, 187, 267
vômito 30, 69, 80, 223, 261, 262, 321

X

xilose 85

Z

zonulina 72, 74, 75, 118, 124, 272, 286, 287, 290, 293, 298
zot (toxina da *zonula occludens*) 74

Este livro foi composto em Minion Pro, corpo 11,5/13.
Papel Offset 75g
Impressão e Acabamento
Yangraf. Gráfica e Editora — Rua Três Martelos, 220
— Tatuapé – São Paulo/SP
CEP 03406-110 – Tel.: (011) 2195-7722